中医内科学案例教学

主　编　兰智慧

全国百佳图书出版单位
中国中医药出版社
·北　京·

图书在版编目（CIP）数据

中医内科学案例教学 / 兰智慧主编 . — 北京：中国中医药出版社，2022.9
ISBN 978-7-5132-7667-2

Ⅰ . ①中…　Ⅱ . ①兰…　Ⅲ . ①中医内科学 – 教案（教育）　Ⅳ . ① R25–42

中国版本图书馆 CIP 数据核字（2022）第 107546 号

中国中医药出版社出版

北京经济技术开发区科创十三街 31 号院二区 8 号楼
邮政编码　100176
传真　010 – 64405721
河北省武强县画业有限责任公司印刷
各地新华书店经销

开本 787×1092　1/16　印张 12.5　字数 280 千字
2022 年 9 月第 1 版　2022 年 9 月第 1 次印刷
书号　ISBN 978-7-5132-7667-2

定价　68.00 元
网址　www.cptcm.com

服 务 热 线　010–64405510
购 书 热 线　010–89535836
维 权 打 假　010–64405753

微信服务号　zgzyycbs
微商城网址　https://kdt.im/LIdUGr
官 方 微 博　http://e.weibo.com/cptcm
天猫旗舰店网址　https://zgzyycbs.tmall.com

如有印装质量问题请与本社出版部联系（010–64405510）

《中医内科学案例教学》编委会

前 言

中医内科学是普通高等中医药院校中医学、针灸推拿学等各临床专业的主干课程之一，也是连接中医基础知识与临床实践的桥梁，其综合性、实践性很强，具有非常重要的学科地位。如何使学生将所学的理论知识应用于临床，建立良好的辨证思维方法，解决教学中存在的理论与临床衔接不紧密、学生临证辨治能力薄弱的弊端是教学中的重点和难点，也是培养适应中医药事业发展的优秀创新型人才亟待解决的现实问题。

《中医内科学案例教学》系《中医内科学》教材与案例教学法（case-based learning，CBL）、问题导向式教学法（problem-based learning，PBL）和传统授课教学法（lecture-based learning，LBL）相互交融而成的产物。本书精心选编了相应的典型医案，巧妙设计了思考问题，生动凝炼了主要知识点，是《中医内科学》教学的重要参考书籍。

本书以真实临床典型医案为主体，选取感冒、咳嗽、哮病、喘证、肺痈、肺痨、肺胀、痰饮、心悸、胸痹心痛、血证、不寐、胃痛、腹痛、泄泻、便秘、胁痛、黄疸、头痛、眩晕、中风、郁病、水肿、淋证、关格、消渴、腰痛、发热、痹病、痿证30个病种，精心编排 CBL、PBL 和 LBL 内容，从临床真实案例情境导入主要知识点，与教材有机结合，分列医案导入、思考讨论、主要知识点、巩固启发、名家医案赏析五个部分。医案导入部分按"主诉、现病史、舌象、脉象、既往史、诊疗经过"体例编写；思考讨论部分设计难度由浅入深，着重培养学生临床辨证思维能力；主要知识点部分紧扣教学大纲，凝炼知识要点；巩固启发部分层层剖析临床资料，重在病机和辨证用药的理论分析，提高学生临床和解决问题能力；名家医案赏析部分重在分享名老中医辨病、辨证思维过程，拓展学生视野。

本书以促进理论教学与临床实际相结合、培养中医临床辨证思维能力、提高教学质量为初衷，合理设计，科学编排，可作为中医内科学临床型研究生教学用书，也是不可多得的中医诊疗与案例教学参考读物，相信会对提高中医学生及医师的专业知识和临床辨证思维能力有很大帮助。《中医内科学案例教学》尚处于探索阶段，编者时间精力有限，书中存在不足之处，望各位读者在阅读、使用过程中给予指点和交流，以期进一步完善。

《中医内科学案例教学》编委会

2022 年 5 月

目 录

第一节　感　冒

一、医案导入

王某，男，29 岁，2018 年 12 月 15 日初诊。

主诉：感冒、咳嗽、咳痰 4 天。

现病史：患者自述 4 天前吹空调后出现咳嗽，咳白稀痰，鼻塞，流清涕，咽痒，自服感冒药（具体用药不详）后，鼻塞、流清涕稍减轻，但仍有咽干、咽痒，咽痒即咳，夜间咳甚，以单声咳为主，咳声略沉闷，咳甚引起颠顶胀痛，咳少许白痰，时稀时稠，较难咳出，怯寒，平素怕冷，冬天常手足不温，喜食生瓜果，咽部有痰滞感，时有口干，饮温水后稍舒适，胸痛，食欲稍差，食量减少，大便可，晨尿淡黄，寐可。

舌象：舌质淡红，稍暗，边有齿印，苔白稍腻，偏厚。

脉象：脉弦滑，两寸偏浮。

既往史：既往体健。

诊疗经过：证属风寒袭肺，肺失宣降。治宜温宣理肺，降气止咳。方用温宣理肺颗粒：麻黄 5g，杏仁 10g，细辛 3g，法半夏 9g，紫菀 10g，款冬花 10g，生姜 6g，辛夷 6g，苍耳子 10g，紫苏叶 10g，紫苏子 10g，僵蚕 10g，蝉蜕 6g。开水冲服，日 1 剂，分 2 次温服，并嘱忌服生冷甜食，避风寒，注意保暖。

患者服药后第 4 天，电话回访诉咳嗽、咳痰基本消失，咽干、咽痒减轻 70% 左右。7 天后回访，诸症几除。

本医案来源：薛汉荣主任中医师门诊医案。

二、思考讨论

1. 本病的中医诊断、证型是什么？
2. 本病的病因病机是什么？
3. 本病治法方药是什么？

【解析】

1. 诊断：感冒。证型：风寒感冒。

2. 感冒是由于六淫、时行病毒侵袭人体而致病，以风邪为主因，夹时令之气，或非时之气而伤人。因风性轻扬，多犯上焦，风邪侵袭，从口鼻、皮毛而入，肺卫首当其冲，以致肺卫不和而见恶寒、发热、头痛、身痛，肺失宣肃而见鼻塞、流涕、咳嗽、咽痒或痛。

3. 治法：温宣理肺，降气止咳。方药：温宣理肺颗粒。组成：麻黄 5g，杏仁 10g，细辛 3g，法半夏 9g，紫菀 10g，款冬花 10g，生姜 6g，辛夷 6g，苍耳子 10g，紫苏叶 10g，紫苏子 10g，僵蚕 10g，蝉蜕 6g。

【按】本案患者平素怯冷，冬天手脚不温，喜食生瓜果，易伤及胃阳，影响脾胃正常运化，导致寒饮水气停聚于胃，随肺脉上犯于肺，形成肺寒，加之患者吹空调感受了寒气，外寒犯肺，肺气郁闭，津液失布，停聚为痰，内外合邪，导致肺失宣降、卫表失和而发为感冒。风寒之邪闭阻肺之鼻窍则鼻塞；风为阳邪，鼓舞津液，挟寒邪则流清涕、咳白痰；风寒束表，卫阳被遏，闭塞腠理则无汗怯寒；咽痒即咳也是风邪盛的表现；正气抗邪于肺卫则寸脉浮；平时常食用生瓜果导致人体阳气亏损，故平素怯冷、冬天手脚不温；脾胃运化受阻，痰饮停聚，则舌边齿印明显，苔白稍腻，偏厚；体内痰饮邪盛则脉弦滑。本案予温宣理肺颗粒治疗，方中以麻黄宣散外寒，杏仁降气止咳，二者配伍一宣一降，使肺经气机调畅；细辛味辛性温，主祛风散寒，温化痰饮，止咳逆上气，配以生姜内能温化水饮，外能辛散风寒；款冬花辛甘温润，入肺经气分，兼入血分，以其温而不热，辛而不燥，甘而不滞，为润肺化痰止咳之良药，多与紫菀相伍，款冬花重在止咳，紫菀重在祛痰，二药合用，是化痰止嗽的佳品；半夏辛温，既具燥湿化痰之功，为治疗寒痰和湿痰之要药，又具开痞降逆之功，化痰可除病因，降逆可减轻咳嗽之症状，取一味半夏即可收标本兼治之效；紫苏叶发散表寒，兼有芳香理气之效，配伍紫苏子共奏散寒降气化痰之功。外感病多因风邪为引导侵袭肺脏，故应注重宣散风邪，导邪外出，使邪有出路，加以祛风之剂，蝉蜕甘寒清热，质轻上浮，长于疏散肺经风热以宣肺利咽，蝉蜕、僵蚕相伍可祛风止痒解痉。辛夷味辛，芳香质轻，可入肺经，善散肺部风邪而通鼻窍，苍耳子性温味辛、苦，归肺经，具有解表、祛风、通窍等功效，与辛夷同用能引肺系之邪走上从鼻而出。诸药合用，方药对证，立竿见影。

三、主要知识点

（一）定义

感冒是由感受风邪引起的常见外感疾病，临床表现以鼻塞、流涕、喷嚏、咳嗽、头痛、恶寒、发热、全身不适等为特征。病情轻者称为"伤风""冒风""冒寒"；病情重者称为"重伤风"；在一个时期内广泛流行、证候多相类似者称为"时行感冒"。

（二）历史沿革

《内经》首先提出感冒的主因及主症，后世进一步明确其病因以风邪为主，并常杂感伤人。

张仲景《伤寒论》根据伤风感寒的主次分为表虚、表实。

（三）病因

六淫之邪、时行病毒侵袭人体而致病。

（四）基本病机

卫外功能减弱，或卫表不和，外邪乘袭肺卫致病。

（五）辨证要点

本病为邪犯肺卫，故属表实证。

1. 辨表寒、表热，见表1。

表1　感冒辨表热、表寒

证候	症状				
	恶寒	发热	出汗情况	咽红肿痛	苔、脉
表寒证	重	轻	无汗	无	苔薄白，脉浮紧
表热证	轻	重	少汗或有汗	有	苔薄黄，脉浮数

2. 结合发病季节，辨别有无夹暑、夹湿、夹燥的情况。还需注意虚体外感者邪正虚实的主次关系。

（六）分证论治

1. 风寒感冒

证候：恶寒，发热，无汗，头痛，肢节酸痛，鼻塞流涕，咽痒咳嗽，口不渴或渴喜热饮，苔薄白质润，脉浮紧。

治法：辛温解表。

方药：荆防达表汤或荆防败毒散加减。

2. 风热感冒

证候：身热，微恶风，汗出不畅，头胀痛，目胀，面色多赤，咽喉肿痛，咽燥口渴，鼻流浊涕，咳嗽，痰黏或黄，苔白微黄，脉象浮数。

治法：辛凉解表。

方药：银翘散、葱豉桔梗汤加减。

3. 暑湿感冒

证候：身热，微恶风，汗少，肢体酸重或疼痛，头昏重胀痛，咳嗽痰黏，鼻流浊涕，口中黏腻，渴不多饮，泛恶，心烦，胸闷，脘痞，小便短赤，便溏，舌苔薄黄腻，脉濡数。

治法：清暑祛湿解表。

方药：新加香薷饮加减。

4. 变证

虚体感冒，素体不强，病后体弱，气虚或阴亏，卫外不固，以致反复感邪，或经常感冒缠绵难愈。

（1）气虚感冒

证候：恶寒较甚，发热，无汗，身楚倦怠，咳嗽，咳痰无力，舌苔淡白，脉浮而无力。

治法：益气解表。

方药：参苏饮。

（2）阳虚感冒

证候：恶寒重发热轻，头痛身痛，无汗，面白，语声低微，四肢不温，或自汗，舌淡胖苔白，脉沉无力。

治法：助阳解表。

方药：麻黄附子细辛汤。

（3）阴虚感冒

证候：身热微恶风寒，少汗，头昏，心烦，口干，干咳痰少，舌红少苔，脉细数。

治法：滋阴解表。

方药：加减葳蕤汤。

5. 补充临床常见的其他证型（有别于本科教材）

国医大师洪广祥教授认为感冒主要由外感因素经肺系侵袭人体，卫阳不足以抵御外邪而引发，肺经鼻与外界相通，常表现为鼻部不适症状，应倡导肺鼻同治。洪教授自拟代表方有清咽利窍汤，适应证常见：日间阵咳，夜间少咳，鼻塞咽痒，咽部异物感，频频清喉，声音嘶哑，舌质微红，苔薄微腻，脉细弦滑。其药用组成：荆芥、薄荷、桔梗、木蝴蝶、牛蒡子、紫苏叶、桃仁、百部、射干、辛夷、苍耳子、生甘草。方中荆芥、紫苏叶清肺气，散寒气，宽中气，为调畅气机之要药；百部甘苦微温，润肺下气，化痰止咳；桔梗气轻味厚，升提肺气，清咽利膈，为诸药之舟楫。上三味以治肺为主，总司祛痰利肺之功。辛夷、苍耳子辛温轻浮，通鼻塞，利九窍，走气而入肺，为治鼻渊圣药。上二味以治鼻为主，总司清利鼻道之能。薄荷、木蝴蝶、牛蒡子、射干利咽开音，疏风止痒，消肿止痛。上四味以治咽为主，总司咽部开合之利。因痰滞咽喉，痰瘀互结，常见咽部气血凝滞之候，故加桃仁活血散瘀。若咽干鼻燥，可酌加麦冬、玉竹养阴清热。全方紧扣肺系，通鼻利咽，功专力强，临床疗效甚佳。

（七）预防调摄

1. 加强锻炼，适当进行室外活动，以利增强体质，提高抗病能力。

2. 注意防寒保暖，在气候冷热变化时，及时增减衣被，避免淋雨受凉及过度疲劳。

3. 在感冒流行季节，劝阻患者去公共场所活动，防止交叉感染。

4. 醋熏蒸法室内消毒，每立方米空间用食醋 5～10mL，加水 1～2 倍稀释后，加热熏蒸 2 小时，每日或隔日 1 次，作为流行季节预防之用。

四、巩固启发

曾某，男，2 岁 3 个月，2015 年 6 月 7 日初诊。

患儿发热 1 天，就诊时体温 39.2℃，身无汗，喜抱，昨晚嗳气，气臭，今晨自述咽喉痛，睡时偶目上视、惊叫，不安稳，烦躁，哈欠多，平素目合则汗，主动索水，饮水较多，大便今日未解，既往大便每日一行，初成形后稀，色偏黑，味臭，略挂厕，小便深黄。舌质偏红，苔白，根部略腻，脉弦数，不流利，寸关浮旺，左略滑。查体：咽腭红，悬雍垂两侧见 3 个黄白色疱疹，扁桃体 2 度大，腹胀满，手自温，哭泣时背部汗出。

证属风寒湿犯咽，郁而化热毒。治当祛风散寒除湿，清热泻火败毒，兼消积除胀。方用麻杏薏甘汤合银翘马勃散加味：麻黄 8g，杏仁 5g，薏苡仁 4g，金银花 2g，连翘 2g，射干 4g，牛蒡子 4g，马勃 1g，紫花地丁 3g，葛根 5g，升麻 2g，炒栀子 1g，姜厚朴 6g，大腹皮 5g，甘草 4g。3 剂，水煎服。

患儿服第 1 剂后汗出热退，咽痛减轻，连服 3 剂后，咽喉疱疹消失、嗳气、腹胀好转。

本医案来源：薛汉荣主任中医师门诊医案。

【思考讨论】

1. 本病与风温如何鉴别？普通感冒与时行感冒如何鉴别？

2. 虚体感冒应采取什么治疗方法？

【解析】

1. 风温初起症状与风热感冒颇相似，但风温病势急骤，寒战发热甚至高热，汗出后热虽暂降，但脉数不静，身热旋即复起，咳嗽胸痛，头痛较剧，甚至出现神志昏迷、惊厥、谵妄等传变入里的证候。而感冒发热一般不高或不发热，病势轻，不传变，服解表药后，多能汗出脉静身凉，病程短，预后良好。

普通感冒病情较轻，全身症状不重，少有传变。在气候变化时发病率可以升高，但无明显流行特点。若感冒 1 周以上不愈，发热不退或反见加重，应考虑感冒继发他病，传变入里。时行感冒病情较重，发病急，全身症状显著，可以发生传变，化热入里，继发或合并他病，具有广泛的传染性、流行性。

2. 虚体感冒当扶正祛邪，在解表药中酌加扶正之品以达邪，不应强发其汗。阳气素虚，卫外不固，风寒乘虚而至，正虚无力托邪，症见恶寒、咳嗽、气急、咳痰难出者，轻则补气解表，用参苏饮、人参败毒散；重则助阳发汗，用再造散。素体阴血不足，外感风热，液不能化汗达邪，症见身热、心烦、口干舌红者，当滋阴发汗，用加减葳蕤汤。如属亡血、产后，因夺血而无汗者，又当用当归等补血之品。

五、名家医案赏析

国医大师洪广祥治疗感冒医案

汪某，女，28 岁，1990 年 3 月 10 日初诊。

患者感冒、咳嗽、痰黄半月余，经用中西药治疗效果不佳。初诊见呛咳阵作，咳声高亢，咽痒则咳，咳痰不畅，痰少黄白相兼，口干欲饮，胸胁牵引作痛，大便燥结，舌质偏红，苔腻黄白相兼，脉象浮细弦滑，左关弦细。自述 X 线胸片提示肺纹理增粗，血白细胞计数及中性粒细胞计数基本正常。

证属痰热郁肺，肺失宣肃，外感余邪留恋，兼夹肝气侮肺。治宜清热宣肺，清肝宁肺。方用麻杏甘石汤、千金苇茎汤合黛蛤散加减：生麻黄 10g，南杏仁 10g，甘草 10g，苇茎 30g，黄芩 10g，冬瓜仁 30g，桑白皮 10g，全瓜蒌 30g，青黛 6g（包煎），海蛤壳 20g，金荞麦 20g。5 剂，水煎服，每日 1 剂。

二诊：患者服药 5 剂，咳嗽缓解，黄痰消除，大便通畅，胸胁痛已除，浮脉未现。效不更方，原方续服 5 剂复诊。

三诊：患者肺系证候完全消除，无明显特殊不适，改用麦门冬汤以益气阴，善后调理。

【按】本案初始为外感风寒感冒，继而寒郁化热，肺气壅遏，肃降失常，上逆作咳。呛咳痰黄、咳声高亢为痰热壅肺所致。呛咳伴胸胁作痛、舌红脉弦，亦为肝气犯肺之证候。患者为青年女性，易兼见肝气怫逆，上逆侮肺，故呛咳频作。痰白、咽痒、脉浮显然为风寒余邪未清之故。

方选麻杏甘石汤合千金苇茎汤加减，既可清热宣肺，外解余邪，又能清化痰热，肃肺宁咳。肺与大肠相表里，腑气通畅，有助于肺气肃降，方中重用全瓜蒌、冬瓜仁，既可清痰热，又可肃肺通便，以顿挫痰热郁遏、肺气壅闭之势，使腑气通、肺气降，诸症自除。

洪广祥教授认为，感冒在临床常以上呼吸道症状为主，常见咳嗽、鼻塞、流涕、打喷嚏、咽干、咽痒等。鼻、肺在形体上互为表里，功能上互相影响，鼻道通利，调适得宜，则肺宣畅调达。气阳虚弱是慢性肺系病症的主要内因，四大经典著作及中医教材中均未见有"肺阳"一词，但洪教授认为不管从中医理论还是临床实践来看，肺阳虚不仅有其存在的合理性，而且有其存在的必要性。脾阳虚弱，运化失司，肺阳渐亏；肾阳为元阳之根本，肾阳不足，无以温暖肺阳；痰为阴邪，痰饮久停，易损阳气，脾阳、肾阳、痰饮成为导致慢性肺系病症患者（肺）气阳虚弱最重要的原因。卫阳（气）是机体抗感染、免疫和拮抗变应性炎性反应的第一道防线，是调节和防卫肺病发作的重要屏障。患有慢性肺系疾病的患者易患感冒，且常因感冒诱发原有疾病或加重其本身病情，其实质便是因为气阳虚弱，卫气不固。

本医案来源：洪广祥.中国现代百名中医临床家丛书——洪广祥［M］.北京：中国中医药出版社，2007.

第二节　咳　　嗽

一、医案导入

孙某，男，80 岁，2019 年 11 月 20 日初诊。

主诉：受凉后咳嗽 5 天。

现病史：患者 5 日前受凉后咳嗽发作，在外院就诊治疗无效（具体用药不详），遂求治于中医。证见咳嗽频作，鼻音重浊，咳稀白痰，日均 20～30 次，咳痰不畅，无胸闷，口不渴，微恶风寒，无发热，平素怯寒，易感冒。

舌象：舌质偏红暗，舌苔白微腻。

脉象：脉浮弦滑，右寸脉细滑弱，右关弦滑。

既往史：患者既往有慢性支气管炎 30 余年，受寒或冬春季易加重。

诊疗经过：证属寒饮遏肺，风寒诱发，肺失宣肃。治宜温肺散寒，宣肺止咳。方用温肺煎（经验方）加减：生麻黄 10g，细辛 3g，法半夏 10g，紫菀 10g，款冬花 15g，生姜 10g，矮地茶 20g，天浆壳 15g，紫苏子 10g，川贝母 9g，桔梗 15g，苦杏仁 10g，全瓜蒌 10g，生甘草 6g。5 剂，水煎服，每日 1 剂。

二诊：患者服药 5 剂，咳痰易出，咳减半，鼻道通畅，风寒外邪已去，改用益气护卫汤（经验方）加减，以益气护卫，扶正固本。处方：生黄芪 30g，桂枝 10g，白芍 10g，生姜 10g，大枣 6 枚，炙甘草 10g，防风 15g，白术 10g，路路通 15g，矮地茶 20g，天浆壳 15g。

本医案来源：兰智慧主任中医师门诊医案。

二、思考讨论

1. 本病的中医诊断、证型是什么？
2. 本病的病因病机是什么？
3. 本病如何与哮病、喘证、肺胀、肺痨、肺癌鉴别？
4. 请写出本病的治法、方药（方名、药名、用量、用法）。

【解析】

1. 诊断：咳嗽。证型：风寒袭肺。

2. 病因病机：寒饮遏肺，风寒诱发，肺失宣肃。

3. 哮病和喘证虽然也会兼见咳嗽，但各以哮、喘为其主要临床表现。哮病主要表现为喉中哮鸣有声，呼吸气促困难，甚则喘息不能平卧，发作与缓解均迅速。喘证主要表现为呼吸困难，甚至张口抬肩，鼻翼扇动，不能平卧。

肺胀常伴有咳嗽症状，但肺胀有久患咳、哮、喘等病证的病史，除咳嗽症状外，还有胸部膨满、喘逆上气、烦躁心慌，甚至颜面紫暗、肢体浮肿等症，病情缠绵，经久难愈。

咳嗽是肺痨的主要症状之一，但尚有咯血、潮热、盗汗、身体消瘦等主要症状，具有传染性，胸部 X 线检查有助于鉴别诊断。

肺癌常以咳嗽或咯血为主要症状，但多发于 40 岁以上吸烟的男性，咳嗽多为刺激性呛咳，病情发展迅速，呈恶病质，一般咳嗽病证不具有这些特点，肺部 X 线检查及痰细胞学检查有助于确诊。

4. 治法：温肺散寒，宣肺止咳。方药：温肺煎（经验方）加减。组成：生麻黄 10g，细辛 3g，法半夏 10g，紫菀 10g，款冬花 15g，生姜 10g，矮地茶 20g，天浆壳 15g，紫苏子 10g，川贝母 9g，桔梗 15g，苦杏仁 10g，全瓜蒌 10g，生甘草 6g。5 剂，水煎服，每日 1 剂。

【按】本案患者平素怯寒易感，右寸脉细弱，可知其素体阳虚气弱；脉右寸滑，右关弦滑，说明其痰饮伏肺，脾虚痰盛；脉浮且微恶风寒，鼻声重浊，咳嗽咳痰加重，显然因风寒侵袭肺卫，痰浊阻滞，肺气郁闭，宣降失常所致。痰饮、风寒均为阴邪，痰饮宜温，风寒宜散，病位在肺，"肺气郁闭"是其标实，"气阳虚弱"是其本虚。根据"急则治标"的原则，故先温肺散寒以宣肺止咳。温肺煎是国医大师洪广祥教授经验方，由麻黄、生姜、细辛、法半夏、紫菀、款冬花、矮地茶、天浆壳等组成。临床用于寒痰（饮）伏肺、风寒诱发所致的咳嗽，疗效甚佳。如寒饮较盛者，可合苓桂术甘汤以温阳化饮。

三、主要知识点

（一）定义

咳嗽是由六淫之邪侵袭肺系，或脏腑功能失调，内伤及肺，肺失宣降，肺气上逆所致，临床以咳嗽、咳吐痰液为主症的疾病。

（二）历史沿革

有声无痰谓之咳，无声有痰谓之嗽，有声有痰谓之咳嗽。
张景岳《景岳全书·咳嗽》中分外感咳嗽和内伤咳嗽。

（三）病因

外感咳嗽病因为六淫之邪；内伤咳嗽病因为饮食、情志及肺脏自病等内伤因素。

（四）病理因素

咳嗽的病理因素主要为痰与火。

（五）基本病机

内外邪气干肺，肺气不清，肺失宣肃，肺气上逆，迫于气道而为咳。

（六）辨证要点

咳嗽主要辨外感与内伤，见表2。

表 2　咳嗽辨外感与内伤

分类	疾病特点	病性	病理因素	伴随症状	治疗原则
外感咳嗽	新病，起病急，病程短	实证	以风寒、风热、风燥为主	伴肺卫表证	祛邪利肺
内伤咳嗽	久病，常反复发作，病程长	邪实正虚	以痰湿、痰热、肝火、阴虚为主	伴脏腑内伤证	祛邪扶正，标本兼顾

（七）分证论治

1. 外感咳嗽

（1）风寒袭肺

证候：咳嗽声重，气急咽痒，咳痰稀薄色白，鼻塞，流清涕，头痛，肢体酸楚，恶寒发热，无汗，舌苔薄白，脉浮或浮紧。

治法：疏风散寒，宣肺止咳。

方药：三拗汤合止嗽散加减。

（2）风热犯肺

证候：咳嗽频剧，咳声粗亢或音哑，咽喉干痛，咳痰不爽，痰黏稠或黄稠，咳时汗出，鼻塞流黄涕，发热恶风，口渴，头痛肢楚，舌质红，舌苔薄黄，脉浮数或浮滑。

治法：疏风清热，宣肺止咳。

方药：桑菊饮加减。

（3）风燥伤肺

证候：干咳无痰或痰少而黏，不易咳出或痰中带血丝，喉痒，咳甚胸痛，唇鼻口干燥，咽喉干痛；或初起伴鼻塞、头痛、微恶寒、身热等表证。舌质红、干而少津，苔薄白或薄黄，脉浮数或细数。

治法：疏风清肺，润燥止咳。

方药：桑杏汤加减。

2. 内伤咳嗽

（1）痰湿蕴肺

证候：咳嗽多痰，咳声重浊，色白黏腻或稠厚或稀薄，每于晨间咳嗽尤甚，因痰而嗽，痰出咳缓，胸闷脘痞，呕恶纳差，腹胀便溏，苔白腻，脉濡滑。

治法：燥湿化痰，理气止咳。

方药：二陈汤合三子养亲汤加减。

（2）痰热郁肺

证候：咳嗽气息粗促或喉中有痰声，痰多，质黏厚或稠黄，咳吐不爽或有热腥味或吐血痰，胸胁胀满，咳时引痛，面赤，身热，口干欲饮，舌红，苔薄黄腻，脉滑数。

治法：清热化痰，肃肺止咳。

方药：清金化痰汤加减。

（3）肝火犯肺

证候：气逆咳嗽阵作，咳时面红目赤，引胸胁作痛，可随情绪波动增减，烦热咽干，常感痰滞咽喉，咳之难出，量少质稠，或痰如絮条，口干口苦，胸胁胀痛，舌边红，苔薄黄少津，脉弦数。

治法：清肺泻肝，止咳化痰。

方药：黛蛤散合黄芩泻白散加减。

（4）肺阴亏耗

证候：干咳少痰黏白或痰中带血，咳声短促，或声音嘶哑，午后潮热，颧红，手足心热，夜寐盗汗，口干咽燥，起病缓慢，日渐消瘦，神疲，舌质红，少苔，脉细数。

治法：养阴清热，润肺止咳。

方药：沙参麦冬汤加减。

3. 补充临床常见的 4 种其他证型（有别于本科教材）

（1）风邪犯肺（风咳，类似西医学的咳嗽变异性哮喘）

证候：较剧烈的刺激性咳嗽，阵咳、顿咳，甚至呛咳，突发而骤止，难以抑制，咽痒气急，无痰或少痰，夜间为甚，感冒、冷空气、灰尘、油烟等容易诱发或加重咳嗽，寒热特征不明显，舌淡，苔薄白，脉弦。

主要病机：风邪犯肺，肺失宣肃，气道挛急。

治法：疏风宣肺，缓急解痉，利咽止咳。

方药：苏黄止咳汤（炙麻黄、紫苏子、紫苏叶、前胡、枇杷叶、牛蒡子、五味子、地龙、蝉蜕）。

（2）湿热郁肺（类似西医学的嗜酸细胞性支气管炎）

证候：慢性干咳或晨咳，少许黏痰，伴胸闷和气道作痒，呼吸不畅，咳出黏痰则舒；晨起口黏腻，胃纳欠佳，喜热恶冷，大便软或不爽。舌质红，舌苔黄白相兼厚腻，脉濡滑。

主要病机：湿热郁肺，肺失宣肃。

治法：清化湿热，宣畅肺气。

方药：麻黄连翘赤小豆汤加减（麻黄、杏仁、桑白皮、赤小豆、连翘、苍术、土茯苓、蚕沙、厚朴、法半夏、茵陈、枳实）。

（3）痰滞咽喉（类似西医学的鼻后滴漏综合征）

证候：发作性或持续性咳嗽，咳嗽以白天为主，入睡后较少咳嗽；咽痒如蚁行，有异物痰阻之不适感，舌质偏红，舌苔薄白或微腻，脉细滑或细弦滑。

主要病机：痰阻咽喉，气机逆乱，肺失宣肃。

治法：清咽利窍，调畅气机，降气止咳。

方药：清咽利窍汤（荆芥、薄荷、桔梗、木蝴蝶、牛蒡子、紫苏叶、桃仁、百部、射干、辛夷、苍耳子、生甘草）。

（4）胃逆侮肺（类似西医学的胃食管反流病）

证候：慢性干咳，夜咳为重，咳嗽与进食明显相关，如餐后咳嗽、进食咳嗽等；常伴有胃食管反流症状，如反酸、嗳气、胸骨后灼烧感；或伴有咽干、音哑等。舌质红，舌苔白黄相兼而腻，脉弦滑。

主要病机：胃逆侮肺，肝胃失和，气机逆乱。

治法：和胃降逆，清肝泄热，调畅气机。

方药：旋覆代赭汤加减（旋覆花、代赭石、法半夏、生姜、炙甘草、西党参、川黄连、川楝子、大枣、枇杷叶、煅瓦楞）。

（八）预防调摄

1. 平素应注意气候变化，防寒保暖，预防感冒。

2. 易感冒者可服玉屏风散。

3. 加强锻炼，增强抗病能力。

4. 咳嗽患者饮食不宜过于肥甘厚味，避免辛辣刺激饮食。

5. 内伤久咳者应戒烟。

6. 痰多者应嘱其深咳排痰，久咳体虚无力排痰者，可翻身拍背助其排痰。

四、巩固启发

陈某，女，46 岁，1982 年 9 月 10 日初诊。

禀性孤僻内向，柔弱寡欢，近因家事不遂，渐发胸闷，呛咳频作，咳引胁下作痛，呼吸急迫，烦躁易怒，咽喉干燥，渴欲饮冷，舌质偏红，舌边尤甚，舌苔薄黄少津，脉弦细劲。X 线胸片提示两肺纹理增粗，余无特殊发现。患者服西药不效。

证属气郁化火，横逆犯肺，肺失清肃。治当清肝泻火，肃肺止咳。方用黛蛤散合丹栀四逆散加减：净青黛 6g（包煎），海蛤壳 20g，牡丹皮 15g，生栀子 10g，北柴胡 10g，白芍 10g，枳实 10g，生甘草 10g，南杏仁 10g，枇杷叶 10g。7 剂，水煎服。

二诊：患者服药 3 剂后咳嗽顿减，服完 7 剂后咳嗽消失，诸症悉除。续服 7 剂以巩固疗效，并嘱其注意调整心态，避免再次发作。

本医案来源：国医大师洪广祥门诊医案。

【思考讨论】

1. 本病属外感咳嗽，还是内伤咳嗽？临床上如何区别，其治疗原则有何不同？

2. 如何理解"五脏六腑皆令人咳，非独肺也"？

3. 简述咳嗽的辨证要点。

【解析】

1. 本病属内伤咳嗽。外感咳嗽多为新病，起病急，病程短，病性多实，症状为新咳，多兼有寒热身痛等肺卫表证，治宜祛邪利肺；内伤咳嗽多为久病，常反复发作，病程长，病性多虚实夹杂，症状为久咳，反复咳嗽，多兼有脏腑内伤证，治宜标本兼顾，标实为主者，治以祛邪止咳，本虚为主者，治以扶正补虚。

2. 本句有两重含义：咳不离乎肺，然不止于肺。

咳不离乎肺：咳是肺病的主要见症，肺主气司呼吸，主宣发肃降，无论是外邪或是他脏腑病变，都必须累及肺脏，使其肃降功能失调，气机上逆时才会发生咳嗽。

咳不止于肺：《素问·咳论》根据脏腑与咳嗽的病理关系论述了五脏咳和六腑咳的特点。从疾病传变角度来讲，人体是一个有机的整体，五脏六腑间是相互关联、相互影响的，其他脏腑的功能失调影响肺脏时，也可发生咳嗽，如肝火犯肺、痰湿犯肺等。

临床遇到咳证时，必须通过整体辨证，找出病因、病位及其传变关系，采取针对性治疗，不能见咳止咳，见咳治肺。

3. 辨外感内伤：外感咳嗽多为新病，起病急，病程短，常伴肺卫表证。内伤咳嗽多为久病，常反复发作，病程长，可伴他脏见证。

辨证候虚实：外感咳嗽以风寒、风热、风燥为主，均属实，而内伤咳嗽中的痰湿、痰热、肝火多为邪实正虚，阴津亏耗咳嗽则属虚，或虚中夹实。

辨咳嗽的特征（咳嗽的声音、时间、节律、加重或减轻的因素）：咳声响亮者多实，咳声低怯者多虚。咳嗽时作，白昼明显，鼻塞声重者多为外感咳嗽；咳嗽连声重浊，晨起时阵发性加剧，痰出咳减者，多为痰湿咳嗽或痰热咳嗽；午后、黄昏咳嗽加重，或夜间有单声咳嗽，咳声轻微短促者，多属肺燥阴虚。夜卧咳嗽较剧烈，持续不断，伴有气喘者，为久咳致喘的虚寒证。

辨痰的特征（痰的色、质、量、味）：寒痰色白，质清晰，痰量多，无气味；热痰色黄，质黏稠，痰量或多或少，味腥；湿痰色白，质稠厚，痰量多，味甜；燥痰色白或黄，质黏稠，痰量少，无气味。

五、名家医案赏析

国医大师洪广祥治疗咳嗽变异性哮喘医案

某患，女，46岁，11月15日初诊。

患者反复干咳近3年，受凉或气温不稳定，遇特别异味如油烟味、煤气等，易诱发干咳，夜间及清晨咳嗽较频，气温升高咳嗽可明显减轻，无明显喘憋症状。患者平素怯寒易感，有过敏性鼻炎病史。其在某西医院住院治疗时诊断为咳嗽变异型哮喘，经应用糖皮质激素类药物治疗后，干咳明显缓解，但不能控制，易感和反复发作。舌质偏红而润，舌苔白黄微腻，脉象浮弱细滑。

证属气阳虚弱，卫气不固，兼夹外感，寒邪客肺，肺失宣肃。先治寒邪客肺之标，后治气阳虚弱之本。治宜温散肺寒，宣肺止咳。方用温肺煎加减：生麻黄10g，干姜10g，细辛3g，紫菀10g，款冬花10g，矮地茶15g，天浆壳15g，辛夷10g，苍耳子10g，黄芩10g，厚朴10g。7剂，每日1剂，水煎服。

二诊：患者服药后咳嗽明显改善，鼻炎症状减轻，浮脉已去，余症同前。原方再服7剂。

三诊：咳嗽已减4/5，但怯寒及对外界环境适应能力未见改善，脉象细弱，舌苔薄白微腻。患者服前方14剂，寒邪客肺证已除，气阳虚弱，卫外之气不固已成主要矛盾。拟改用益气温阳护卫汤调理：生黄芪30g，防风15g，炒白术10g，补骨脂10g，淫羊藿15g，桂枝10g，白芍10g，生姜10g，红枣6枚，炙甘草10g，北柴胡10g，升麻10g，西党参30g。14剂，每日1剂，水煎服。

四诊：据患者述，服上方后体质状况有明显改善，御寒能力增强，近半个月外出务工和劳作亦未感冒，环境适应能力大为改善，干咳症状未发作。嘱原方续服3个月，并加服咳喘固本冲剂（经验方，医院制剂）。

患者3个月后来医院复诊，病情稳定，体质改善，未有感冒，慢性干咳无反复。嘱续服补中益气丸合咳喘固本冲剂以巩固疗效。

【按】本案为咳嗽变异性哮喘寒邪客肺证，经服用温肺散寒方药后，咳嗽缓解，体现中医辨证论治的特色和优势。临床上常见大肆应用寒凉清肺药以清热消炎通治所谓的"炎症"，实际上是对西医炎症观念的一种曲解，同时也将所学的中医药理论置于脑后，因而在临床上严重背离了以中医药理论为指导的原则，结果是在学术上误入歧途。咳嗽变异性哮喘所致的慢性干咳，基本病机仍属于"气机逆乱"。患者多因气阳虚弱，卫外之气不固，卫外和适应能力下降，气道防御功能减弱，因而易招致外邪"直入手太阴肺"，尤以风寒病邪为首位。风寒束肺，肺失肃降，气机逆乱，而上逆作咳。风寒致病宜温散，风去寒除，肺气上逆之症自可迎刃而解，不止咳而咳自止。此时如用寒凉遏肺之品，将会使肺气更加郁闭，非但不能止咳，反会使咳嗽迁延，客邪留恋，病情加重。这样的教训已屡见不鲜。需要特别提出的是，类似这种病例，西医常规抗菌消炎无效，患者欲求中医药以解决病痛，奇怪的是有些中医师不去探求中医药的治疗优势，仍然采用西医无效的手段和方法，甚至还加上"清热"以"消炎"之中药继续治疗这种无效病例，真是令人费解！本案的第二治疗阶段益气温阳护卫以治本，应用温阳益气护卫汤合补中益气汤加减，以温阳护卫，补益宗气，从而迅速改善了患者的体质，增强机体和气道的防御能力，实现了"扶正以祛邪"，扭转了"邪之所凑，其气必虚"的被动局面，体现了中医辨证论治的科学性和优越性。

本医案来源：洪广祥.中国现代百名中医临床家丛书——洪广祥［M］.北京：中国中医药出版社，2007.

第三节 哮 病

一、医案导入

鲁某，女，59 岁，2020 年 12 月 2 初诊。

主诉：反复咳嗽 1 月余。

现病史：患者述反复咳嗽，夜间喉中痰鸣，无须坐起，日间无。咳白色泡沫痰，易咳出，大于 20 次 / 日，咳甚时引两季肋区疼痛，伴恶心欲吐、胸闷气短，口干不欲饮，平素怕冷，盗汗，纳差，二便平。查体：双肺闻及散在哮鸣音。血细胞分析：白细胞计数 5.62×10^9/L，中性粒细胞百分比 62.3%，嗜酸性粒细胞百分比 0.7%。

舌象：舌苔薄白。

脉象：脉浮弦滑。

既往史：有哮喘病史 3 年余。

诊疗经过：证属寒饮伏肺，痰湿阻肺，肺失肃降。治宜温散寒饮，利气平喘。方用小青龙汤合三子养亲汤加减：麻黄 10g，白芍 10g，细辛 3g，干姜 6g，炙甘草 6g，桂枝 10g，五味子 6g，法半夏 10g，紫苏子 10g，白芥子 10g，莱菔子 20g，射干 10g，厚朴 10g。7 剂，每日 1 剂，水煎服。另加贴敷 7 穴：天突、双侧定喘、双侧肺俞、双侧膏肓以温肺散寒，增强抵御外寒能力。

二诊：患者述咳痰量较前减少约 1/2，胸闷气喘减，仍咳嗽，泡沫痰，无咽痒，二便平，舌淡，苔白，微腻，脉细。查体：双肺（－）。患者仍咳喘，在前方基础上加用葶苈子以泄肺平喘。贴敷 7 穴：天突、双侧定喘、双侧肺俞、双侧膏肓。

后患者述二诊服药后哮喘控制，诸症消失。

本医案来源：兰智慧主任中医师门诊医案。

二、思考讨论

1. 本病的中医诊断是什么？
2. 试述本病的诊断依据。
3. 分析本病的基本病理变化。
4. 本病辨证为何证型？治法方药是什么？

【解析】

1. 诊断：哮病。

2. 呈发作性，发无定时，以夜间为多，但有个体差异，发作与缓解均迅速，多为突然而起，或发作前有鼻塞、喷嚏、咳嗽、胸闷等先兆。每因气候变化、饮食不当、情志失调、疲乏等因素而诱发。

发作时喉中哮鸣有声，呼吸困难，甚则张口抬肩，不能平卧，或口唇指甲发绀。

哮病的发作常有明显的季节性，一般发于秋初或冬令者居多，其次是春季，至夏季则缓解。但也有常年反复发作者。

缓解期可有轻度咳嗽、咳痰、呼吸急迫等症状，但也有毫无症状者；久病患者缓解期可见咳嗽、咳痰、自汗、短气、疲乏、腰膝酸软等症状。

本病大多起于童稚之时，有反复发作史，有过敏史或家族史。

发作时，两肺可闻及哮鸣音，或伴有湿啰音。

血嗜酸性粒细胞可增高，痰液涂片可见嗜酸性粒细胞。

3. 伏痰遇感引触，痰随气升，气因痰阻，相互搏结，壅塞气道，肺道挛急狭窄，通畅不利，肺失宣降，引动停积之痰，而致痰鸣如吼，气息喘促。

4. 证型：寒哮证。治法：温散寒饮，利气平喘。方药：小青龙汤合三子养亲汤加减。组成：麻黄 10g，白芍 10g，细辛 3g，干姜 6g，炙甘草 6g，桂枝 10g，五味子 6g，法半夏 10g，紫苏子 10g，白芥子 10g，莱菔子 20g，射干 10g，厚朴 10g。

【按】本案为外寒内饮，痰湿阻肺，肺失肃降。方用小青龙汤合三子养亲汤加减获效。其所以奏效甚捷，除及时外散表寒，内化痰湿，还同时合用葶苈子、射干、厚朴等苦降利气平喘之品，从而显著快速地提高了平喘效果，符合《内经》"肺苦气上逆，急食苦以泻之"治肺气上逆作喘的治则。

国医大师洪广祥教授认为：气阳虚弱是哮喘发作的重要内因，痰瘀伏肺是哮喘发作的凤根，外感六淫是哮喘发作的主要诱因。三者之间常相互伴随存在，有时属主要矛盾，有时为从属地位。从标本角度来看，外感六淫之邪为标，痰瘀伏肺和气阳虚弱为本，哮喘的发病是内因和外因相互作用的结果，治疗时应当灵活辨证，方能取效。

三、主要知识点

（一）定义

哮病是一种发作性的痰鸣气喘疾患。临床以喉中哮鸣有声，呼吸气促困难，甚则喘息不能平卧为特征。

（二）历史沿革

汉代《金匮要略》将本病称为"上气"。

隋代《诸病源候论》称本病为"呷嗽"，明确指出本病病理为"痰气相击，随嗽动息，呼呷有声"。

元·朱丹溪首创哮喘病名。

明·虞抟《医学正传》指出"哮以声响言，喘以气息言"。

（三）病因

宿痰内伏于肺，每因外感、饮食、情志、劳倦等诱因而引触。

（四）病理因素

病理因素主要为"痰"。

（五）基本病机

痰阻气道，肺失肃降，肺气上逆，痰气搏击，致痰鸣如吼，气息喘促。

（六）辨证要点

发时以邪实为主，当分寒、热、寒包热、风痰、虚哮五类，注意是否兼有表证。而未发时以正虚为主，应辨阴阳之偏虚，肺脾肾三脏之所属。若久发正虚，虚实错杂者，当按病程新久及全身症状辨别其主次。

（七）分证论治

1. 发作期

（1）冷哮证

证候：喉中哮鸣如水鸡声，呼吸急促，喘憋气逆，胸膈满闷如塞，咳不甚，痰少咳吐不爽，色白而多泡沫，口不渴或渴喜热饮，形寒怕冷，天冷或受寒易发，面色青晦，舌苔白滑，脉弦紧或浮紧。

治法：宣肺散寒，化痰平喘。

方药：射干麻黄汤或小青龙汤加减。

（2）热哮证

证候：喉中痰鸣如吼，喘而气粗息涌，胸高胁胀，咳呛阵作，咳痰色黄或白，黏浊稠厚，排吐不利，口苦，口渴喜饮，汗出，面赤，或有身热，舌苔黄腻，质红，脉滑数或弦滑。

治法：清热宣肺，化痰定喘。

方药：定喘汤或越婢加半夏汤加减。

（3）寒包热哮证

证候：喉中鸣息有声，胸膈烦闷，呼吸急促，喘咳气逆，咳痰不爽，痰黏色黄，或黄白相兼，烦躁，发热，恶寒，无汗，身痛，口干欲饮，大便偏干，舌苔白腻、黄，舌尖边红，脉弦紧。

治法：解表散寒，清化痰热。

方药：小青龙汤加石膏汤或厚朴麻黄汤加减。

（4）风痰哮证

证候：喉中痰涎壅盛，声如拽锯，或鸣声如吹哨笛，喘急胸满，但坐不得卧，咳痰黏腻难出，或为白色泡沫痰液，无明显寒热倾向，面色青暗，起病多急，常倏忽来去，舌苔厚浊，脉滑实。

治法：祛风涤痰，降气平喘。

方药：三子养亲汤加味。

（5）虚哮证

证候：喉中哮鸣如鼾，声低，气短息促，动则喘甚，发作频繁，甚则持续喘哮，口唇爪甲青紫，咳痰无力，痰涎清稀或质黏起沫，面色苍白或颧红唇紫，口不渴或咽干口渴，形寒肢冷或烦热，舌质淡或偏红，或紫暗，脉沉细或细数。

治法：补肺纳肾，降气化痰。

方药：平喘固本汤加减。

2. 缓解期

（1）肺脾气虚

证候：气短声低，喉中时有轻度哮鸣，痰多质稀，色白，自汗，怕风，常易感冒，倦怠无力，食少便溏，舌质淡，苔白，脉细弱。

治法：健脾益气，补土生金。

方药：六君子汤加减。

（2）肺肾两虚

证候：短气息促，动则为甚，吸气不利，咳痰质黏起沫，脑转耳鸣，腰酸腿软，心慌，不耐劳累；或五心烦热，颧红，口干，舌质红少苔，脉细数；或畏寒肢冷，面色苍白，舌苔淡白，质胖，脉沉细。

治法：补肺益肾。

方药：生脉地黄汤合金水六君煎加减。

3. 补充临床常见的 2 种其他证型（有别于本科教材）

（1）痰瘀伏肺

证候：喉间哮鸣，呼吸喘急，胸部憋闷如塞，大便不畅或秘结，或有面色晦暗，口唇紫暗，舌暗或暗紫，或有瘀斑，舌苔腻，脉弦滑或涩。

主要病机：顽痰胶固，气道瘀塞。

治法：泻肺除壅，涤痰祛瘀，利气平喘。

方药：蠲哮汤（葶苈子、青皮、陈皮、槟榔、牡荆子、卫矛、生姜、大黄）。

（2）气阳虚弱

证候：气短声低，恶风，自汗，怯寒，肢冷，鼻塞，流涕，打喷嚏，易感冒，倦怠无力，纳少便溏，腰酸腿软，动则气促等。

主要病机：气阳虚弱，卫气不固，抗邪和调节能力低下。

治法：益气温阳。

方药：温阳益气护卫汤（生黄芪、防风、白术、仙茅、淫羊藿、桂枝、白芍、生姜、大枣、炙甘草）。

（八）预防调摄

1. 注意保暖，防止感冒，避免因寒冷空气的刺激而诱发。

2. 根据身体情况，做适当的体育锻炼，以逐步增强体质，提高抗病能力。

3. 保持心情舒畅，避免不良情绪的影响，劳逸适当，防止过度疲劳。

4. 饮食宜清淡，忌肥甘油腻、辛辣甘甜，防止生痰生火，避免海膻发物、烟尘异味。

5. 平时可常服玉屏风散、肾气丸等药物，以调护正气，提高抗病能力。

四、巩固启发

沈某，女，13 岁，1976 年 4 月 20 日初诊。

患者于 1975 年 2 月因受凉引起咳嗽气憋，咳痰不畅，当时两肺可闻及少许湿啰音，白细胞计数 12.8×10^9/L，某医院诊断为急性支气管炎，并反复应用抗生素及镇咳祛痰药，症状未能得到控制，且逐渐加重，同年 5 月出现哮喘症状，整天持续发作，尤以夜间为甚。

现症：呼吸喘促，喉间痰鸣如水鸡声，自觉胸憋闷，大便不畅，饮食较差，口唇轻度发绀，舌质暗红，苔黄白相兼而腻，脉细涩。听诊：两肺布满哮鸣音。

患者服非那根、氨茶碱等抗过敏及解痉平喘药物，哮喘可临时缓解，但服药期间仍反复发作。

患者证属痰浊阻肺，气痰交阻，肺气宣降不利。治当降气下痰，泻肺平喘。方用蠲哮汤加减：牵牛子 6g，青皮 9g，陈皮 9g，槟榔 9g，生大黄 9g，紫金牛 15g，瓜子金 15g。7 剂，日 1 剂，每剂水煎 2 次，分服。

二诊：患者服药后咳出大量泡沫痰，哮喘症状基本缓解，两肺听诊哮鸣音消失，予扶正固本方药调理数月。

患者服药后哮喘未见发作，虽感冒多次，但未引发哮喘，饮食明显增加，自觉无特殊不适。嘱患者继续预防感冒，加强锻炼，以固疗效。

本医案来源：国医大师洪广祥住院医案。

【思考讨论】

1. 哮病与喘证如何鉴别？

2. 哮病的治疗原则是什么？

3. 试述"痰"在哮病发病中的意义。

【解析】

1. 哮病与喘证都有呼吸急促的表现，但哮必兼喘，而喘未必兼哮；哮指声响言，喉中有哮鸣音，是一种反复发作的独立性疾病；喘指气息言，为呼吸气促困难，是多种急慢性疾病的一个症状。

2. 发时治标、平时治本为哮病的基本原则。发时攻邪治标，祛痰利气，寒痰宜温化宣肺，热痰当清化肃肺，痰浊壅肺应去壅泻肺，风痰当祛风化痰，表证明显者兼以解表；反复日久，正虚邪实者又当攻补兼顾，不可拘泥。平时扶正治本，阳气虚者应温补，阴虚者宜滋养，分别采用补肺、健脾、益肾等法。

3. "痰"在哮病发病中的意义：其病理因素以痰为主；痰的产生，因肺不能布散津液，脾不能运化精微，肾不能蒸化水液，致津液凝聚成痰，伏藏于肺，成为发病的"夙根"；宿痰遇感引触发为痰鸣气喘之哮病。

五、名家医案赏析

国医大师洪广祥治疗哮病医案

张某，女，59岁，2009年12月8日初诊。

患者患支气管哮喘10余年，近4年吸入舒利迭治疗，哮喘无严重发作。现症：时有胸闷，不咳无痰，晨起鼻塞、打喷嚏，口干但不欲饮，纳食可，大便平，平时易感冒，怯寒，舌质偏红暗，前1/3苔少，苔白腻，脉细缓。有过敏性鼻炎史。

证属肺气阳虚，卫外不固。治宜温补肺阳，益气护卫。方用益气护卫汤合丹赤紫汤、苏枳汤加减：生黄芪30g，防风15g，白术10g，桂枝10g，白芍10g，炙甘草10g，红枣6枚，生姜3片，仙茅10g，淫羊藿15g，枳实15g，紫苏叶15g，牡丹皮10g，赤芍10g，紫草10g。7剂，水煎服，每日1剂。

2009年12月15日二诊：患者述鼻塞、喷嚏消除，时有胸闷，但无喘息喉鸣，口稍干，纳可，大便平，唇红，舌质红，边有齿印，苔白腻，脉细。

过敏原测定：总IgE（++），尘螨、粉螨、羊肉（+）。

方用益气护卫汤合麻黄连翘赤小豆汤、苏枳汤加减：黄芪30g，防风10g，白术10g，桂枝10g，白芍10g，炙甘草10g，大枣6枚，生姜3片，仙茅10g，淫羊藿15g，枳实 15g，紫苏叶 15g，薤白 10g，青皮 15g，生麻黄 10g，连翘 15g，赤小豆 15g，杏仁 10g，桑白皮 10g。7 剂，日 1 剂，每剂水煎 2 次，分服。

2010 年 1 月 5 日三诊：患者现病情稳定，气短不足以息，胸闷不适，喷嚏消失，睡眠时好时坏，纳可，二便平，口唇红，舌质红，边有齿印，苔白腻，脉沉细。

方用补中益气汤合温阳护卫汤、丹赤紫汤、苏枳汤加减：青皮 15g，生黄芪 30g，防风 10g，白术 10g，桂枝 10g，白芍 10g，炙甘草 6g，大枣 6 枚，生姜 3 片，补骨脂 15g，胡芦巴 10g，枳实 15g，紫苏叶 15g，牡丹皮 10g，赤芍 15g，紫草 10g，薤白 10g。7 剂，日 1 剂，每剂水煎 2 次，分服。

【按】患者为中老年，现哮病虽控制尚可，无急性发作，但毕竟病史长，久病则气阳虚弱，肺气不足，主呼吸之功减弱，故时有胸闷，易感冒，清晨气温较低，易伤肺气，患者常晨起流清涕，随着温度的上升，自身阳气渐长，流涕、鼻塞减轻，子病及母，脾气亏虚，运化失司，水饮内停，则见舌质红，边有齿印，苔白腻，选用益气温阳、肺脾双补之药。其中黄芪、防风、白术益气护卫，有增强肺卫御邪之能；桂枝、白芍、生姜、大枣、炙甘草调和营卫；又因肾主纳气，为生气之本，肺脾之气来源于肺，故用仙茅、淫羊藿益肾气，壮元气；久病则瘀，行气化瘀应贯穿于整个疗程，应用枳实、赤芍、牡丹皮、紫草行气活血化瘀，而哮喘患者合并过敏性鼻炎的较多，紫草、枳实具有祛风、抗过敏的作用。整个治疗过程都体现了哮喘缓解期主要是肺、脾、肾三脏皆虚，卫阳不固，以温补为主，同时改善鼻腔敏感状态，减少过敏情况，提高患者生活质量。

国医大师洪广祥教授认为，气阳虚弱是哮喘发作的重要内因。气阳虚弱包括肺的气阳虚和卫的气阳虚，气阳虚弱，卫气不足，呼吸道防御机能和免疫调节下降，当气温下降时容易诱发哮喘，正如《内经》所云，"正气存内，邪不可干"，"邪之所凑，其气必虚"。随着病情的反复发作，可累及脾阳和肾功能下降。

痰瘀伏肺是哮喘发作的夙根，宿痰伏肺，气机郁滞，不仅会导致凝津成痰，同时气郁痰滞影响血行，出现痰瘀不解的复杂情况，痰夹瘀血，结成窠臼，潜伏于肺，遂成哮病的"夙根"。如气候突变、饮食不当、情志失调及劳累等多种诱因，均可导致肺气宣降失常，而引起哮病发作。

外感六淫是哮喘发作的主要诱因，六淫之中，风寒最常见，因肺主皮毛，肺与外界相通，风寒之邪首先侵犯皮毛，再传入肺，同时由于哮病患者体质虚弱，气阳虚弱，卫外之气不固，所以风寒侵犯时，头痛、鼻塞等外感表证反不常见，而是风寒直犯于肺，出现咳嗽、咳白痰、背冷怯寒、四肢不温、易自汗、易感冒等一派气阳虚弱的表现，三者之间常相互伴随存在，有时属主要矛盾，有时为从属地位。从标本角度来看，外感六淫之邪为标，痰瘀伏肺和气阳虚弱为本，哮喘的发病是内因和外因相互作用的结果，治疗时应当灵活辨证，方能取效。

本医案来源：洪广祥.中国现代百名中医临床家丛书——洪广祥［M］.北京：中国中医药出版社，2007.

第四节 喘 证

一、医案导入

淦某，男，56 岁，2019 年 6 月 20 日初诊。

主诉：反复气喘 13 年，加重 1 个月。

现病史：患者 13 年前无明显诱因出现喘息咳逆，1 个月前因外感未愈而加重气喘，伴胸闷短气，反复咳嗽，咳少量白黏痰。夜间喘甚，不能平卧，闻及刺激性气味则气喘更甚。鼻塞流涕，咽痒，无咽痛，无发热恶寒，无口干口苦，无头身疼痛。纳可，寐一般，二便平。

舌象：舌质红，苔白腻。

脉象：脉浮弦滑。

既往史：既往体健。

诊疗经过：证属外感风寒，寒邪闭肺，壅塞肺气，肺郁不宣。治宜祛风散寒，宣肺化痰平喘。方用射干麻黄汤加味：生麻黄 10g，射干 10g，细辛 3g，紫菀 10g，款冬花 10g，五味子 10g，法半夏 10g，生姜 10g，大枣 10g，辛夷 10g，防风 15g，厚朴 10g。7 剂，每日 1 剂，颗粒剂冲泡服用。

二诊：患者述服药 7 剂后气喘症状明显减轻，夜间仍有轻微气喘，咳嗽有所改善，咳吐少量白黏痰，无咽痒咽痛，无鼻塞流涕，舌质淡红，苔白，脉弦滑。上方减辛夷、防风，加杏仁 10g、桔梗 10g，继进 7 剂，以调理善后。

本医案来源：王丽华主任中医师门诊医案。

二、思考讨论

1. 本病的中医诊断是什么？辨证为何证型？治法方药是什么？

2. 喘证与气短如何鉴别？

3. 本病的病因病机是什么？

【解析】

1. 诊断：喘证。证型：风寒夹痰。治法：祛风散寒，宣肺化痰平喘。方药：射干麻黄汤加味。处方：生麻黄 10g，射干 10g，细辛 3g，紫菀 10g，款冬花 10g，五味子 10g，法半夏 10g，生姜 10g，大枣 10g，辛夷 10g，防风 15g，厚朴 10g。

2. 两者同为呼吸异常，喘证呼吸困难，张口抬肩，鼻翼扇动，不能平卧，摇身撷肚，实证气粗声高，虚证气弱声低；气短亦即少气，主要表现为呼吸浅促，或短气不足以息，似喘而无声，亦不抬肩撷肚。

3. 喘证的病因虽多，概括而论，不外乎外感与内伤所致。外感为六淫疫疠之邪气乘袭肺系而成，内伤多由饮食不当、情志失调、劳欲失度及久病体虚等各种因素导致。喘证的基本病机是内外邪气导致肺失宣降，呼吸不利，气逆而喘；或久病肺虚，气失所主，肾元不固，摄纳失常，发为喘证。

【按】本案辨证属外感风寒、内夹痰湿之喘证。患者喘息咳逆 13 年之久，反复发作，固有宿邪，近又因外感诱发，加重气喘，迁延 1 个月未愈，因外感风寒，寒邪闭肺，壅塞肺气，肺郁不宣，故生喘息咳嗽，胸闷短气。风寒袭肺，肺之开窍于鼻，风寒邪气阻扰咽喉，故鼻塞、咽痒等症状明显。流涕、脉浮说明风寒外邪仍未散去。咳痰、舌苔白腻、弦滑脉等表现，均为痰邪作祟之征象。治宜祛风散寒，宣肺化痰平喘，方用射干麻黄汤，加辛夷、防风散风解表，厚朴燥湿行气，以利肺气。二诊症状明显减轻，风寒已除大半，痰邪犹在，故减去辛夷、防风，加用杏仁、桔梗，杏仁降气祛痰，桔梗宣肺除痰，一降一宣，以助行气排痰之功。

三、主要知识点

（一）定义

喘证是指由于外感或内伤，导致肺失宣降，肺气上逆或气无所主，肾失摄纳，以致呼吸困难，甚则张口抬肩，鼻翼扇动，不能平卧等为主要临床特征的一种病证。严重者可由喘致脱，出现喘脱之危重证候。喘病古代文献也称"鼻息""肩息""上气""逆气""喘促"等。

（二）历史沿革

《素问·举痛论》认为：喘病病因既有外感，也有内伤，病机亦有虚实之别。

（三）病因

喘病的病因很复杂，外邪侵袭、饮食不当、情志失调、劳欲久病等均可成为喘病的病因。

（四）病理性质

喘病的病理性质有虚实两类。实喘在肺，为外邪、痰浊、肝郁气逆，肺壅邪气而宣降不利；虚喘当责之肺、肾两脏，因精气不足，气阴亏耗而致肺不主气，肾不纳气。

（五）基本病机

肺失宣降，肺气上逆或气无所主，肾失摄纳便成为喘病。"在肺为实，在肾为虚"。

（六）辨证要点

1.首辨虚实，见表 3。

表 3　喘证虚实辨证

临床表现	实喘	虚喘
呼吸	深长有余，呼出为快，气粗	短促难续，深吸为快，气怯
声音	高大，伴有痰鸣咳嗽	低微，少有痰鸣咳嗽
脉象	数而有力	微弱或浮大中空
病势	骤急	徐缓，时轻时重，遇劳即甚

2. 实喘当辨外感内伤。外感：起病急，病程短，多有表证；内伤：病程较长，反复发作，外无表证。

3. 虚喘应辨病变脏器，见表 4。

表 4　虚喘脏腑辨证

临床表现	肺虚	肾虚	心气（阳）虚
喘息程度	操劳后气短而喘	静息时也有气喘息促，动则更甚	喘息持续不已
伴有症状	面色苍白，自汗，易感冒	面色苍白或颧红，怕冷或烦热，腰酸膝软	心悸，浮肿，发绀，颈脉怒张，脉结代

（七）分证论治

1. 实喘

（1）风寒闭肺

证候：喘息，呼吸气促，胸部胀闷，咳嗽，痰多稀薄色白，兼有头痛，鼻塞，无汗，恶寒，或伴发热，口不渴，舌苔薄白而滑，脉浮紧。

治法：散寒宣肺。

方药：麻黄汤。

（2）表寒里热

证候：喘逆上气，呼吸急促，鼻翼扇动，胸部胀痛，咳痰色黄而质黏，恶寒发热，无汗身痛，舌边尖红，苔薄黄，脉浮数。

治法：外散风寒，兼清里热。

方药：麻杏石甘汤加减。

（3）痰热遏肺

证候：喘咳气涌，胸部胀痛，痰多黏稠色黄，或夹血色，伴胸中烦热，面红身热，汗出口渴喜冷饮，咽干，尿赤，或大便秘结，苔黄或腻，脉滑数。

治法：清泄痰热。

方药：桑白皮汤。

（4）痰浊阻肺

证候：喘而胸满闷窒，甚则胸盈仰息，咳嗽痰多黏腻色白，咳吐不利，兼有呕恶纳呆，口黏不渴，苔厚腻色白，脉滑。

治法：化痰降逆。

方药：二陈汤合三子养亲汤。

（5）肝气乘肺

证候：每遇情志刺激而诱发，发病突然，呼吸短促，息粗气憋，胸闷胸痛，咽中如窒，咳嗽痰鸣不著，喘后如常人，或失眠、心悸，平素常多忧思抑郁，苔薄，脉弦。

治法：开郁降气。

方药：五磨饮子。

2. 虚喘

（1）肺脾气虚

证候：喘促短气，气怯声低，喉有鼾声，咳声低弱，痰吐稀薄，自汗畏风，极易感冒，舌质淡红，脉软弱。

治法：补肺益气。

方药：补肺汤合玉屏风散。

（2）肺肾亏虚

证候：喘促日久，气息短促，呼多吸少，动则喘甚，气不得续，小便常因咳甚而失禁，或尿后余沥，形瘦神疲，面青肢冷，或有跗肿，舌淡苔薄，脉微细或沉弱。

治法：补肾纳气。

方药：金匮肾气丸合参蛤散。

（3）喘脱

证候：喘逆甚剧，张口抬肩，鼻翼扇动，端坐不能平卧，稍动则喘剧欲绝，或有痰鸣，咳吐泡沫痰，心慌动悸，烦躁不安，面青唇紫，汗出如珠，肢冷，脉浮大无根，或见歇止，或模糊不清。

治法：扶阳固脱，镇摄肾气。

方药：参附汤合黑锡丹。

3. 补充临床常见的 4 种其他证型（有别于本科教材）

（1）腑结肺痹

证候：高热喘促，烦躁神昏，喘促气憋，胸满抬肩，腹满便结，小便短赤，舌苔黄燥，脉弦数。

主要病机：邪热入于阳明，正邪剧争，热壅于肺，气机不利，肃降失常。

治法：通下救肺，釜底抽薪。

方药：宣白承气汤加减（瓜蒌、大黄、芒硝、厚朴、枳实、葶苈子、杏仁、石膏、知母、金银花、连翘等）。

（2）痰瘀阻肺

证候：喘促气逆，喉间痰鸣，面青唇暗，嗜睡昏迷，痰浊阻肺，舌质暗紫，舌苔浊腻，脉弦滑。

主要病机：气机不利，血行不畅，血脉瘀阻，痰瘀互结，阻塞气道，肺失肃降。

治法：涤痰祛瘀，开窍醒神。

方药：涤痰汤加减（桃仁、红花、川芎、赤芍、大黄、丹参、葶苈子、牡荆子、法半夏、青皮、陈皮等）。

（3）气阴两竭

证候：呼吸微弱，间断不续，神志昏沉，时作抽搐，汗出如洗，舌红无苔，脉虚细数。

主要病机：正气被耗，肺阴涸竭于内，肺气暴脱于外，阴竭于内，阳失阴敛。

治法：益气救阴防脱。

方药：生脉散加味（人参、麦冬、五味子、山茱萸、生地黄、白芍、龙骨、牡蛎、磁石等）。

（4）水凌心肺

证候：喘咳气逆不能平卧，心悸浮肿，怯寒肢冷，面青唇紫，舌暗脉涩，舌胖苔白滑，脉沉细。

主要病机：阳虚水泛，水气射肺，肺失肃降。

治法：温阳利水，泻壅平喘。

方药：真武汤加减（制附子、桂枝、黄芪、茯苓、白术、生姜、车前子、泽泻等）。

（八）预防调摄

1. 慎风寒，戒烟酒，饮食宜清淡，忌食辛辣刺激及甜黏肥腻之品。
2. 平素宜调畅情志，因情志致喘者，尤须怡情悦志，避免不良刺激。
3. 加强体育锻炼、提高机体的抗病能力等有助于预防喘病的发生。
4. 咳嗽患者饮食不宜过于肥甘厚味、辛辣刺激。
5. 喘病发生时，应卧床休息，或取半卧位休息，充分给氧。密切观察病情的变化，保持室内空气新鲜，避免理化因素刺激，做好防寒保暖，消除紧张情绪。

四、巩固启发

万某，男，49岁，2019年11月11日初诊。

患者气喘伴胸满1月余，加重1周。患者1个月前因外感出现喘而胸满闷窒，1周前无明显诱因气喘加剧，夜间胸满较甚，无法平卧，端坐呼吸，胸痛频作，偶有咳嗽，晨起咳吐少量白黏痰，口干不欲饮，无口苦。无恶寒发热，无头痛头晕，无鼻塞流涕。纳可，寐差，大便干结，2～3日一行，小便色黄且频数。舌质暗红，苔白厚腻，脉浮弦滑，右寸浮旺。

证属痰瘀兼表寒之喘证。治宜祛痰化瘀，解表散寒，理气平喘。方用蠲哮汤（洪广祥教授经验方）加味：葶苈子10g，青皮10g，陈皮10g，槟榔10g，大黄5g，生姜10g，牡荆子15g，鬼箭羽15g，炙麻黄5g，杏仁10g，茯苓15g，地龙10g。7剂，每日1剂，颗粒剂冲泡服用。

本医案来源：王丽华主任中医师门诊医案。

【思考讨论】

1. 本病属实喘，还是虚喘？临床上如何区别？其治疗原则有何不同？

2. 什么是喘脱？如何治疗？

【解析】

1. 本病属实喘。实喘者：呼吸深长有余，呼出为快，气粗声高，伴有痰鸣咳嗽，脉数有力；虚喘者：呼吸短促难续，深吸为快，气怯声低，少有痰鸣咳嗽，脉象微弱或浮大中空，病势徐缓，时轻时重，遇劳则甚。实喘治肺，以祛邪利气为主，应该区别寒、热、痰、气的不同，分别采用温化宣肺、清化肃肺、化痰理气的方法进行治疗。虚喘以培补摄纳为主，或补肺、健脾、补肾，阳虚则温补之，阴虚则滋养。至于虚实夹杂或者寒热互见者当按照具体的情况分清主次，权衡标本，辨证选方用药。

2. 喘脱是指喘证严重时，不但肺肾俱虚，也可导致心气、心阳衰惫，造成心阳欲脱之重症。临床症见气喘痰鸣，气不得续，张口抬肩，不得卧，四肢厥冷，面色㿠白，汗出如珠如油，脉微弱。治疗可采用扶阳固脱、镇摄肾气之法，选用参附汤合黑锡丹。

五、名家医案赏析

国医大师洪广祥治疗喘证医案

杨某，男，53 岁，2004 年 11 月 29 日初诊。

患者于 3 年前确诊为慢性阻塞性肺疾病，多次住院经西医西药对症治疗，病情可暂时控制，每年感冒多达 6～7 次，每次感冒均引发急性加重。

现症：气短乏力，语音低弱，动则气喘，形瘦神疲，平素怯寒肢冷，极易感冒，时有咳嗽咳痰，晨起胸部憋闷，气温升高则憋闷明显改善，常见纳差、便溏，阳痿多年，早衰症状突出，面色无华。舌质暗红，苔白黄腻，脉虚细弦滑，以右关弦滑更显，两尺脉弱，右寸细滑。

证属气阳虚弱、卫气不固、痰瘀伏肺之喘证。治宜补益气阳，固护卫气。方用补元汤合温阳护卫汤加减（均为洪广祥教授经验方）：生黄芪 30g，西党参 30g，炒白术 15g，炙甘草 10g，全当归 10g，广陈皮 10g，升麻 10g，北柴胡 10g，桂枝 10g，白芍 10g，生姜 10g，大枣 6 枚，锁阳 15g，补骨脂 10g，防风 15g，小牙皂 6g，法半夏 10g。7 剂，每日 1 剂，水煎服。

二诊：患者服药后自觉舒适，虚能受补，但进补后未见壅塞之象，故守原方，7 剂，每日 1 剂，水煎服。

三诊：患者自觉抗寒能力增强，咳嗽咳痰症状基本消失，右关弦滑程度显著减轻。原方加用桃仁 10g，鬼箭羽 15g。嘱守原方续服 3 个月，以观后效。

四诊：观察 4 个多月，患者病情稳定，与同期相比有显著改观，中间曾感冒一次，但很轻微，未引发慢性阻塞性肺疾病急性加重，疗效满意。患者仍继续坚持服中药。

【按】本案辨证属气阳虚弱、卫气不固、痰瘀伏肺之喘证。患者久病体虚，抵抗力差，症见气短乏力，语音低弱，动则气喘，形瘦神疲，平素怯寒肢冷，极易感冒，可见气阳虚弱，卫气不固；时有咳嗽咳痰，舌质暗红，病程长久，可见痰瘀伏肺阻塞。治宜补益气阳，固护卫气，杜绝生痰之源，以减少痰瘀阻塞，方用洪广祥教授经验方补元汤合温阳护卫汤加减。二诊患者尚有痰瘀伏肺，继守原方，补益扶正。三诊患者脾虚生痰已初步遏制，加用桃仁、鬼箭羽以散瘀通络。

洪老认为热毒是喘证急性发作的重要诱因，痰瘀互结、本虚标实是呼吸衰竭的重要病理基础，在判断患者转归时首先要知晓这些病因的发展趋势。热毒犯肺、痰火壅肺、腑结肺痹病大都由感受火热之邪致病，火性急迫，故发病迅速，病势凶险，初起即见气分高热，或气营两燔之候；如在气分实热，及早投以清热解毒大剂，可使高热退、喘促平；若热甚腑结，宜急通腑泄热，使邪有出路；若气分实热未解，或燥结不除，热邪迅速入营，则可能出现神昏谵语症状，或热甚动风之候。热毒灼阴耗气，后期可致气阴两竭证，当及时益气救阴防脱，若气阴难复，可出现气阴外脱之证，甚至阴阳两脱之危候。痰火壅肺证多由感受热邪与内伏痰浊引发，经清热化痰泻壅后，见热退、喘平、神爽为病之将愈，若病势未能控制，出现神昏痰涌，可辅以机械吸痰，以免痰阻气道；若痰火扰心，应及时泻火涤痰开窍，少数患者病情过重，正气不足，可出现窍开复闭；或因过用通窍走窜之品，正气衰微，窍虽开，但复转为脱证，此时又当急救固脱。

本医案来源：洪广祥. 中国现代百名中医临床家丛书——洪广祥［M］. 北京：中国中医药出版社，2007.

第五节　肺　痈

一、医案导入

金某，女，64岁，2019年3月17日初诊。

主诉：咳嗽、咳痰50余年，再发1天。

现病史：患者50多年前出现咳嗽、咳痰，伴胸闷气短，间断咯血，多次住院，经胸部CT、肺功能等检查，诊断为支气管扩张合并感染、慢性阻塞性肺疾病。1天前患者上述症状加重，症见咳嗽，咳黄脓痰，量多，不易咳出，胸闷气喘，稍动尤甚，精神差，汗出乏力，无发热，纳食一般，夜寐欠安，二便平。

舌象：舌质暗红，苔腻。

脉象：脉虚数滑。

既往史：有肺结核病史。

诊疗经过：证属痰热壅肺，治宜清肺化瘀消痈。方用千金苇茎汤加减：芦根15g，党参15g，白术10g，陈皮10g，茯苓15g，黄芪15g，薏苡仁15g，桔梗15g，桃仁10g。7剂。

二诊：患者服上方1周，咳嗽咳脓痰减少，胸闷气喘、汗出亦有改善，效不更方，继续清热化瘀，以期痈脓彻底消除。

本医案来源：兰智慧主任中医师门诊医案。

二、思考讨论

1. 本病做何诊断？辨证为何证型？
2. 本病需要与哪些疾病鉴别？
3. 本病的病因病机是什么？
4. 请写出本病的治法、方药（方名、药名、用量、用法）。

【解析】

1. 诊断：肺痈。证型：肺痈成痈期，证属痰热壅肺。

2. 肺痈当与风温相鉴别：风温起病多急，以发热、咳嗽、烦渴或伴气急胸痛为特征，与肺痈初期相似。但肺痈之振寒、咳吐浊痰明显，喉中有腥味。

3. 病因病机：感受外邪多为风热毒邪经口或皮毛侵袭肺脏；或因风寒袭肺，未得及时表散，内蕴不解，郁而化热，邪热熏肺，肺失清肃，肺络阻滞，以致热壅血瘀，蕴毒化脓而成痈；痰热内盛多为平素嗜酒太过，或嗜食辛辣厚味，蕴湿蒸痰化热，熏灼于肺，以致热壅血瘀蕴毒化脓而成痈。

4. 治法：清肺化瘀消痈。方药：千金苇茎汤加减。组成：芦根 15g，党参 15g，白术 10g，陈皮 10g，茯苓 15g，黄芪 15g，薏苡仁 15g，桔梗 15g，桃仁 10g。7 剂，日 1 剂，水煎服。

【按】患者咳嗽，咳黄脓痰，量多，喘息气促，舌质暗红，苔腻，脉虚数滑。四诊合参，为肺痈成痈期，证属痰热壅肺，治当清肺化瘀排脓。方中用薏苡仁、冬瓜仁、桔梗、桃仁等清脓，即清除脓液之意，是本病排脓的常规治法，目的是加速脓液的清除，以缩短病程，促进愈合。患者久咳耗伤肺气，气虚而无力排脓，咳嗽无力，痰不易咳出，脉虚为气虚佐证，是以用黄芪、白术等益气托脓，但在毒盛正不虚的情况下，不可施用托脓法，否则不但无益，反使病势加剧，而犯"实实"之戒。

洪广祥教授认为肺痈病位在肺，病机主要为邪热郁肺，热郁是形成痰热瘀阻、化腐成脓的病理基础。临床呈现以邪热盛实的证候为主，但脓疡溃后，或病势迁延，又可出现气阴耗伤，或正虚邪恋之象。因此，肺痈的治疗，要突出清热、排脓，其中清热法尤为重要，贯穿肺痈治疗全过程。治疗中再辅以化瘀、扶正，常起到事半功倍之效。

三、主要知识点

（一）定义

肺痈是指由于热毒瘀结于肺，以致肺叶生疮，肉败血腐，形成脓疡，以发热、咳嗽、胸痛、咳吐腥臭浊痰，甚则咳吐脓血痰为主要临床表现的一种病症。

（二）历史沿革

《杂病源流犀烛·肺病源流》谓："肺痈，肺热极而成痈也。"

《金匮要略·肺痿肺痈咳嗽上气病脉证治》曰："咳而胸满振寒，脉数，咽干不渴，时出浊唾腥臭，久久吐脓如米粥者，为肺痈。"

（三）病因

外因：感受风热，或风寒袭肺，内郁化热。内因：嗜酒太过或恣食辛辣煎炸厚味，痰热素盛。如宿有痰热蕴肺，复加外感风热，内外合邪，则更易引发本病。

（四）病理性质

本病主要表现为邪盛的实热证候。

（五）基本病机

邪热蕴肺，热壅血瘀成痈，血败肉腐而化脓。

（六）辨证要点

初起及成痈阶段，症见高热、咳嗽气急、咳痰黏稠量多等，为热毒瘀结在肺，成痈酿脓，邪盛证实。后期溃脓之后，大量腥臭脓痰排出，身热渐退，咳嗽减轻，但因痰热久蕴，肺之气阴耗伤，则可表现虚实夹杂之候。恢复期，即以阴伤气耗为主，兼有余毒不净。

（七）分证论治

1. 初期
证候：恶寒发热，咳嗽，咳白色黏痰，痰量日渐增多，胸痛，咳则痛甚，呼吸不利，口干鼻燥，舌苔薄黄，脉浮数而滑。
治法：疏风散热，清肺化痰。
方药：银翘散加减。

2. 成痈期
证候：身热转甚，时时振寒，继则壮热，汗出烦躁，咳嗽气急，胸满作痛，转侧不利，咳吐浊痰，呈黄绿色，自觉喉间有腥味，口干咽燥，舌苔黄腻，脉滑数。
治法：清肺解毒，化瘀消痈。
方药：千金苇茎汤合如金解毒散加减。

3. 溃脓期
证候：咳吐大量脓痰，或如米粥，或痰血相兼，腥臭异常，有时咯血，胸中烦满而痛，甚则气喘不能卧，身热面赤，烦渴喜饮，舌苔黄腻，舌质红，脉滑数或数实。
治法：排脓解毒。
方药：加味桔梗汤加减。

4. 恢复期
证候：身热渐退，咳嗽减轻，咳吐脓痰渐少，臭味亦淡，痰液转为清稀，精神渐振，食纳好转；或有胸胁隐痛，难以平卧，气短，自汗盗汗，低烧，午后潮热，心烦，口燥咽干，面色无华，形体消瘦，精神萎靡，舌质红或淡红，苔薄，脉细或细数无力；或见咳嗽，咳吐脓血痰日久不净，或痰液一度清稀而复转臭浊，病情时轻时重，迁延不愈。

治法：清养补肺。

方药：沙参清肺汤或桔梗杏仁煎加减。

5. 补充临床常见的 3 种其他证型（有别于本科教材）

（1）阳虚痰凝（支气管扩张症）

证候：时有咳嗽，咳吐脓痰，痰黏难咳，胸闷隐痛，背部怯寒，四肢不温，或咯血，色暗红，面唇晦暗，舌质紫暗，脉细涩。

主要病机：气阳虚弱，痰瘀伏肺。

治法：温阳宣通，涤痰行瘀。

方药：阳和汤加减（熟地黄、肉桂、生麻黄、鹿角霜、白芥子、炮姜、生甘草等）。

（2）痰热瘀阻（支气管扩张症）

证候：咳嗽咳痰，声粗气高，痰黄而黏，胸闷隐痛，或痰中带血，色鲜红或紫暗，或伴发热，口干欲饮，大便不畅，舌质暗红，苔黄腻，脉弦滑数。

主要病机：痰瘀热阻，腑气不通。

治法：涤痰行瘀，泄热通腑。

方药：麻杏甘石汤、礞石滚痰丸、宣白承气汤等加减（生麻黄、石膏、金荞麦、天葵子、重楼、蒲公英、桃仁、生大黄、冬瓜仁、海蛤壳、陈皮、鸡内金等）。

（3）肺脾气虚（支气管扩张症）

证候：反复咳嗽、咳痰，痰白质黏量多，对天气变化极为敏感，纳差乏力，便溏，舌体胖大，苔白腻，脉濡滑。

主要病机：肺脾气虚，痰浊伏肺。

治法：补益肺脾。

方药：参苓白术散、玉屏风散、四君子汤或补中益气汤加减。气阴两虚时，合麦门冬汤益气养阴。脾阳虚弱者常配合苓桂术甘汤温阳化饮。慢性咳嗽气阳亏虚者常合用益气护卫汤（自拟经验方）益气温阳。

（八）预防调摄

1. 平素体虚或原有其他慢性疾患者，肺卫不固，易感外邪，当注意寒温适度，起居有节，以防受邪致病。

2. 禁烟酒及辛辣炙煿食物，以免燥热伤肺。

3. 一旦发病，当及早治疗，力求在未成痈前得到消散，或减轻病情。

4. 调摄方面，应做到安静卧床休息，每天观察体温、脉象的变化，观察痰与脓的色、质、量、味的改变。

5. 注意室温的调节，做好防寒保暖，以防复感。在溃脓期可根据肺部病位，予以体位引流，如见大量咯血，应警惕血块阻塞气道。

6. 饮食宜清淡，多吃具有润肺生津化痰作用的水果，如梨、枇杷、萝卜、荸荠等，饮食不宜过咸，忌油腻厚味及辛辣刺激海腥发物，如大蒜、海椒、韭菜、海虾等，严禁烟酒。

四、巩固启发

张某，女，31 岁，1982 年 11 月 3 日初诊。

患者左上肺肺脓疡，经住院治疗 3 周后，临床症状消失，X 线胸片报告炎性浸润已吸收，唯左上肺空洞尚未完全闭合，出院服中药治疗。现症见面色㿠白，形体瘦弱，胃纳不佳，神倦乏力，怯寒易感，略有咳嗽，咳痰稀白，气短自汗。舌质暗淡，舌苔腻、白黄相兼，脉细小，右寸细滑。

证属肺脾气虚，痰瘀未清，故空洞愈合不良。治宜补益肺脾，祛痰散瘀。方用补中益气汤合千缗汤加减：生黄芪 30g，西党参 30g，白术 15g，炙甘草 10g，当归 10g，升麻 10g，北柴胡 10g，合欢皮 30g，白及 30g，小牙皂 6g，法半夏 10g，生姜 3 片，陈皮 10g，桃仁 10g，血竭 6g，败酱草 15g。7 剂，每日 1 剂。

二诊：患者服药后自觉精神好转，饮食增加，面色渐华，无明显不适，原方续服 30 剂后复查 X 线胸片。

三诊：40 天后 X 线复查：左上肺空洞已消失，仅见索状阴影。患者饮食如常，体重增加 2.5kg，无自觉不适，舌质红润，舌苔薄白，脉平。嘱续服补中益气丸调理善后。

本医案来源：国医大师洪广祥门诊医案。

【思考讨论】

1. 肺痈辨证中辨病期的要点是什么？其治疗原则有何不同？

2. 如何从溃脓期的病情变化来判断肺痈的预后？

3. 如何理解肺痈与其他肺系疾病"痰热证"在病理方面的异同点？

【解析】

1. 本病属于邪实证候，但各个病期的病机重点有所差异，故应结合病程和临床表现分辨初期、成痈期、溃脓期、恢复期，为临床治疗提供依据。

清热散结、解毒排脓以祛邪，是治疗肺痈的基本原则。针对不同病期，分别采取相应治法。如初期清肺散邪；成痈期清热解毒，化瘀消痈；溃脓期排脓解毒；恢复期，阴伤气耗者养阴益气，若久病邪恋正虚者，当扶正祛邪。在肺痈的治疗过程中，要坚持在未成脓前给予大剂清肺消痈之品以力求消散；已成脓者当解毒排脓，按照"有脓必排"的原则，尤以排脓为首要措施；脓毒消除后，再予以补虚养肺。

2. 溃脓期是肺痈顺证与逆证的转折点。如溃脓后声音清朗，脓血稀释而渐少，臭味亦减，饮食知味，胸肋稍痛，身体不热，坐卧如常，脉缓而滑，则属顺证，预后好；如溃后声音无力，脓血如败卤，腥臭异常，气喘鼻扇，胸痛，坐卧不安，食少身热，脉短涩或弦急，为肺叶腐败之候，属逆证，预后不好。

3. 肺痈与其他肺系疾病"痰热证"在病理方面的相同点：病位均在肺，病理变化均见痰热壅肺、肺失清肃，均可见发热、咳嗽、胸痛、咳痰带血等症状。

其不同点：病情有轻重之别，病理变化有属气属血之异。比较而言，肺痈病情较重，病理基础在于血瘀，热壅血瘀，痰热瘀血互结，血败肉腐，成痈化脓。其他肺系疾病痰热证病情较轻，病变主要为热壅肺气，虽可见热伤血络而致咯血，但仍以痰热伤及气分为主。

临床特征：肺痈见咳吐大量腥臭脓血浊痰，其他肺系疾病痰热证则见咳吐黄稠脓痰，量多，夹有血色。

肺系其他疾病痰热证病情进一步发展，痰热蕴肺，热伤肺络，邪热瘀阻，亦可热壅血瘀而成痈。

五、名家医案赏析

名医张锡纯治疗肺痈医案

奉天赵某，年四十许。心中发热、懒食、咳嗽、吐痰腥臭、羸弱不能起床。询其得病之期，至今已迁延三月矣。其脉一分钟八十五至，左脉近平和，右脉滑而实，舌有黄苔满布，大便四五日一行且甚燥。知其外感，稽留于肺胃，久而不去，以致肺脏生炎，久而欲腐烂也。西人谓肺结核证至此，已不可治。而愚慨然许为治愈，投以清金解毒汤，去黄芪，加生山药六钱，生石膏一两，三剂后热大清减，食量加增，咳嗽吐痰皆见愈。遂去山药，仍加黄芪三钱，又去石膏，以花粉六钱代之，每日兼服阿司匹林四分之一瓦，如此十余日后，病大见愈。身体康健，而间有咳嗽之时，因忙碌遂停药不服。二十日后，咳嗽又剧，仍吐痰有臭味，再按原方加减治之，不甚效验。亦俾服犀黄丸，病遂愈。清金解毒汤：生明乳香（三钱），生明没药（三钱），粉甘草（三钱），生黄芪（三钱），玄参（三钱），沙参（三钱），牛蒡子（三钱，炒捣），贝母（三钱），知母（三钱），三七（二钱，捣细药汁送服）。

【按】本案以咳嗽、吐痰腥臭、懒食、羸弱乏力、大便秘结、苔黄脉滑数为主要辨证要点。初起外感未除，稽留肺胃，久郁化热，热壅血瘀，酝酿成痈，可辨病为肺痈，然病情迁延三月之久，热毒之邪易伤气阴，故乏力、纳差症状较为明显。张锡纯选用清金解毒汤来治疗，可谓药证契合，恰到好处。清金解毒汤组方中，乳香、没药长于活血消肿生肌；黄芪可补脾益肺，托毒生肌；玄参、沙参、知母清养肺阴；牛蒡子擅宣肺祛痰，解毒消肿；贝母长于清热化痰，散结消肿；三七活血祛瘀之效甚佳；甘草既可清热解毒，亦调和诸药。全方共奏清肺解毒、祛瘀生肌、止咳化痰之功。本案患者初诊邪实更甚，热象明显，食欲不振，故去温补之黄芪，改予性较平和的山药以益气养阴，健脾补肺，并加用长于清气分实热的石膏以增清热之力。三剂后热大减，食欲、咳嗽、咳痰皆有改善，故去山药、石膏，在清金解毒汤原方基础上再加长于清热泻火、生津止渴、消肿排脓的天花粉以巩固疗效。

张锡纯认为，肺痈病因不论外感、内伤所致，均不离火邪，并将外感肺痈分为三期，内伤肺痈分脾肾两脏论治；治法上，外感肺痈注重清热解毒并兼以化痰，内伤肺痈消痈止血不忘散瘀，祛邪之余兼顾表里，扶正培本而不伤正。肺痈之因，无论外感、内伤，总不离火热之邪，而无论实火、虚火，必会耗伤阴液。在张氏治疗肺痈的过程中，存阴之法贯穿始终。外感肺痈常用山药、玄参、北沙参、知母等，此类药物皆可滋阴但无滋腻之过。且张氏尤喜用生山药，因其"味甘归脾，液浓益肾，能滋润血脉，固摄气化，宁嗽定喘"，既可补充外感邪气耗伤之津液，又可治疗内伤肺痈原本之虚弱脏腑。

本医案来源：张锡纯.医学衷中参西录［M］.北京：人民卫生出版社，2006：226-227.

第六节　肺　痨

一、医案导入

李某，男，68岁，2010年7月12日初诊。

主诉：乏力气短2月余。

现病史：患者自述2个月前无明显诱因出现乏力、气短，自觉低热，口干不苦，无咳嗽，无气喘，右胸闷痛，纳可，易自汗，手足心发热，消瘦明显，二便平，餐后血糖正常。

舌象：舌红，苔薄白。

脉象：脉弦滑无力。

既往史：有肺结核病史，经抗结核治疗，已愈。

诊疗经过：证属气阴两虚，兼血分瘀热。治宜肺肾双补，清热逐瘀。方用麦门冬汤加减：麦冬30g，牡丹皮10g，法半夏10g，赤芍15g，党参30g，薄荷10g，淮小麦30g，银柴胡10g，红枣6g，玉竹15g，炙甘草10g，川石斛15g，十大功劳15g，地骨皮30g。7剂，水煎服，每日1剂。

二诊：症状明显减轻，精神转佳，大便不成形，日3次（自述与服药有关），自觉发热（低热）消除，口不干苦，纳食可，睡眠可，现仍时感气短，舌质红暗，边有齿印，苔黄白稍腻，脉弦滑，右寸脉浮。外院餐后血糖1.23mmol/L。处方：参苓白术散合藿香正气散、五苓散加减。用药：西党参30g，北沙参30g，茯苓15g，炒白术10g，五味子10g，炙甘草6g，炒扁豆10g，陈皮15g，淮山药20g，薏苡仁20g，桔梗10g，藿香10g，大腹皮10g，紫苏叶10g，白芷10g，法半夏10g，神曲10g，生姜3片，大枣6枚，葛根20g。7剂，日1剂，水煎服。

三诊：述精神好，体力增加，食欲见好，饮食后消化力增加，二便平，寐可，舌质红，苔白腻，脉细弦滑。处方：参苓白术散合生脉散加味。用药：西党参30g，北沙参30g，茯苓15g，麦冬10g，炒白术10g，五味子10g，炙甘草6g，丹参15g，炒扁豆10g，郁金15g，陈皮15g，生山楂30g，淮山药20g，乌药15g，白蔻仁6g（打），薏苡仁20g，桔梗10g。7剂，水煎服，日1剂。

本医案来源：兰智慧主任中医师门诊医案。

二、思考讨论

1. 本病做何诊断？辨证为何证型？
2. 试述本病鉴别诊断。
3. 分析本病的病因病机。
4. 本病治法方药是什么？

【解析】

1. 诊断：肺痨。证型：气阴两虚。

2. 肺痨与虚劳同属于虚损类疾病范畴，但肺痨具有传染性，是一个独立的慢性传染性疾病，病位主要在肺，病理以阴虚为主，是由体质虚弱、痨虫侵肺所致。临床主要以咳嗽、咯血、潮热、盗汗及身体逐渐消瘦等为其特征；虚劳是由于脏腑亏损、元气虚弱而致的多种慢性疾病虚损证候的总称，不具有传染性，五脏并重，以脾、肾为主，而病理以五脏气血阴阳亏虚为要，为多脏的气血阴阳亏虚，临床特征表现多样，病情严重。

3. 病因病机：虚体虫侵，阴虚火旺。

4. 治法：肺肾双补，清热逐瘀。方药：麦门冬汤加减。组成：麦冬 30g，牡丹皮 10g，法半夏 10g，赤芍 15g，党参 30g，薄荷 10g，淮小麦 30g，银柴胡 10g，红枣 6 枚，玉竹 15g，炙甘草 10g，川石斛 15g，十大功劳 15g，地骨皮 30g。7 剂，水煎服，每日 1 剂。

【按】《医学衷中参西录》载："古方多以麦冬治肺虚咳嗽，独徐灵胎谓嗽者断不宜用。盖以其汁浆胶黏太甚，肺中稍有客邪，即可留滞不散，惟济以半夏之辛燥开通，则不惟治嗽甚效。即治喘亦甚效。故仲景治伤寒解后，虚羸少气，气逆欲吐，有竹叶石膏汤，麦冬与半夏同用。治火逆上气，有麦门冬汤，以麦冬为君，亦佐以半夏也。又肺虚劳嗽者，医者多忌用半夏，是未知半夏之性者也。徐灵胎曰：'肺属金喜敛而不喜散。'盖敛则肺叶垂而气顺，散则肺叶张而气逆。半夏之辛，与姜、桂之辛迥别，入喉则闭不能言，涂金疮则血不复出，辛中滞涩，故能疏又能敛也。又辛之敛与酸之敛不同，酸则一主于敛，辛则敛中有发散之意，尤与肺投合也。又喻嘉言赞麦门冬汤中用半夏曰：'于大建中气，大生津液药中，增入半夏之辛温一味，以利咽下气，此非半夏之功，实善用半夏之功也。'"对于此证，张锡纯悉心研究，知其治法，当细分为数种。肾传肺者，以大滋真阴之药为主，以清肺理痰之药为佐，拟之醴泉饮是也；肺传肾者，以清肺理痰之药为主，以滋补真阴之药为佐，若此参麦汤是也；其因肺肾俱病，而累及脾胃者，宜肺肾双补，而兼顾其脾胃，若拙拟之滋培汤、珠玉二宝粥是也。本病初期为气阴两虚，血分郁热，故以麦门冬汤随证加味；后期脾胃虚弱，食少便溏，气短咳嗽，肢倦乏力，故以参苓白术散为基础方，使生化有源。气阴不足则再加生脉散益气养阴。

三、主要知识点

（一）定义

肺痨是一种由于正气虚弱，感染痨虫，侵蚀肺脏所致，以咳嗽、咯血、潮热、盗汗及身体逐渐消瘦等症为主要临床表现，具有传染性的慢性消耗性疾病。

（二）历史沿革

宋代《三因极一病证方论》始以"痨瘵"定名。
《仁斋直指方》提出"治瘵疾，杀瘵虫"。

（三）病因

肺痨的致病因素主要有两个方面，一为感染痨虫，一为正气虚弱。

（四）病理性质

本病以阴虚火旺为主。

（五）基本病机

基本病机为虚体虫侵，阴虚火旺。

（六）辨证要点

1. 辨病性：肺痨病理性质以本虚为主，亦可见标实。本虚为阴虚，病变进程中可发展为气阴两虚，阴阳两虚；标实为火热、痰浊和瘀血，故应辨别虚实的属性，是否相互兼夹及其主次关系。

2. 辨病位：肺痨的主脏在肺，在病变过程中"其邪辗转，乘于五脏"，故应辨别病位是尚限于肺脏，或已经"辗转"于其他脏，尤其是重点关注肺与脾、肾的关系。

3. 辨主症：肺痨以咳嗽、咯血、潮热、盗汗为四大主症，故应辨别主症间的主次轻重，以便在治本的基础上为对症处理提供依据。

（七）分证论治

1. 肺阴亏虚

证候：干咳，咳声短促，或咳少量黏痰，或痰中带血丝或血点，血色鲜红，胸部隐隐闷痛，午后手足心热，皮肤干灼，口干咽燥，或有轻微盗汗，舌边尖红苔薄，脉细或细数。

治法：滋阴润肺，杀虫止咳。

方药：月华丸。

2. 阴虚火旺

证候：呛咳气急，痰少质黏，或吐稠黄痰，量多，时时咯血，血色鲜红，午后潮热，骨蒸，五心烦热，颧红，盗汗量多，口渴，心烦，失眠，性情急躁易怒，或胸胁掣痛，男子可见遗精，女子月经不调，形体日渐消瘦，舌红而干，苔薄黄或剥，脉细数。

治法：滋阴降火。

方药：百合固金汤。

3. 气阴耗伤

证候：咳嗽无力，气短声低，咳痰清稀色白，偶或痰中夹血，或咯血，血色淡红，午后潮热，伴有畏风，怕冷，自汗与盗汗并见，面色㿠白，颧红，纳少神疲，便溏，舌质嫩红，或舌淡有齿印，苔薄，脉细弱而数。

治法：益气养阴。

方药：保真汤。

4. 阴阳两虚

证候：咳逆喘息少气，咳痰色白，或夹血丝，血色暗淡，潮热，自汗，盗汗，声嘶或失音，面浮肢肿，心慌，唇紫，肢冷，形寒，或见五更泄泻，口舌生糜，大肉尽脱，男子滑精、阳痿，女子经少、经闭，舌质淡或光嫩少津，脉微细而数，或虚大无力。

治法：滋阴补阳。

方药：补天大造丸。

5. 补充临床常见的 1 种其他证型（有别于本科教材）

肺脾气虚（服用抗痨药后损伤脾胃）

证候：服用西药后出现纳差、腹泻等胃肠道反应。

主要病机：肺阴肺气耗伤，子盗母气，脾气亦虚。

治法：补脾益肺，解毒，调和脾胃。

方药：抗痨解毒合剂（经验方）（白术、白扁豆、陈皮、山药、薏苡仁、绿豆、土茯苓、紫苏叶、生甘草、神曲、生山楂、炒麦芽）。

（八）预防调摄

1. 强调对本病应防重于治，肺痨患者应隔离治疗或少到公共场所，其衣被等应煮沸消毒后清洗，痰液等排泄物应消毒处理。探视患者应戴口罩。

2. 青少年的有效预防方法是进行灭活卡介苗预防接种。

3. 平素保养元气，爱惜精血，注意营养，加强体育锻炼，可以提高抗御痨虫侵袭的能力。

4. 既病之后，不但要耐心治疗，更应重视摄身，戒酒色，节起居，禁恼怒，息妄想，慎寒温，适当进行体育锻炼。

四、巩固启发

刘某，女，22 岁，1999 年 11 月 27 日入院。

患者于 11 月 7 日无诱因出现咳嗽，咳少许白痰，1 周后右下胸痛，大笑时尤甚，11 月 19 日发热，午后明显，体温最高达 38.7℃。24 日摄片示：右侧胸腔积液。入院症见：咳嗽，咳少许白痰，午后潮热，胸闷，胸痛，纳差，夜寐尚安，二便平，舌红，苔腻白黄相兼，脉弦滑数。中医诊断：悬饮。西医诊断：结核性胸膜炎并右侧胸腔积液，予以抗结核药（利福平、异烟肼、吡嗪酰胺、乙胺丁醇）治疗。12 月 1 日夜间，患者出现频繁呕吐，吐出胃内容物，不能进食，食入即吐，伴头晕乏力，潮热（37.4℃），二便尚可，舌暗红，苔腻白黄相兼，脉弦滑，考虑为抗结核药引起的胃肠道反应，予以静脉点滴葡萄糖液、氨基酸，肌内注射甲氧氯普胺等药，患者仍干呕不止。

证属肺脾气虚，化疗药毒甚，损伤脾胃。治以补益肺脾，解毒。药用：西党参 20g，白术 10g，云苓 15g，炙甘草 10g，法半夏 15g，陈皮 10g，绿豆 30g，紫苏叶 30g，藿香 15g，竹茹 10g，白蔻仁 10g，炒山楂 15g，炒麦芽 15g，银柴胡 15g，地骨皮 30g，牡丹皮 10g。

患者服药 3 剂，呕吐停止，头晕减轻，潮热消失，体温 36.7℃，舌暗红，苔白黄腻，脉弦滑。查体：右下肺呼吸音增强。复查 B 超示：①右侧胸腔少量积液并粘连；②胸膜肥厚。继续在上方基础上调整服药，12 月 18 日病情好转出院。患者出院后坚持服用抗结核药，未出现不良反应。

本医案来源：国医大师洪广祥住院医案。

【思考讨论】

1.肺痨治疗原则是什么？临证应当如何理解掌握？

2.肺痨辨病理属性是什么？

【解析】

1.补虚培元：调补脏器的重点在肺，但应注意脏腑整体关系。具体来说，应根据"肺痨主乎阴虚"的特点，以滋阴为主，火旺者兼以降火，如合并气虚、阳虚者则要同时兼顾。治痨杀虫：可选用百部、白及、黄连、大蒜等以杀灭痨虫。

2.肺痨的辨证须按病理属性，结合脏腑病机进行分证。区别阴虚、阴虚火旺、气虚的不同，掌握肺与脾、肾的关系。临床总以肺阴亏损为多见，如进一步演变发展，则表现为阴虚火旺，或气阴耗伤，甚至阴阳两虚。病位主要在肺，病理以肺阴虚为主，常易及肾，并可涉及心肝，而致阴虚火旺；肺气虚者，常易及脾，而致气阴耗伤，久延病重，由气虚而致阳虚，则可病损及肾，表现为阴阳两虚之候。

五、名家医案赏析

国医大师朱良春治疗肺痨医案

范某，男，40 岁，1985 年春节就诊。

自汗、盗汗、发热数月。患者自述因咳嗽，痰带血丝，疲劳短气，动则自汗，夜间盗汗，连续发热数月，中西药屡屡未效，入某医院治疗。经 X 线摄片证实右上肺有大空洞两处，大小约 2.0cm×5.0cm，并见散在絮状阴影多处，痰液化验有抗酸杆菌，诊为空洞型肺结核。6年来选用各种抗结核西药，未见显著效果。此次住院治疗又用最新抗结核药和西药激素月余未效，故来诊治。现症见：咳嗽胸痛，食欲缺乏，恶寒便秘，上午体温37.8℃，日晡时体温38.5~39℃，形瘦神疲，舌嫩红，苔薄白无津，脉弦细数。

证属气阴两虚，痰热壅肺，投保肺丸一料，嘱日服2次，每服10g。另予外敷肺痨膏30张，嘱轮敷肺俞穴和膻中穴，配合地榆葎草汤。

患者共服汤丸20天，体温正常，诸症状好转。转投芪术黄精六味汤。处方：生黄芪30g，生白术15g，炙黄精30g，生地黄20g，怀山药35g，山茱萸、牡丹皮各20g，茯苓30g，土鳖虫10g，川黄连2g。每日1剂，水煎服。

患者服用保肺丸，配合外敷肺痨膏，3个月后复查，肺空洞基本闭合，絮状阴影消失。停用汤剂、外敷膏药，单投保肺丸一料以善其后，再嘱愈后守服参苓白术散1年以巩固和康复，追访至今无复发。

【按】朱师之"保肺丸"中紫河车和黄精同用，熔甘温、甘凉于一炉，相互牵制。温凉并用，兼培阳土、阴土，平调培土以生金。方用土鳖虫活血散瘀，穿透厚壁空洞，推陈致新，配合白及补肺泄热，敛肺止血，逐瘀生新，消肿生肌。首乌制用能滋补肝肾，李时珍谓其功在地黄、天冬之上。紫河车大补气血，《本草经疏》谓其"乃补阴阳两虚之药，有返本还元之功"，性虽温而不燥，有疗诸虚百损之功能，现代药理证明其含有多种抗体及脑垂体激素，能诱生干扰素以抑制多种病毒，其扶正祛邪排毒之力远胜于"十全育真汤"中之野台参。百部杀虫而不耗气血，最有益于人，《滇南本草》谓能"润肺，治肺热咳嗽，消痰定喘，止虚痨咳嗽，杀虫"，现代药理证明其能抗多种病菌且抑制结核杆菌。生地榆清热凉血，护胃抗痨，收敛止血。肺结核即肺痨，多有潮热盗汗、咳嗽、咯血等阴虚火旺证候，生地榆对肺结核之潮热尤有卓效，朱师谓其微寒而不凝，性涩而不滞，止血尚能行血，敛热又可化瘀。葎草散结除蒸，擅退虚热，对肺结核之低热，或谓痨热，朱师尤喜用之。黄精功能补五脏，润心肺，填精髓，强筋骨，并有抗菌降压的作用，现代药理研究其对结核杆菌及多种真菌均有抑制作用，对肺结核之痨咳潮热尤有卓效，临床对耐药性强的肺结核病例，或用抗痨西药治愈的肺结核后遗症有卓效。对长期服抗痨西药而连续发热数月不退者，配合使用地榆葎草汤意在补保肺丸药量之不足，乃有调正、平衡、汤丸互补之意，要知此类长期发热、朝轻暮重的病例，必须停服一切抗痨西药，才能收到理想的退热效果，纵观保肺丸之功效：一则杀其虫以绝其根本，二则补其虚以复其真元，三则散其结瘀而生肌弥洞。

本医案来源：朱建平，马旋卿，强刚，等．朱良春精方治验实录［M］．北京：人民军医出版社，2010：13-15.

第七节　肺　胀

一、医案导入

章某，男，82岁，2019年8月10日首诊。

主诉：胸闷气喘数年。

现病史：胸闷气喘，活动后加重，咳嗽，咳白脓痰，约 10 次 / 日，痰不易咳出，咽稍干，咽中异物感，无咽痒咽痛，觉口干苦，饮温水后缓解，怕寒热，不易汗出，感稍乏力，无发热，无鼻塞流涕，腹胀，大便 1～2 日一行，质干难解，夜尿频，量少，纳食可，夜寐流涎。

舌象：舌暗红，苔薄少。

脉象：脉细沉。

既往史：既往有慢性阻塞性肺疾病、肺源性心脏病病史数年，平素自服噻托溴铵、班布特罗、孟鲁司特控制病情（具体用量不详）。

查体：体温 36.5℃，心率 70 次 / 分，血压 120/78mmHg，体形适中，五官无畸形，气管居中，胸廓对称；心脏听诊未闻及病理性杂音，双肺呼吸音（－）。

诊疗经过：证属肺肾阴虚，气失摄纳。治宜补肺益肾，滋阴纳气。方以都气丸加减：熟地黄 15g，茯苓 15g，山药 20g，泽泻 10g，牡丹皮 10g，山茱萸 15g，五味子 6g，补骨脂 6g，川贝母 5g，白术 10g。14 剂，水煎服，日 1 剂。

二诊：患者诉药后气喘较前减轻 2/3，无咳嗽，咳少量白色脓痰，痰不易咳出，口干口苦，无咽痒、咽痛，无胸闷胸痛，怕冷，喜温饮，腹胀便秘，大便 2～3 日一行，质偏干结，小便频数，夜尿 4～5 次，纳食可，夜寐一般，舌暗红，有瘀点及裂纹，苔少，脉沉细。双肺听诊：双肺呼吸音低。

处方：守上方，去山茱萸、补骨脂、川贝母、白术，加生地黄、肉苁蓉、玄参。用药：熟地黄 15g，生地黄 15g，茯苓 15g，泽泻 10g，山药 20g，牡丹皮 10g，五味子 6g，肉苁蓉 10g，玄参 10g。14 剂，水煎服，日 1 剂。

三诊：患者诉药后气喘较前明显好转，但降温时感胸闷气憋，无咳嗽，自觉咽喉有痰不易咳出，无咽痒、咽干、咽痛，无口干、口苦，纳寐可，大便 2～3 日一行，小便平，舌红暗，苔薄黄，脉沉细。双肺听诊：双肺呼吸音低。

处方：补肺汤合生脉散加减。用药：生黄芪 15g，太子参 15g，紫菀 10g，桔梗 10g，杏仁 10g，五味子 6g，麦冬 10g，川贝母 5g，瓜蒌仁 15g，炙甘草 6g，紫苏叶 15g，沉香 3g。7 剂，水煎服，日 1 剂。

本医案来源：兰智慧主任中医师门诊医案。

二、思考讨论

1. 本病作何诊断？辨证为何证型？治法方药是什么？

2. 本病的病因病机是什么？

3. 本病的辨证要点是什么？

【解析】

1. 诊断：肺胀。证型：肺肾阴虚。治法：补肺益肾，滋阴纳气。处方：都气丸加减。用药：熟地黄 15g，茯苓 15g，山药 20g，泽泻 10g，牡丹皮 10g，山茱萸 15g，五味子 6g，补骨脂 6g，川贝母 5g，白术 10g。14 剂，水煎服，日 1 剂。

2.肺胀形成的病因病机：①肺病迁延。肺胀多见于内伤久咳、久喘、久哮、肺痨等肺系慢性疾患，迁延失治，逐步发展而成，是慢性肺系疾患的一种归宿。②感受外邪：六淫外邪既可导致久咳、久喘、久哮、支饮等病证的发生，又可诱发加重这些病证，反复乘袭，使它们迁延难愈，导致病机的转化，逐渐演化成肺胀；或年老体虚，肺肾俱不足，体虚不能卫外，是六淫反复乘袭的基础，感邪后正不胜邪而病益重，反复罹病而正更虚，如是循环不已，促使肺胀形成。

3.肺胀的本质是标实本虚，辨证要分清标本主次，虚实轻重。一般感邪发作时偏于标实，平时偏于本虚。标实须分清痰浊、水饮、瘀血的偏盛。早期以痰浊为主，渐而痰瘀并重，并可兼见气滞、水饮错杂为患。后期痰瘀壅盛，正气虚衰，本虚与标实并重。偏虚者当区别气（阳）虚、阴虚的性质，肺、脾、心、肾病变的主次。早期以气虚为主，或为气阴两虚，病在肺、脾、肾；后期气虚及阳，甚则阴阳两虚，病变以肺、肾、心为主。

【按】《灵枢·胀论》言："肺胀者，虚满而喘咳。"认为肺胀的病机在于虚，证候表现以胸满、喘咳为主。本案患者年老体弱，素有慢阻肺、肺心病病史数年，久病肺虚，卫外不固，而外感六淫常为肺胀发病的诱因，尤以风寒之邪常见。本案患者肺肾两虚，肺不主气，肾不纳气，故胸闷气喘，动辄尤甚，夜尿频，夜寐流涎；痰浊犯肺，肺失宣降，故咳嗽、咳白脓痰；肺肾阴虚，虚火上炎，故咽干口干，痰不易出；子盗母气而肺脾气虚，运化失职，且肺与大肠相表里，肺气虚则不能推动大肠的传导功能，大肠传导无力，故见腹胀不舒，大便质干难解，人感乏力；舌暗红、苔薄少、脉沉细亦为肺肾阴虚之象。综合辨证，当属肺肾阴虚，气失摄纳，治宜补肺益肾，滋阴纳气，方以都气丸加减，加补骨脂以补肾纳气平喘，川贝母以润肺化痰止咳，白术以健脾益气。二诊，气喘较前明显改善，无咳嗽胸闷，痰少难咳，畏寒，喜温饮，口干口苦，便秘尿频，舌暗红苔少，此为肺肾阴虚，阴虚及阳，津液亏损，故治宜补益肺肾，滋阴助阳。守首诊方，因气喘、咳嗽、咳痰症状明显好转，故去山茱萸、补骨脂、川贝母、白术，加生地黄、玄参以滋阴生津，肉苁蓉以补肾助阳，润肠通便。三诊，患者因素体肺卫阳虚，卫外不固，复感胸闷气憋，故治宜补肺益气，纳肾平喘，方以补肺汤合生脉散加减。方中去熟地黄、桑白皮、人参，加太子参以益气生津润肺，桔梗宣肺祛痰，杏仁降气止咳平喘，川贝母、瓜蒌仁宽胸散结，润肺化痰止咳，润肠通便，紫苏叶解表散寒，行气宽中，沉香纳气平喘，炙甘草调和诸药。

三、主要知识点

（一）定义

肺胀是指多种慢性肺系疾病反复发作，迁延不愈，肺脾肾三脏虚损，从而导致肺管不利，气道不畅，肺气壅滞，胸膺胀满，以喘息气促、咳嗽咳痰、胸部膨满、胸闷如塞，或唇甲发绀、心悸浮肿，甚至出现昏迷、喘脱为临床特征的病证。

（二）历史沿革

《灵枢·胀论》说："肺胀者，虚满而喘咳。"

《证治汇补·咳嗽》认为肺胀应当分虚实辨证论治。

（三）病因

内因：久病肺虚。内伤久咳、支饮、哮喘、肺痨等迁延失治，痰浊潴留，壅阻肺气，日久导致肺虚。外因：感受外邪。肺虚久病，卫外不固，六淫外邪每易乘袭，诱使本病发作。

（四）病理因素

痰浊、水饮、瘀血互为影响，兼见同病。

（五）基本病机

肺病迁延，或感受外邪，气壅于胸，滞留于肺，痰瘀阻结肺管气道，导致肺体胀满，张缩无力，而成肺胀。

（六）辨证要点

肺胀辨证要分清标本主次、虚实轻重。一般感邪发作时偏于标实，平时偏于本虚。标实为痰浊、瘀血，早期以痰浊为主，渐而痰瘀并重，并可兼见气滞、水饮错杂为患。后期痰瘀壅盛，正气虚衰，本虚与标实并重。

（七）分证论治

1. 痰浊壅肺

证候：胸膺满闷，短气喘息，稍劳即著，咳嗽痰多，色白黏腻或呈泡沫，畏风易汗，脘痞纳少，倦怠乏力，舌暗，苔薄腻或浊腻，脉小滑。

治法：化痰降气，健脾益肺。

方药：苏子降气汤合三子养亲汤加减。

2. 痰热郁肺

证候：咳逆喘息气粗，胸满，烦躁，目胀睛突，痰黄或白，黏稠难咳，或伴身热，微恶寒，有汗不多，口渴欲饮，溲赤，便干，舌边尖红，苔黄或黄腻，脉数或滑数。

治法：清肺化痰，降逆平喘。

方药：越婢加半夏汤或桑白皮汤加减。

3. 痰蒙神窍

证候：神志恍惚，表情淡漠，谵妄，烦躁不安，撮空理线，嗜睡，甚则昏迷，或伴肢体动，抽搐，咳逆喘促，咳痰不爽，苔白腻或黄腻，舌质暗红或淡紫，脉细滑数。

治法：涤痰，开窍，息风。

方药：涤痰汤加减。另可配服至宝丹或安宫牛黄丸以清心开窍。

4. 肺肾气虚

证候：呼吸浅短难续，声低气怯，甚则张口抬肩，倚息不能平卧，咳嗽，痰白如沫，咳吐不利，胸闷心慌，形寒汗出，或腰膝酸软，小便清长，或尿有余沥，舌淡或暗紫，脉沉细数无力，或有结代。

治法：补肺纳肾，降气平喘。

方药：平喘固本汤合补肺汤加减。

5. 阳虚水泛

证候：心悸，喘咳，咳痰清稀，面浮，下肢浮肿，甚则一身悉肿，腹部胀满有水，脘痞，纳差，尿少，怕冷，面唇青紫，苔白滑，舌胖质暗，脉沉细。

治法：温肾健脾，化饮利水。

方药：真武汤合五苓散加减。

6. 补充临床常见的其他证型（有别于本科教材）

国医大师洪广祥教授诊治慢性肺系疾病经验丰富。洪教授认为慢性肺系疾病患者普遍存在肺阳虚这一病机特点，倡治肺不远温，温中培元治肺胀。温补肺阳可有效阻止肺病传脾及肾的过程，截断疾病的进展。温补肺阳的关键在于补益宗气，故肺胀的治疗要注重宗气的温补。因此洪老常将补中益气汤、芪附汤、补元汤三方化裁合用来治疗肺胀，药物组成如下：生黄芪、炒白术、党参、炙甘草、升麻、柴胡、当归、陈皮、山茱萸、锁阳、熟附子。方中重用黄芪补益肺脾之气、元气以充养宗气；补中益气汤升阳举陷；山茱萸、锁阳补益肾精；附子是温里扶阳的要药，走而不守，可促进气血流通，补而不滞。诸药合用温中培元，补益宗气，共助温补肺阳之力。

（八）预防调摄

1. 一旦罹患咳嗽、哮病、喘病、肺痨等肺系疾病，应积极治疗，以免迁延不愈，发展为本病。

2. 加强体育锻炼，平时常服扶正固本方药，有助提高抗病能力。

3. 既病之后，宜适寒温，预防感冒，避免接触烟尘，以免诱发加重本病。

4. 戒烟酒及恣食辛辣、生冷之品。

5. 有水肿者应进低盐或无盐饮食。

四、巩固启发

丁某，男，74岁，2010年6月1日初诊。

患者诉胸闷气喘，动则加重，气短难续，呼吸困难，喉间痰鸣，咳痰难出，咳少量白黄黏痰，易汗出，神疲乏力，倦怠，纳减，大便日2～3次，不成形，乏力，怕冷明显，舌质暗红，苔白腻略黄，脉虚弦滑。听诊：双肺呼吸音减弱。

诊疗经过：补中益气汤合温阳护卫汤合千缗汤，加黄芩、金荞麦根、沉香、紫苏子、石见穿、泽漆。组成：生黄芪30g，白芍10g，党参30g，生姜3片，白术10g，大枣6枚，炙甘草6g，补骨脂15g，陈皮15g，胡芦巴10g，当归10g，小牙皂6g，升麻10g，法半夏10g，柴胡10g，黄芩10g，防风10g，金荞麦根20g，桂枝10g，紫苏子10g，石见穿20g，沉香末5g，泽漆15g。14剂，水煎服，日一剂，早晚分服。

6月13日二诊：患者咳白黄黏痰，不易咳出，咳嗽减轻，稍动则气促，生活尚能自理，神疲乏力，口稍干，纳差，胃脘胀痛，大便不畅，有时不成形，日2～3次，双下肢有时肿胀，唇发绀，形体消瘦，舌质红暗，苔白黄微腻，脉弦滑数。

处方：补元汤合生脉散合泽漆汤合真武汤，加葶苈子、牡荆子、青皮。组成：生黄芪30g，锁阳15g，桂枝10g，党参30g，山茱萸15g，白前10g，白术10g，北沙参30g，法半夏10g，升麻10g，麦冬15g，熟附子10g，柴胡10g，五味子10g，白芍10g，陈皮10g，泽漆15g，生姜3片，当归10g，石见穿20g，葶苈子20g，炙甘草10g，黄芩10g，牡荆子15g，茯苓15g，青皮15g。7剂，水煎服，日1剂，早晚分服。

本医案来源：国医大师洪广祥门诊医案。

【思考讨论】

1.肺胀的主要病理因素有哪些？它们之间的关系如何？

2.肺胀与哮病、喘证有何区别与联系？

3.试论肺胀病变首先在肺，继则影响脾、肾，后期病及于心。

【解析】

1.肺胀的主要病理因素为痰浊、水饮和瘀血，三者之间常相互影响转化，兼见为病。如痰从寒化则成饮；饮溢肌表则为水；痰浊久留，肺气郁滞，心脉失畅则血郁为瘀；瘀阻血脉，"血不利则为水"。但一般早期以痰浊为主，渐而痰瘀并见，终至痰浊血瘀、水饮错杂为患。

2.肺胀与哮病、喘证均以咳而上气、喘满为主症，有其类似之处。区别言之，肺胀是多种慢性肺系疾病日久积渐而成；哮病是反复发作性的一个独立病种；喘证是多种急、慢性疾病的一个症状。从三者的相互关系来看，肺胀可以隶属于喘证的范畴，哮病与喘证经久不愈又可发展成为肺胀。此外，肺胀因外感诱发，病情加剧时，还可表现为痰饮病中的"支饮"证。

3.因肺主气，开窍于鼻，外合皮毛，主表卫外，故外邪从口鼻、皮毛入侵，每多首先犯肺，导致肺气宣降不利，上逆而为咳，升降失常则为喘，久则肺虚，主气功能失常。脾土生肺金，若肺病及脾，子盗母气，脾失健运，则可导致肺脾两虚。肺为气之主，肾为气之根，肺伤及肾，肾气衰惫，摄纳无权，则气短不续，动则益甚。且肾主水，肾阳衰微，则气不化水，水邪泛溢则肿，上凌心肺则喘咳心悸。肺与心脉相通，肺气辅佐心脏运行血脉，肺虚治节失职，则血行涩滞，循环不利，血瘀肺脉，肺气更加壅塞，造成气虚血滞，血滞气郁，由肺及心的恶性后果，临床可见心悸、发绀、水肿、舌质暗紫等。心阳根于命门真火，肾阳不振，进一步导致心肾阳衰，可呈现喘脱危候。

五、名家医案赏析

国医大师洪广祥治疗肺胀医案

【例一】余某，女，71 岁，1993 年 11 月 24 日入院。

患者反复咳嗽、咳痰 20 余年，再发并加重 10 天入院。患者于 20 世纪 70 年代始出现咳嗽、咳痰，以后经常反复发作，并逐渐加重，冬甚夏缓，多次入西医医院住院治疗，诊断为慢性支气管炎、肺气肿、肺心病。本次因本月 16 日受寒致病情发作，并逐渐加重。入院时症见：咳嗽，咳痰量多，每日约 100mL，色白，时或夹灰痰，质稀，喘促，动则尤甚，胸闷，气憋，不能平卧，背部怯寒，四肢欠温，纳呆，腹胀，口黏，口干不欲饮，大便平，尿少，舌质淡暗，苔薄白腻，脉弦滑而数，重按无力。体温 36.2℃，心率 120 次 / 分钟，半卧位，口唇发绀，颈静脉怒张，胸廓呈桶状，两肺听诊湿啰音（+++），肝颈静脉回流征（+），双下肢浮肿（++）。实验室检查：白细胞计数 5.5×10^9/L，中性粒细胞百分比 79%，淋巴细胞百分比 21%；动脉血气分析：$PaCO_2$（动脉血二氧化碳分压）76mmHg，PaO_2（动脉血氧分压）36mmHg。诊断：慢性支气管炎合并感染，阻塞性肺气肿，肺源性心脏病合并心衰Ⅱ度，呼吸衰竭Ⅱ型。中医辨证：气阳虚衰，痰瘀伏肺，兼有阳虚水停。治当温补气阳，涤痰行瘀，兼以利水消肿。处方：生黄芪 20g，熟附子 10g，茯苓 30g，桂枝 10g，白术 10g，葶苈子 15g，青皮、陈皮各 15g，生大黄 10g，干姜 10g，细辛 3g，水蛭胶囊 6 粒。西药予尼可刹米 0.375mg×5 支，氨茶碱 0.25mg，酚妥拉明 20mg，地塞米松 10mg，静脉滴注，每日 1 次。经治 6 天，患者病情大减，痰量减至每日 30mL，腹胀、浮肿消失，两肺湿啰音（+）。实验室检查：白细胞计数 6.0×10^9/L，中性粒细胞百分比 68%，淋巴细胞百分比 32%；动脉血气分析：$PaCO_2$46mmHg，$PaO_2$67mmHg。停用西药，继用上方 3 剂，诸症再减。后以温阳护卫汤善后，患者显效出院。

【例二】涂某，女，73 岁，1994 年 1 月 17 日入院。

患者反复咳嗽、咳痰 24 年，伴双下肢浮肿 2 年，再发 20 天。患者于 1971 年始出现咳嗽、咳痰，以后每年反复发作，冬甚夏缓，多次在我院住院治疗，诊断为慢性支气管炎、肺气肿、肺心病。患者病情逐年加重，于 1992 年出现下肢浮肿。本次缘于去年年底天气变化，受寒后致病情又作，经西医治疗未效。现症：咳嗽，咳痰无力，痰多，约每日 120mL，色白质稀，气喘，动则尤甚，胸闷，心悸，背部怯寒特甚，四肢欠温，不能平卧，口唇指甲青紫，伴纳少，口苦，口黏，双下肢浮肿，大便时结，小便量少，舌质暗偏红，舌有瘀斑，舌苔白腻而厚，脉弦滑，重按无力。查体：体温 37.2℃，心率 90 次 / 分钟，半卧位，球结膜水肿明显，口唇发绀，颈静脉怒张，胸廓桶状，两肺湿啰音（+++），双下肢浮肿（+++）。实验室检查：白细胞计数 12.1×10^9/L，中性粒细胞百分比 72%，淋巴细胞百分比 25%；动脉血气分析：$PaCO_2$66mmHg，$PaO_2$34mmHg。诊断：慢性支气管炎合并感染，阻塞性肺气肿，肺源性心脏病合并心衰Ⅲ度，呼吸衰竭Ⅱ型。中医辨证：气阳虚衰，水气不化，痰瘀伏肺，瘀重于痰。治当温阳益气，行瘀涤痰，利水消肿。处方：生黄芪30g，熟附片10g，桂枝10g，茯苓30g，白术10g，葶苈子15g，青皮、陈皮各15g，法半夏15g，细辛3g，干姜10g，生大黄10g，益母草30g，川芎、红花各10g，水蛭胶囊9粒。西药予氨苄西林3g，静脉注射，1日2次；尼可刹米0.375mg×5支，氨茶碱0.25mg，酚妥拉明20mg，地塞米松10mg，静脉滴注，每日1次。经治8天，患者病情明显好转，咳痰约每日40mL，双肺湿啰音（++），双下肢浮肿（+），口唇青紫好转。实验室检查：白细胞计数8.6×10^9/L，中性粒细胞百分比69%，淋巴细胞百分比29%；动脉血气分析：$PaCO_2$58.6mmHg，$PaO_2$49mmHg。停用西药，继续中药治疗。患者服药共15剂后，生活能自理，体检两肺湿啰音（+）。动脉血气分析：$PaCO_2$49mmHg，$PaO_2$60.9mmHg。显效出院。

【按】上述二例均为慢性阻塞性肺疾病引发肺源性心脏病急性加重的患者。呼吸衰竭和右心衰竭的症状突出。从中医证候分析，其共同点为气阳虚衰，痰瘀伏肺，治节失常，阳虚失运，瘀滞水停，水凌心肺。两案本虚标实特点突出，在治则上坚持"补虚泻实"，以温补气阳、涤痰行瘀、化气利水为基本治法。始终把重点放在"温"与"通"的关键环节上。肺心病呼吸衰竭和右心衰竭的共同点，既因阳气虚衰，摄纳失常，又有痰瘀伏肺、管道壅塞的临床特点。又痰、瘀、水均为阴邪，"非温不化"和"通阳利水"也就成为选方用药的指导原则。两则医案的基本方药均以芪附汤和苓桂术甘汤温阳益气和温阳化水；又用葶苈子、青皮、陈皮、法半夏等以涤痰除壅而宣通肺气；川芎、红花、水蛭、益母草活血行瘀，改善循环，以降低肺循环阻力和肺动脉高压，从而使心力衰竭状态能有效纠正。此外，还根据"病痰饮者，当以温药和之"的治则，加用干姜、细辛，与苓桂术甘汤相伍，以增强温阳化饮之力度。二案均用了生大黄。笔者认为，大黄为通壅滞之良药，通腑逐瘀、泄壅行滞、行水除痰、推陈致新为其长处。大黄味苦气香，既能入血分，破一切瘀血，又兼入气分，有香窜调气、醒脾开胃之功。现代研究表明，大黄能降低血液黏度，改善微循环障碍，对肺心病有重要意义。另一方面，通过降腑气，可使患者大便通畅，腹胀减轻，有助于膈运动幅度增大，改善肺部炎症，促进分泌物减少，使呼吸道通畅，痰易咳出，改善通气功能和心力衰竭的状态。

本医案来源：洪广祥.中国现代百名中医临床家丛书——洪广祥［M］.北京：中国中医药出版社，2007.

第八节 痰 饮

一、医案导入

患者，刘某，女，24岁，2017年10月23日初诊。

主诉：腹部不适1月余。

现病史：患者10天前感冒，用桂枝汤以助解表，后发现虽外感已解，但出现鼻塞难耐，卧寝不安，夜间平卧时鼻塞，翻身侧卧睡，偏上部位鼻腔通而偏下部位鼻塞，遂于门诊就诊。患者同时伴有头稍晕沉，近日以来下眼睑常跳动，不欲饮水，稍食易饱，腹胀，喜温畏冷，泛吐清水痰涎，小便频数，大便正常。

舌象：舌质淡，苔白滑。

脉象：脉弦滑。

既往史：既往有支气管病史 5 余年。

诊疗经过：脾阳虚弱，饮停于胃，清阳不升。治宜温脾化饮，方用苓桂术甘汤加减：茯苓 30g，桂枝 15g，土炒白术 20g，炙甘草 10g，干姜 10g，瓜蒌皮 15g，瓜蒌仁 15g，柴胡 10g，枳壳 10g，蝉蜕 6g，大枣 6 个，生姜 5 片。7 剂，水煎，日 1 剂，分 2 次温服。

本医案来源：何怀阳主任中医师门诊医案。

二、思考讨论

1. 本病的中医诊断、证型是什么？

2. 请阐述本病的病因病机。

3. 本病如何与肺胀、喘证、哮病鉴别？

4. 请写出治法、方药（方名、药名、用量、用法）。

【解析】

1. 诊断：痰饮。证型：脾阳虚弱。

2. 病因病机：脾阳虚弱，饮停于胃，清阳不升。

3. 上述病症均有咳逆上气、喘满、咳痰等表现。但肺胀是肺系多种慢性疾患日久积渐而成；喘证是多种急慢性疾病的重要主症；哮病是呈反复发作的一个独立疾病；支饮是痰饮的一个类型，因饮邪支撑胸肺而致；所谓伏饮，是指伏而时发的饮证。其发生、发展、转归均有不同，但其间亦有一定联系。如肺胀在急性发病阶段，可以表现为支饮证候；喘证的肺寒、痰饮两证，又常具支饮特点；哮病又属于伏饮范围。

4. 治法：温脾化饮。方药：苓桂术甘汤加减。组成：茯苓 30g，桂枝 15g，土炒白术 20g，炙甘草 10g，干姜 10g，瓜蒌皮 15g，瓜蒌仁 15g，柴胡 10g，枳壳 10g，蝉蜕 6g，大枣 6 个，生姜 5 片。7 剂，水煎，日 1 剂，分 2 次温服。

【按】饮病具有流动性，而人体窍腠理与三焦相通，其表现形式多样化。此医案乃饮在鼻窍，究其根本乃脾胃阳虚，运化失司，阴邪内生，上犯清窍。因此用桂枝、生姜辛温发散水气，用茯苓淡渗利水，用土炒白术健运中焦脾气。以苓桂术甘汤为基础方治饮病，临床疗效甚佳。此医案足以说明两点：一是痰饮具有流动性以及窍腠与三焦相通，夜卧平躺时，水均匀送至全身，而下眼睑组织间隙较为疏松易于储藏水液，水随重力往下流动，偏上部位鼻腔通而偏下部位鼻塞；二是肌腠部位的跳动是水饮与外之寒邪搏结在肌表，内外合邪相互争斗出现的表现。

三、主要知识点

（一）定义

痰饮是指体内水液输布、运化失常，停积于某些部位的一类病证。痰，古通"淡"，是指水一类的可以"淡荡流动"的物质。饮也是指水液，作为致病因素，则是指病理性质的液体。为此，古代所称的"淡饮""流饮"，实均指痰饮而言。

（二）历史沿革

《内经》无"痰"之证，而有"饮""饮积"之说。

汉·张仲景《金匮要略》始有"痰饮"名称，并立专篇加以论述，有广义、狭义之分。广义痰饮包括痰饮、悬饮、溢饮、支饮四类，是诸饮的总称。其中狭义的痰饮则是指饮停胃肠之证。该篇提出"用温药和之"的治疗原则，至今仍为临床遵循。

（三）病因

本病的病理性质则总属阳虚阴盛，输化失调，因虚致实，水饮停积，为患痰饮。病变脏腑主要为肺、脾、肾三脏及三焦。

（四）基本病机

三焦气化失宣是形成痰饮的主要病机。

（五）分证论治

1. 痰饮

（1）脾阳虚弱

证候：胸胁支满，心下痞闷，胃中有振水音，脘腹喜温畏冷，泛吐清水痰涎，饮入易吐，口渴不欲饮水，头晕目眩，心悸气短，食少，大便或溏，形体逐渐消瘦，舌苔白滑，脉弦细而滑。

治法：温脾化饮。

方药：苓桂术甘汤合小半夏加茯苓汤加减。

（2）饮留胃肠

证候：心下坚满或痛，自利，利后反快，虽利心下续坚满，或水走肠间，沥沥有声，腹满，便秘，口舌干燥，舌苔腻，色白或黄，脉沉弦或伏。

治法：攻下逐饮。

方药：甘遂半夏汤或己椒苈黄丸加减。

2. 悬饮

（1）邪犯胸肺

证候：寒热往来，身热起伏，汗少，或发热不恶寒，有汗而热不解，咳嗽，痰少，气急，胸胁刺痛，呼吸、转侧疼痛加重，心下痞硬，干呕，口苦，咽干，舌苔薄白或黄，脉弦数。

治法：和解宣利。

方药：柴枳半夏汤加减。

（2）饮停胸胁

证候：胸胁疼痛，咳唾引痛，痛势较前减轻，而呼吸困难加重，咳逆气喘，息促不能平卧，或仅能偏卧于停饮的一侧，病侧肋间胀满，甚则可见病侧胸廓隆起，舌苔白，脉沉弦或弦滑。

治法：泻肺祛饮。

方药：椒目瓜蒌汤合十枣汤或控涎丹加减。

（3）络气不和

证候：胸胁疼痛，如灼如刺，胸闷不舒，呼吸不畅，或有闷咳，甚则迁延，经久不已，阴雨更甚，可见病侧胸廓变形，舌苔薄，质暗，脉弦。

治法：理气和络。

方药：香附旋覆花汤加减。

（4）阴虚内热

证候：咳呛时作，咳吐少量黏痰，口干咽燥，或午后潮热，颧红，心烦，手足心热，盗汗，或伴胸胁闷痛，病久不复，形体消瘦，舌质偏红，少苔，脉小数。

治法：滋阴清热。

方药：沙参麦冬汤合泻白散加减。

3. 溢饮

表寒里饮

证候：身体沉重而疼痛，甚则肢体浮肿，恶寒，无汗，或有咳喘，痰多白沫，胸闷，干呕，口不渴，苔白，脉弦紧。

治法：发表化饮。

方药：小青龙汤加减。

4. 支饮

（1）寒饮伏肺

证候：咳逆喘满不得卧，痰吐白沫量多，经久不愈，天冷受寒加重，甚至引起面浮跗肿；或平素伏而不作，遇寒即发，发则寒热，背痛，腰痛，目泣自出，身体振振响动，舌苔白滑或白腻，脉弦紧。

治法：宣肺化饮。

方药：小青龙汤加减。

（2）脾肾阳虚

证候：喘促动则为甚，心悸，气短，或咳而气怯，痰多，食少，胸闷，怯寒肢冷，神疲，少腹拘急不仁，脐下动悸，小便不利，足跗浮肿，或吐涎沫而头目昏眩，舌体胖大，质淡，苔白润或腻，脉沉细而滑。

治法：温脾补肾，以化水饮。

方药：金匮肾气丸合苓桂术甘汤加减。

（六）预防调摄

1. 凡有痰饮病史者，平时应避免风寒湿冷，注意保暖。
2. 饮食宜清淡，忌肥甘生冷之物。
3. 戒烟酒。
4. 注意劳逸适度，以防诱发。

四、巩固启发

陈某，男，68 岁，于 2018 年 4 月就诊。

患者有 10 多年的慢性阻塞性肺病史，3 年前诊为慢性肺源性心脏病合并慢性心功能不全，反复咳嗽、咳痰、胸闷气喘。半月前因受寒病情再发，咳嗽、胸闷、气喘，咳吐大量的白黏痰，在诊所输液一周无减轻，近 3 天咳喘不能平卧，心慌胸闷，咳吐大量的白黏痰，大便不通，小便不利，口干，周身浮肿，舌质红苔黄腻，脉沉细数。

中医辨证考虑为支饮病，治当化痰散结，泻肺逐饮，给予葶苈大枣泻肺汤合三子养亲汤定喘汤加减：葶苈子 10g，大枣 10 枚，炙麻黄 10g，杏仁 12g，炒紫苏子 10g，炒白芥子 12g，炒莱菔子 15g，陈皮 12g，枳实 10g，法半夏 10g，全瓜蒌 12g，桑白皮 15g。3 剂，日 1 次，水煎，分 2 次服。

二诊：咳喘明显减轻，痰量减少，大小便已通畅，上方减葶苈子为 8g，继服 5 剂。

三诊：患者水肿已基本消退，能平卧，无明显心慌胸闷，仍有咳嗽咳痰，给以二陈汤、三子养亲汤合玉屏风散、生脉饮加减，健脾化痰，益气养阴以善后。处方：炒紫苏子 300g，炒白芥子 300g，炒莱菔子 400g，陈皮 400g，枳实 300g，法半夏 300g，茯苓 300g，黄芪 400g，白术 300g，防风 250g，党参 300g，麦冬 300g，五味子 300g，炙麻黄 200g，蛤蚧 3 对。上药共研细面水泛为丸，1 次 6g，1 日 3 次口服。嘱患者平时勿受凉，勿食生冷油腻之品。

本医案来源：何怀阳主任中医师门诊医案。

【思考讨论】

1. 简述痰饮的诊断依据。
2. 简述痰饮的辨证要点。

【解析】

1. 痰饮：心下满闷，呕吐清水，胃肠沥沥有声，形体昔肥今瘦，属饮停胃肠。悬饮：胸胁饱满，咳唾引痛，喘促不能平卧，或有肺痨病史，属饮流胁下。溢饮：身体疼痛而沉重，甚则肢体浮肿，当汗出而不汗出，或伴咳喘，属饮溢肢体。支饮：咳逆倚息，短气不得平卧，其形如肿，属饮邪支撑胸肺。

2. 辨标本的主次：掌握阳虚阴盛、本虚标实的特点。本虚为阳气不足，标实指水饮留聚。辨病邪的兼夹：痰饮虽为阴邪，寒证居多，但亦有郁久化热者；初起若有寒热见证，为夹表邪；饮积不化，气机升降受阻，常兼气滞。

五、名家医案赏析

国医大师伍炳彩治疗椎基底动脉供血不足医案

李某，男，41 岁，2016 年 10 月初诊。

主诉：上腹胀痛、头晕、恶心呕吐 3 天。

现病史：患者有 10 多年的慢性胃炎病史，3 天前参加同事婚礼进食生冷后出现上腹胀痛，头晕目眩，恶心，水入即吐，胃部有振水音，舌淡苔白滑，脉沉。在外院按急性胃炎、椎基底动脉供血不足治疗，给以天麻素注射液、甲磺酸左氧氟沙星注射液、注射用泮托拉唑钠、倍他司汀注射液等药静滴，病情不轻反重，遂求中医诊治，考虑为痰饮病，给以苓桂术甘汤加合小半夏加茯苓汤口服。汤药如下：桂枝 15g，干姜 10g，茯苓 18g，半夏 12g，白术 12g，甘草 10g。3 剂，水煎服，嘱取汁每次少量频服。

二诊：患者呕吐已止，胃不痛，胀满减轻，仍有振水音，头晕减轻，纳差乏力，头昏沉，药已奏效，加强温阳化饮之力，上方加吴茱萸 6g，枳实 10g，木香 10g，砂仁 10g，白蔻仁 10g，焦三仙各 10g。继服 3 剂。

三诊：患者精神明显好转，无腹胀痛及恶心呕吐，胃部无振水音，无头晕，仍觉乏力头昏，纳食欠佳，四肢酸沉。上方加党参 15g，山药 12g，麸炒薏苡仁 15g。继服 10 剂健脾祛湿以善后。随访半年未发病。

【按】患者平素脾胃虚弱，加之过食生冷油腻之物，脾失健运，饮停于中，故症见腹胀痛，恶心呕吐，胃中有振水音，水阻于中，清阳不升，故头晕目眩，前医给以大量输液，加重体内水饮之症，故病症加重。《金匮要略》明确指出"病痰饮者，当以温药和之""心下有痰饮，胸胁支满，目眩，苓桂术甘汤主之"，故治当温阳蠲饮，健脾利水。方中桂枝解表助阳，干姜温肺化饮，吴茱萸助阳温肾，白术、陈皮健脾益气，半夏燥湿化痰，茯苓利水渗湿，木香、砂仁、白蔻仁行气化湿。全方从肺脾肾入手，切中病机，直达病所，故药到病除。

本医案来源：陈亚兵.经方临证验案举隅［J］.江西中医药，2019，44（1）：26-27.

第九节 心 悸

一、医案导入

林某，女，40 岁，公司职员，2013 年 5 月 31 日初诊。

主诉：阵发性心慌 3 月余，加重伴胸闷 2 天。

现病史：患者自述 3 个月前受惊吓后，自感心慌明显，以后经常发作，2 天前又因生气，出现心慌发作加重伴胸闷，遂来就诊。现症见：心慌呈阵发性，胸闷，气短，乏力，精神疲惫，自汗，烦躁不安，时感焦虑，善恐易惊，口干，无口苦，纳可，失眠多梦，晚上易被噩梦惊醒，二便可。经期不规律，月经量少色淡。

舌象：舌质淡红，苔薄白。

脉象：脉细弦数，二便可。

诊疗经过：中医诊断为心悸（心神不宁证）。治以滋阴益气，清心安神。方药：党参 30g，炙甘草 12g，阿胶 11g（烊化），桂枝 9g，麦冬 20g，生地黄 20g，龙骨 30g，牡蛎 30g，远志 6g，茯苓 20g，石菖蒲 20g，炒酸枣仁 30g，柏子仁 15g，大枣 3 枚。7 剂，水煎服，每日 1 剂，分早晚 2 次空腹温服。

1 月 21 日二诊：患者诸症好转，一周内心悸仅晚上发作 1 次，气短、胸闷明显减轻，睡眠渐佳，烦躁焦虑症状好转，纳眠可，二便调，舌淡红，苔薄白，脉细，心律 72 次 / 分钟，继服 12 剂。

此后患者未来复诊。3 月 10 日随访，患者诉心悸未再复发。

本医案来源：何怀阳主任医师门诊医案。

二、思考讨论

1. 本病的中医诊断、证型是什么？

2. 请阐述本病的病因病机。

3. 请写出治法、方药（方名、药名、用量、用法）。

【解析】

1. 诊断：心悸。证型：心神不宁。

2. 病因病机：君主失明，心神不宁，则心中惕惕，心悸易惊。其发病主要是心之阴阳失调引起的主血脉和藏神志功能异常。当心阴亏虚，心阳实火亢而无制或心阳虚火独盛于上，阴阳之气不相顺接，君主不明，心神妄动则发生。故各种心悸又均有心神不宁的方面，如《素问·举痛论》曰："惊则心无所倚，神无所归，虑无所定，故气乱矣。"

3. 治法：滋阴益气，清心安神。方药：炙甘草汤合安神定志丸加减。组成：党参 30g，炙甘草 12g，阿胶 11g（烊化），桂枝 9g，麦冬 20g，生地黄 20g，龙骨 30g，牡蛎 30g，远志 6g，茯苓 20g，石菖蒲 20g，炒酸枣仁 30g，柏子仁 15g，大枣 3 枚。

【按】本病多从气血不足论治，《内经》中记载"胃之大络，名曰虚里……其动应衣，宗气泄也"。此乃劳损之人，宗气无根，而气不归源，所以在上则浮撼于胸臆，在下则振亦微，虚甚者动亦甚。国医大师周仲瑛认为心悸在临床虚证者以气阴两虚为多，治以益气养阴。陈伯勤教授认为，不论何种心脏病所致的心律失常，其最终的病理变化均是气阴两伤、心神失养，故以益气养阴、清心安神治之，乃为治本之法。《严氏济生方》记载归脾汤能"治思虑过度，劳伤心脾，健忘怔忡"。黄文政教授主张，对于心气不足兼心血亏虚者，治宜养血益气，宁心安神，方选归脾汤或养心汤。

三、主要知识点

（一）定义

心悸是因外感或内伤，致气血阴阳亏虚，心失所养；或痰饮瘀血阻滞，心脉不畅，引起以心中急剧跳动，惊慌不安，甚则不能自主为主要临床表现的一种病证。

（二）历史沿革

《素问·举痛论》："惊则心无所依，神无所归，虑无所定，故气乱矣。"并认为其病因有宗气外泄、心脉不通、突受惊恐、复感外邪等，并对心悸脉象的变化有深刻认识。

《素问·平人气象论》说："脉绝不至曰死，乍疏乍数曰死。"最早认识到心悸时严重脉律失常与疾病预后的关系。汉·张仲景在《伤寒论》及《金匮要略》中以惊悸、心动悸、心下悸等为病证名，提出了基本治则及炙甘草汤等治疗心悸的常用方剂。

《丹溪心法·惊悸怔忡》中提出心悸当"责之虚与痰"的理论。

清代《医林改错》论述了瘀血内阻导致心悸怔忡，记载用血府逐瘀汤治疗心悸每多获效。

（三）病因病机

1. 体虚久病：禀赋不足，素体虚弱，或久病失养，劳欲过度，气血阴阳亏虚，致心失所养，发为心悸。

2. 饮食劳倦：嗜食膏粱厚味，煎炸炙煿，蕴热化火生痰，或伤脾滋生痰浊，痰火扰心而致心悸。劳倦太过伤脾，或久坐卧伤气，引起生化之源不足，而致心血虚少，心失所养，神不潜藏，而发为心悸。

3. 七情所伤：平素心虚胆怯，突遇惊恐或情志不适，悲哀过极，忧思不解等七情扰动，忤犯心神，心神动摇，不能自主而心悸。

4. 感受外邪：风寒湿三气杂至，合而为痹，痹病日久，复感外邪，内舍于心，痹阻心脉，心之气血运行受阻，发为心悸；或风寒湿热之邪，由血脉内侵于心，耗伤心之气血阴阳，亦可引起心悸。如温病、疫毒均可灼伤营阴，心失所养而发为心悸；或邪毒内扰心神，心神不安，也可发为心悸，如春温、风温、暑温、白喉、梅毒等病，往往伴见心悸。

5. 药物中毒：药物过量或毒性较剧，损害心气，甚则损伤心质，引起心悸，如附子、乌头，或西药锑剂、洋地黄、奎尼丁、肾上腺素、阿托品等，当用药过量或不当时，均能引发心动悸、脉结代一类证候。

（四）病性

心悸的病性主要有虚实两方面。虚者为气血阴阳亏损、心神失养而致。实者多由痰火扰心、水饮凌心及瘀血阻脉而引起。虚实之间可以相互夹杂或转化。如实证日久，耗伤正气，可分别兼见气、血、阴、阳之亏损，而虚证也可因虚致实，而兼有实证表现。

（五）分证论治

1. 心虚胆怯

证候：心悸不宁，善惊易恐，坐卧不安，少寐多梦而易惊醒，食少纳呆，恶闻声响，苔薄白，脉细略数或细弦。

治法：镇惊定志，养心安神。

方药：安神定志丸。

2. 心脾两虚

证候：心悸气短，头晕目眩，少寐多梦，健忘，面色无华，神疲乏力，纳呆食少，腹胀便溏，舌淡红，脉细弱。

治法：补血养心，益气安神。

方药：归脾汤。

3. 阴虚火旺

证候：心悸易惊，心烦失眠，五心烦热，口干，盗汗，思虑劳心则症状加重，伴有耳鸣，腰酸，头晕目眩，舌红少津，苔薄黄或少苔，脉细数。

治法：滋阴清火，养心安神。

方药：黄连阿胶汤。

4. 心阳不振

证候：心悸不安，胸闷气短，动则尤甚，面色苍白，形寒肢冷，舌淡苔白，脉虚弱，或沉细无力。

治法：温补心阳，安神定悸。

方药：桂枝甘草龙骨牡蛎汤。

5. 水饮凌心

证候：心悸，胸闷痞满，渴不欲饮，下肢浮肿，形寒肢冷，伴有眩晕，恶心呕吐，流涎，小便短少，舌淡苔滑或沉细而滑。

治法：振奋心阳，化气利水。

方药：苓桂术甘汤。

6. 心血瘀阻

证候：心悸，胸闷不适，心痛时作，痛如针刺，唇甲青紫，舌质紫暗或有瘀斑，脉涩或结或代。

治法：活血化瘀，理气通络。

方药：桃仁红花煎。

7. 痰火扰心

证候：心悸时发时止，受惊易作，胸闷烦躁，失眠多梦，口干苦，大便秘结，小便短赤，舌红苔黄腻，脉弦滑。

治法：清热化痰，宁心安神。

方药：黄连温胆汤。

8. 补充临床常见的 2 种其他证型（有别于本科教材）

（1）火郁致悸

证候：烦躁、失眠、口干渴，或兼有不同见症，如斑疹疮疡、口舌生疮、咽痛咳喘、胸胁闷痛、头晕目眩、易怒、抽搐、身热倦息、呕吐、下利、肢冷、心烦不安、寐少，甚至出现发狂、谵语、昏厥。

主要病机：肝郁气结化火伤阴而阳亢。

治法：疏肝解郁，滋阴降火。

方药：新加升降散（僵蚕、蝉蜕、栀子、豆豉、姜黄、生大黄、连翘）。

（2）邪毒扰心

证候：心悸，心烦不安，口干口苦，失眠多梦，大便干结，小便黄赤，舌红苔黄，脉数或弦数或滑数而不齐。

主要病机：热毒炽盛于三焦，熏灼于经络血脉。

治法：清热解毒，活血通络。

方药：黄连解毒汤合丹参饮加减（黄连、黄芩、黄柏、炒栀子、苦参、丹参、檀香、葛根、炒酸枣仁、酒大黄）。

（六）预防调摄

情志调畅、饮食有节及避免外感六淫邪气、增强体质等是预防本病的关键。积极治疗胸痹心痛、痰饮、肺胀、喘证及痹病等，对预防和治疗心悸发作具有重要意义。

心悸患者应保持精神乐观、情绪稳定，坚持治疗，坚定信心。应避免惊恐刺激及忧思恼怒等。生活作息要有规律。饮食有节，宜进食营养丰富而易消化吸收的食物，宜低脂、低盐饮食，忌烟酒、浓茶。轻症者可从事适当体力活动，以不觉劳累、不加重症状为度，避免剧烈活动。重症者应卧床休息，还应及早发现变证、坏病先兆症状，做好急救准备。

四、巩固启发

文某，女，55岁，2010年6月19日初诊。

反复胸闷、心悸5年，再发加重1周。患者自述于年前开始出现胸闷、心悸症状，于精神抑郁时症状加重，睡眠质量较差，伴有四肢末端麻木症状，无胸痛、呼吸困难症状，到外院就诊，予以抗抑郁药物处理后（具体不详）症状好转，但反复发作，曾多次在外院及我院就诊，具体治疗过程不详。1周前，上症再发，以空腹及傍晚时症状加重明显，无胸痛，无恶心呕吐症状，遂到我院门诊就诊，门诊诊断：心悸查因，冠心病？心律失常？

现症见：神清，精神可，阵发性胸闷、心悸，发作时伴有头麻，以两侧为甚，伴枕部阵发性触电感，双下肢乏力。四肢末端麻木，无天旋地转等症状，纳眠差，二便尚可。

中药予以疏肝解郁、滋养肾阴为法，方药以丹栀逍遥散加减。方药如下：牡丹皮10g，栀子10g，柴胡5g，白芍10g，当归10g，茯苓10g，白术10g，远志10g，薄荷6g（后下），石菖蒲10g，女贞子15g，墨旱莲15g，炙甘草6g。共3剂，日1剂，水煎服。

二诊：患者诉阵发性胸闷、心悸较前缓解，无胸部灼热感，纳可，睡眠有所改善，二便尚调，舌暗红，苔薄白，脉弦涩。药以见效，守方以巩固疗效。

本医案来源：张小萍国家名中医门诊医案。

【思考讨论】

1. 中医脉象变化与辨证的关系。

2. 如何理解心悸病从肝论治。

【解析】

1. 迟脉：脉率在 40～50 次/分钟之间，脉律基本规整，见于窦性心动过缓、完全性房室传导阻滞。

结脉：脉率缓慢，而伴有不规则歇止，见于Ⅱ度以上窦房、房室传导阻滞，室内传导阻滞，以及多数过早搏动。

代脉：脉率不快，而伴有规则歇止的脉象，见于Ⅱ度窦房、房室传导阻滞，以及二联律、三联律等。

数脉：脉律规整，脉率在 100～150 次/分钟之间，见于窦性心动过速。

疾脉：脉来疾速，脉率在 150 次/分钟以上，脉律较整齐，见于阵发性、非阵发性室上性心动过速、房扑或房颤伴 2：1 房室传导。

促脉：脉率快速而兼有不规则歇止，多见于过早搏动。

2. 肝与心母子相生，经络相连，功能相关，生理状态下能够相互促进协调，共同维持生理功能的稳定，一旦发生病理状态，则会相互影响，若一叶障目，如治疗心悸，只见心脏，一味安心宁神，而不考虑疾病的本源，很难取得良好的治疗效果。辨证论治是中医的内涵和精髓。从肝论治心律失常，正是体现了中医的这一思想。因此临床诊治时应当充分发挥中医辨证的优势，不可拘泥于单纯的一个证型，应当有所侧重，兼顾全面。治疗时也不可单看到肝心合并，往往需要兼顾其他脏腑，整体思考，才会取得理想的疗效。

五、名家医案赏析

国医大师伍炳彩治疗心悸医案

某患，男，65 岁，退休工人，2020 年 5 月 29 日初诊。

主诉：反复胸闷心慌 1 年余，加重半月。

现病史：患者 1 年前开始出现胸闷、心慌，外院住院行冠状动脉造影检查示冠脉未见明显狭窄，长期口服苯磺酸氨氯地平片、阿卡波糖片、阿托伐他汀钙片。初诊前半月，患者胸闷、心慌加重，外院 24 小时动态心电图示室性早搏总数 26925 个。刻诊：心悸，胸闷，喜太息，活动、出汗后心悸加重，汗出部位从头至膝，膝以下无汗，疲乏，双膝尤甚，怯热，踝关节怯寒，咽稍红，口苦，寐差，醒后不易入睡，纳食可，尿频尿急，大便 2～3 日 1 行，舌质淡红，苔黄，脉稍滑有间隙。

既往史：有高血压、糖尿病病史。

诊断：心悸。辨证：痰湿扰心，气血不足。

治则：化痰祛湿，益气养血。

处方：法半夏 10g，陈皮 10g，茯苓 10g，炙甘草 15g，枳实 10g，生晒参 10g，远志 10g，熟地黄 10g，酸枣仁 15g，五味子 6g，郁金 10g，枇杷叶 10g，杏仁 10g，夜交藤 15g，琥珀 3g（先煎）。7 剂，水煎服，每日 1 剂，分早晚 2 次温服。

2020 年 6 月 5 日二诊：患者胸闷明显减轻，静息时心悸减轻，活动后心悸如前，疲乏稍减，寐差，小便平，大便日 1 行。舌淡红，苔黄，脉稍滑有间隙。上方生晒参加量至 15g，加甘松 10g。14 剂，水煎服，每日 1 剂，分早晚 2 次温服。

2020 年 6 月 19 日三诊：静息时无明显胸闷、心悸，活动后稍有心悸，下午心悸加重，服药后心悸减。舌淡红，苔薄黄，脉稍滑。继服 6 月 5 日方 14 剂，水煎服，每日 1 剂，分早晚 2 次温服。

2020 年 7 月 6 日四诊：查 24 小时动态心电图示平均心率 66 次 / 分，室性早搏总数 4947 个。

患者继续服用 6 月 5 日方至 7 月 23 日撰稿时止，静息、日常活动后无明显胸闷心悸，疲乏明显减轻，汗出可从头至足，踝关节怯寒消失。

【按】患者初诊心悸、胸闷，活动后、汗出后加重，疲乏，可知其气血不足。"汗为心之液"，心血不足，汗出后心悸加重。胸闷，喜太息，汗出部位从头至膝，膝以下无汗，怯热，踝关节怯寒是为湿阻。湿阻阳气不能下达，故汗出不能透达全身，身怯热而踝关节怯寒；湿阻于胸，故胸闷、喜太息。心悸、口苦、寐差、苔黄、脉滑是为痰热扰心。故治以化痰祛湿，益气养血。方以十味温胆汤清痰热，养气血。郁金、枇杷叶、茯苓杏仁甘草汤化湿宽胸，夜交藤、琥珀养心安神。二诊时患者活动后心悸、疲乏未明显减轻，是气虚湿阻未清，故生晒参加量以增强补气，配用甘松协半夏以理气化湿。本案气血不足为本，痰、湿、热为标，病位在心，涉及脾胃，故益气养血、化痰祛湿、镇心安神并用而获效。

本医案来源：国医大师伍炳彩门诊医案。

第十节 胸痹心痛

一、医案导入

朱某，男，90 岁，2018 年 1 月 21 日初诊。

主诉：胸闷、胸痛 3 年余。

现病史：患者近 3 年反复胸闷痛，2016 年 10 月因急性心肌梗死住院，经内科药物保守治疗后好转出院。近半月感胸闷痛，咳嗽咳痰。刻下：感胸闷痛，气急，自觉喉间有黏痰难以咳出，咳痰后胸闷缓解，稍有咳嗽，纳呆，二便调。

舌象：舌质暗紫，苔厚腻。

脉象：脉弦滑。

诊疗经过：辨证属胸痹心痛病，痰瘀互结心胸。治拟祛湿化痰，宽胸解郁，活血通络。处方：全瓜蒌 20g，薤白 10g，竹沥、半夏各 12g，生黄芩 12g，生薏苡仁 30g，姜竹茹 12g，茯苓 15g，桑白皮 12g，鱼腥草 30g，金荞麦 30g，杏仁 12g，桔梗 12g，浙贝母 10g，丹参 30g，三七粉 3g（冲服），广地龙 10g。7 剂，每日 1 剂，水煎早晚分服。

本医案来源：郑晓丹副主任中医师（南通市中医院）医案。

二、思考讨论

1. 本病的中医诊断、证型是什么？
2. 请阐述本病的病因病机。
3. 病案解析。
4. 请写出治法、方药（方名、药名、用量、用法）。

【解析】

1. 诊断：胸痹心痛病。辨证：痰瘀互结心胸。

2. 病因病机：胸痹心痛，是指胸阳不振，痰浊、阴寒留居胸中，或心气不足，鼓动无力，使气血痹阻心脉，以发作性或持续性胸闷痛为主要表现的疾病。患者平素饮食不当，恣食肥甘厚味，日久损伤脾胃，运化失司，酿湿生痰，久郁化热，心脉痹阻，而成本病。

3. 病案解析：痰瘀互结证的主要证候有胸闷、胸痛，形体肥胖，头晕，心悸，气短，倦怠乏力，有痰，纳呆脘痞，舌质暗红或紫暗，有瘀斑，舌下有瘀筋，苔白腻或黄腻或白滑，脉滑。治疗以通阳泄浊、豁痰开结、活血化瘀、通络止痛为原则。常用方有瓜蒌薤白半夏汤、苓桂术甘汤、黄连温胆汤、清金化痰汤、血府逐瘀汤等。兼有气虚血瘀者，可选用补阳还五汤加减。

4. 治法：通阳泄浊，豁痰开结。方药：瓜蒌薤白半夏汤合丹参饮。组成：全瓜蒌 20g，薤白 10g，竹沥、半夏各 12g，生黄芩 12g，生薏苡仁 30g，姜竹茹 12g，茯苓 15g，桑白皮 12g，鱼腥草 30g，金荞麦 30g，杏仁 12g，桔梗 12g，浙贝母 10g，丹参 30g，三七粉 3g（冲服），广地龙 10g。

【按】胸痹心痛是由于正气亏虚，饮食、情志、寒邪等所引起的以痰浊、瘀血、气滞、寒凝痹阻心脉，以膻中或左胸部发作性憋闷、疼痛为主要临床表现的一种病证。患者感胸闷痛、气急，自觉喉间有黏痰，难咳，咳痰后胸闷缓解，稍有咳嗽，纳呆，舌质暗紫，苔厚腻，脉弦滑。综上所述，在心病中，胸痹心痛病、心衰以及心悸较为常见。心主血脉，在液为汗，津血同源。若心气不足，则鼓舞气化乏力，血行不畅，血中津液不得流行输布，水气弥漫留驻，津液外渗而积痰成饮。随着生活水平的提高，饮食不节，嗜食肥甘厚味，则聚湿生痰；加之缺乏运动，久坐伤脾，导致脾失健运，水液聚而为湿为痰。因而，在心病中痰饮为患日益多见。张景岳云："痰即人之津液，无非水谷之所化……痰涎皆本气血，若化失其正，则脏腑病、津液败，而血气既成痰涎。"痰瘀互结心胸，而为胸痹心痛、心悸；痰饮壅于心肺，则为心衰。心病与痰饮水湿关系密切，临证从"痰"论治心病，多获良效。

三、主要知识点

（一）定义

胸痹心痛是由于正气亏虚，饮食、情志、寒邪等引起的痰浊、瘀血、气滞、寒凝痹阻心脉，以膻中或左胸部发作性憋闷、疼痛为主要临床表现的一种病证。轻者偶发短暂轻微的胸部沉闷或隐痛，或为发作性膻中或左胸含糊不清的不适感；重者疼痛剧烈，或呈压榨样绞痛。患者常伴有心悸、气短、呼吸不畅，甚至喘促、惊恐不安、面色苍白、冷汗自出等。本病多由劳累、饱餐、寒冷及情绪激动而诱发，亦可无明显诱因或于安静时发病。

（二）历史沿革

"心痛"病名最早见于马王堆汉墓出土的《五十二病方》。"胸痹"病名最早见于《内经》，书中对本病的病因、一般症状及真心痛的表现均有记载。《素问·脏气法时论》云："心病者，胸中痛，胁支满，胁下痛，膺背肩胛间痛，两臂内痛。"《灵枢·厥病》云："真心痛，手足青至节，心痛甚，旦发夕死，夕发旦死。"《金匮要略·胸痹心痛短气病脉证治》认为心痛是胸痹的表现，"胸痹缓急"即心痛以时发时缓为特点，其病机以阳微阴弦为主，以辛温通阳或温补阳气为治疗大法，代表方剂如瓜蒌薤白半夏汤、瓜蒌薤白白酒汤及人参汤等。后世医家丰富了本病的治法，如元·危亦林《世医得效方》用苏合香丸芳香温通治卒暴心痛。

（三）病因

胸痹心痛的病机关键在于外感或内伤引起心脉痹阻，其病位在心，但与肝、脾、肾三脏功能的失调有密切关系。

（四）病理因素

其病性有虚实两方面，常为本虚标实，虚实夹杂。虚者多见气虚、阳虚、阴虚、血虚，尤以气虚、阳虚多见；实者不外气滞、寒凝、痰浊、血瘀，并可交互为患，其中又以血瘀、痰浊多见。但虚实两方面均以心脉痹阻不畅、不通则痛为病机关键。发作期以标实表现为主，以血瘀、痰浊为突出。缓解期主要有心、脾、肾气血阴阳之亏虚，又以心气虚、心阳虚最为常见。

（五）辨证要点

1. 辨疼痛部位：局限于胸膺部位，多为气滞或血瘀，放射至肩背、咽喉、脘腹，甚至手臂、手指者，为痹阻较著；胸痛彻背、背痛彻心者，多为寒凝心脉或阳气暴脱。

2. 辨疼痛性质：是辨别胸痹心痛的寒热虚实、在气在血的主要参考，临证时再结合其他症状、脉象而做出准确判断。属寒者，疼痛如绞，遇寒则发，或得冷加剧；属热者，胸闷，灼痛，得热痛甚；属虚者，痛势较缓，其痛绵绵或隐隐作痛，喜揉喜按；属实者，痛势较剧，其痛如刺、如绞；属气滞者，闷重而痛轻；属血瘀者，痛如针刺，痛有定处。

3. 辨疼痛持续时间：短暂，瞬间即逝者多轻，持续不止者多重，若持续数小时甚至数日不休者常为重病或危候。一般疼痛发作次数与病情轻重程度呈正比，即偶发者轻，频发者重。亦有发作次数不多而病情较重的情况，必须结合临床表现，具体分析判断。若疼痛遇劳发作，休息或服药后能缓解者为顺证，若服药后难以缓解者常为危候。

（六）分证论治

1. 寒凝心脉

证候：多因气候骤冷或感寒而发病或加重。卒然心痛如绞，或心痛彻背，背痛彻心，或感寒痛甚，心悸气短，形寒肢冷，冷汗自出，苔薄白，脉沉紧或促。

治法：温经散寒，活血通痹。

方药：当归四逆汤。

2. 气滞心胸

证候：心胸满闷不适，隐痛阵发，痛无定处，时欲太息，遇情志不遂时容易诱发或加重，或兼有脘腹胀闷，得嗳气或矢气则舒，苔薄或薄腻，脉细弦。

治法：疏调气机，活血舒脉。

方药：柴胡疏肝散。

3. 痰浊闭阻

证候：胸闷重而心痛轻，形体肥胖，痰多气短，遇阴雨天而易发作或加重，伴有倦怠乏力，纳呆便溏，口黏，恶心，咳吐痰涎，苔白腻或白滑，脉滑。

治法：通阳泄浊，豁痰开结。

方药：瓜蒌薤白半夏汤加味。

4. 瘀血痹阻

证候：心胸疼痛剧烈，如刺如绞，痛有定处，甚则心痛彻背，背痛彻心，或痛引肩背，伴有胸闷，日久不愈，可因暴怒而加重，舌质暗红，或紫暗，有瘀斑，舌下瘀筋，苔薄，脉涩或结、代、促。

治法：活血化瘀，通脉止痛。

方药：血府逐瘀汤。

5. 心气不足

证候：心胸阵阵隐痛，胸闷气短，动则益甚，心中动悸，倦怠乏力，神疲懒言，面色㿠白，或易出汗，舌质淡红，舌体胖且边有齿痕，苔薄白，脉细缓或结代。

治法：补养心气，鼓动心脉。

方药：保元汤。

6. 心阴亏损

证候：心胸疼痛时作，或灼痛，或隐痛，心悸怔忡，五心烦热，口燥咽干，潮热盗汗，舌红少泽，苔薄或剥，脉细数或结代。

治法：滋阴清热，养心安神。

方药：天王补心丹。

7. 心阳不振

证候：胸闷或心痛较著，气短，心悸怔忡，自汗，动则更甚，神倦怯寒，面色㿠白，四肢欠温或肿胀，舌质淡胖，苔白腻，脉沉细迟。

治法：补益阳气，温振心阳。

方药：参附汤合桂枝甘草汤。

8. 补充临床常见的 3 种其他证型（有别于本科教材）

郭士魁名老中医将临床常见的胸痹心痛分为三型。

（1）阴虚阳亢，血脉瘀阻

证候：胸痛，头晕头痛，目涩舌麻，或四肢麻木，手足心热，形气较实，面色微赤，舌质正常或暗赤，苔白或薄黄，脉弦或尺寸较弱。

治法：育阴潜阳，活血息风。

方药：（郭士魁名老中医自拟方）川芎 15g，钩藤 20g，菊花 15g，葛根 20g，丹参 15g，玄参 15g，茺蔚子 15g，红花 15g，郁金 15g，降香 15g，瓜蒌 30g，黄连 10g，薤白 15g，珍珠母 30g。

（2）肝肾阴虚

证候：胸闷胸痛，头晕头痛，耳鸣健忘，疲乏无力，足跟痛，口干口渴，尿频，脉沉细而弱，舌赤。

治法：滋阴通络、活血化瘀。

方药：（郭士魁名老中医自拟方）首乌 12g，黄精 15g，女贞子 15g，墨旱莲 15g，黑桑椹 15g，黑芝麻 15g，菟丝子 15g，赤芍 12g，丹参 15g，川芎 15g，葛根 120g，降香 10g，香附 12g。

（3）气阴两虚血瘀

证候：心前区疼痛或胸骨后闷痛，并向左肩放射，有时肩臂亦痛或有酸麻感，心慌气短，疲乏无力，汗出口干，脉弦细，舌胖。

治法：益气育阴，活血化瘀。

方药：（郭士魁名老中医自拟方）党参 20g，生黄芪 20g，玉竹 15g，麦冬 12g，五味子 10g，赤芍 12g，丹参 12g，川芎 12g，红花 10g，香附 12g，郁金 12g，厚朴 10g。

上述补充证型、治法、方药均出自郭士魁名老中医医案。

（七）预防调摄

调情志、慎起居、适寒温、饮食调治是预防与调摄的重点。

1. 情志异常可导致脏腑失调，气血紊乱，尤其与心病关系较为密切。《灵枢·口问》

云："悲哀愁忧则心动。"后世进而认为"七情之由作心痛"，故防治本病必须高度重视精神调摄，避免过于激动或喜怒忧思无度，保持心情平静愉快。

2. 气候的寒暑晴雨变化对本病的发病亦有明显影响，《诸病源候论·心痛病诸候》记载："心痛者，风凉邪气乘于心也。"故本病患者应慎起居，适寒温，居处必须保持安静、通风。

3. 饮食调摄方面，不宜过食肥甘，应戒烟，少饮酒，宜低盐饮食，多吃水果及富含纤维的食物，保持大便通畅，饮食宜清淡，食勿过饱。

4. 发作期患者应立即卧床休息，缓解期要注意适当休息，坚持力所能及的活动，做到动中有静，保证充足的睡眠。

四、巩固启发

王某，男，56 岁，2011 年 11 月 8 日初诊。

主诉：左胸部刺痛 2 年余，劳累后加重。

现病史：患者诉胸闷气短，神疲乏力，自汗，寐差多梦，大便秘结，两日一行，舌略暗有瘀斑，苔白，脉弦缓无力。西医检查示：CTA 示心脏右冠脉硬斑块形成，心脏左冠脉前降支混合斑块形成，心脏左冠脉回旋支软斑块形成。西医诊断：冠心病；中医诊断：胸痹心痛（气虚血瘀型）。治疗以益气活血为主，方用三参丹饮加减：白参 15g，生黄芪 30g，当归 15g，川芎 15g，丹参 20g，三七粉 3g，血竭粉 7g，姜黄 15g，瓜蒌 15g，郁金 15g，延胡索 15g，枳壳 15g，桃仁 15g，炙甘草 15g。7 剂，日 1 剂，水煎，早晚分服。

2011 年 11 月 15 日二诊：胸痛减，仍寐差，原方加炒酸枣仁 20g。7 剂。

2011 年 11 月 22 日三诊：胸痛明显缓解，胸闷热，二诊方加牡丹皮 15g，赤芍15g。7 剂。

2011 年 11 月 29 日四诊：近 1 周胸不痛，时自汗出，三诊方加煅龙骨 30g，煅牡蛎 30g。7 剂。

2011 年 12 月 6 日五诊：症不著，近 2 周未发心痛，仍用三诊方。14 剂。

本医案来源：唐明哲，李志翔，牛丁忍，等.国医大师段富津教授活用"三参丹饮"治疗胸痹验案举隅［J］.中医药学报，2017，45（02）：3.

【思考讨论】

1. 简述胸痹心痛发作机理。

2. 胸痹心痛的治则治法是什么？

3. 如何理解胸痹心痛病机"阳微阴弦"？

【解析】

1. 胸痹心痛发病机理：①不通则痛。《素问·举痛论》曰："经脉流行不止，环周不休，寒气入经而稽迟，泣而不行，客于脉外则血少，客于脉中则气不通，故卒然而痛。"《素问·调经论》曰："寒气积于胸中而不泻，不泻则温气去，寒独留则血凝泣，凝则脉不通。"这两段经文说明了心痛发作的机理：寒邪入侵，凝于脉中，气血循行不畅，经脉痹阻，所以心痛发作。此即后世广为人知的"不通则痛"一说的理论滥觞。②牵引作痛。《素问·举痛论》还论述了另外一种寒邪致痛的病机："寒气客于脉外则脉寒，脉寒则缩踡，缩踡则脉绌急，绌急则外引小络，故卒然而痛。"寒邪客于脉外，经脉受寒收缩，牵引经外细小络脉，内外相引，拘急而痛。这一说法与西医学关于冠状动脉痉挛导致心绞痛的描述很相似。③不荣则痛。此外，《内经》认为寒邪能致血虚，血虚则心脉失养而发心痛，"寒气客于背俞之脉则脉泣，脉泣则血虚，血虚则痛，其俞注于心，故相引而痛"。此即后世所云"不荣则痛"。

2. 胸痹心痛治则包括治未病、治病求本、调整阴阳、扶正祛邪、同病异治、异病同治、三因治宜等。治法指治疗疾病的方法，内容包括两方面：一指治疗疾病的手段，如药物、针灸、气功、推拿、心理治疗等；二指在一定治则指导下制订的针对证候的具体治疗方法，如汗、吐、下、和、温、清、补、消、软坚散结、祛风胜湿等。中医治则和治法在数千年的发展中，逐步完善，形成了系统并且丰富多彩的论治观。

3. 胸痹心痛的病机为"阳微阴弦"，其本质是本虚标实：上焦阳虚，胸阳不振，寒邪、水饮、痰浊及瘀血等阴邪反盛，上扰阳位，痹阻胸阳，胸阳失展即胸痹而痛。表现为膻中或胸部发作性憋闷、疼痛，轻者偶发短暂轻微的胸部沉闷或隐痛，重者疼痛剧烈，或呈压榨样绞痛。根据"标本缓急"的治则，急则治其标，当泻其标实，针对标证邪气的不同，祛邪之法又分温通散寒、活血化瘀、化痰逐饮、行气开郁、化痰祛瘀等。

五、名家医案赏析

国医大师伍炳彩治疗胸痹心痛医案

某患，女，61岁。

主诉：胸部隐痛1月余。

现病史：患者1个多月前出现胸前时有隐痛，心悸心慌，以夜间为主，1分钟可自行缓解，夜间睡时偶尔心中有窒息感，起床后好转，胸闷，气短，下午多发，易疲倦乏力，四肢无力，以下肢为主，头晕，睡眠尚可，夜间腰部有胀感，白天无明显感觉，平素精神不佳，易急躁，月经提前，量少有血块，色暗。小便频，量可，色淡黄，质清，大便成形，质偏软，日行1～2次，舌质淡红，苔黄白稍腻，脉中取稍弦。

拟用东垣清暑益气汤加减，具体方药如下：生晒参15g，白术10g，黄芪15g，当归10g，生甘草6g，麦冬6g，五味子6g，陈皮10g，神曲10g，葛根10g，黄柏8g，泽泻10g，生姜2片，大枣1枚，三七3g（冲服），琥珀（冲服）3g。7剂。

服药7剂，心悸，胸闷明显减轻，唯稍觉胸痛、疲乏。守上方加丹参10g，太子参15g，继续服用7剂而愈。近期随访无复发。

【按】心痛指患者自觉胸中疼痛，可伴有胸闷、心慌、气短，首先分虚实，病理因素不外乎寒、痰、饮、瘀、湿。该患者平素易疲劳乏力，属正气亏虚，脾失健运，水谷精气不化，则水湿停聚，清阳不升，水湿与谷气内蕴生热，虚中蕴热，郁滞胸中，胸中气机不畅，从而心慌、胸闷。伍师应用东垣清暑益气汤加减，益气健脾，祛湿除热，兼补中气。脾胃是气机升降之枢纽，亦是气血生化之源，脾胃气虚升浮失常，则气血不能上达心肺，心脏失去气血濡养，加上气虚，胸中气机不畅，则心悸、乏力、胸闷，所以伍师用生晒参、黄芪重补脾胃之气，脾胃之气旺，四季不受邪，气足能升浮，能生血；葛根解肌透热；白术、陈皮健脾燥湿，则内外之湿皆除；泽泻、黄柏走下焦以导湿热；麦冬、五味子滋养胃阴，以助化源。调升降，复虚损，开郁遏，降阴火，宣、达、清泄于一体，全方合而奏之，扶正气，祛余邪，故可见效若是。

　　胸痹心痛病在临床上属于多发病、高危病，这与人们生活水平提高、恣意饮食、精神压力大、情志失调密切相关。通过挖掘分析伍炳彩教授治疗胸痹心痛的有效病例，研究伍炳彩教授发表的相关文章，并结合历代相关文献进行阐述和分析，得出伍炳彩教授治疗胸痹心痛的学术思想及临床经验，主要归纳为以下几点。

　　1. 注重心脾关系：伍炳彩教授认为心脾亏虚是胸痹心痛的常见病机，脾虚湿聚，阻滞胸脉，发为胸痛，故治疗上应从心脾下手，他在临床上灵活运用李氏清暑益气汤、茯苓杏仁甘草汤、归脾汤治疗该病，疗效显著。

　　2. 善从肝论治：伍炳彩教授认为情志致病也是一重大因素。现代社会，人们压力大，情志容易过激，肝郁气滞或郁而化火扰心；肝病及脾，脾失健运，痰湿内生或气郁化热，上扰心胸。所以伍师在临床上治疗该病时非常注重从肝论治，常用方剂有四逆散、逍遥散、丹栀逍遥散、温胆汤等。

　　3. 喜从痰湿论治：伍炳彩教授认为痰湿是胸痹心痛的重要致病因素，当今社会，人们饮食不节，脾胃受损，痰湿内生，湿郁化热，上扰心胸，胸阳失展，心脉痹阻，发为本病。故伍师在临床上喜灵活应用银翘马勃散、上焦宣痹汤加减等治疗本病。

　　4. 常从瘀论治：临床中胸痹心痛病因病机十分复杂，伍炳彩教授认为瘀血始终贯穿胸痹心痛的全过程。心血瘀阻，不通则痛；心失所养，不荣则痛。瘀血内阻日久，气机不畅，水湿内聚，最后痰瘀湿互结致病。因此伍师都会酌情加入一些活血化瘀的药，如丹参、红景天、苏木、桃仁、茜草、红花、三七等。

　　本医案来源：略。

第十一节　血　　证

一、医案导入

许某，女，56岁，2020年6月2日初诊。

主诉：皮肤瘀斑1年余。

现病史：患者于2019年4月20日体检时发现血小板（PLT）减少，最低达18×10^9/L，于外院诊断为特发性血小板减少性紫癜（ITP），采用泼尼松治疗效果不理想，减停激素过程中PLT复降至25×10^9/L，后于12月起加用艾曲波帕口服治疗，间断采用激素冲击治疗，疗效仍不佳，PLT波动在8×10^9/L～29×10^9/L，遂减停激素及艾曲波帕，求诊于中医。刻下症见：双下肢皮肤散在瘀斑瘀点，时有齿衄，疲乏，咽痒咳嗽，以干咳为主，无恶寒发热、腹痛腹泻等不适，纳眠可，二便调，2020 年 6 月 2 日于我院查血常规，结果如下：PLT 8×10^9/L。

舌象：舌红，苔黄。

脉象：脉细。

既往史：有高血压史 3 年余。

诊疗经过：证属虚火内炽，灼伤脉络，血溢肌肤。中医诊断：紫斑（肝肾阴虚兼外感风热）。治以滋阴降火，宁络止血。方用茜根散加减。处方：怀山药、生地黄、山茱萸、仙鹤草、荆芥、连翘、玄参、麦冬、小蓟各 15 g，地苍 30 g，桔梗 10 g，甘草 6 g。14 剂，每日 1 剂，水煎至 150 mL，分 2 次于早晚饭后温服。合用紫癜宁片，每次 1 g，每天 3 次，口服 14 天；紫地合剂每次 50 mL，每天 3 次，有出血症状时服用，齿衄时宜冷冻后含漱。同时嘱患者注意保暖，卧床休息，忌食生冷辛辣之物；每 2～3 天复查 1 次血液分析，直至 PLT $>30\times10^9$/L；如有恶心呕吐、呕血、便血等不适，或出现血小板进行性下降时，需及时到急诊就诊。

2020 年 6 月 16 日二诊：皮肤瘀斑部分消退，无新发，疲乏感消失，齿衄及干咳减少，伴咽部异物感。复查血常规：PLT 37×10^9/L。将原方荆芥减量至 10g，去玄参、麦冬、桔梗、甘草，加夏枯草、藕节各 15 g，女贞子、墨旱莲各 10 g。14 剂，煎服法同上。并嘱患者随诊。

2020 年 6 月 30 日三诊：患者偶有皮肤瘀斑，无齿衄，咽痒，偶有咳嗽。复查血常规：PLT 52×10^9/L。遂守方 14 剂，随诊。

后患者定期每 2 周复诊 1 次以巩固疗效。随访 2 个月，患者病情稳定，偶有皮下瘀斑；复查血液分析，PLT 波动在 52×10^9/L～70×10^9/L 之间。

本医案来源：何怀阳主任中医师门诊医案。

二、思考讨论

1. 本病的中医诊断、证型是什么？
2. 请阐述本病的病因病机。
3. 本病与出疹如何鉴别？
4. 请写出治法、方药（方名、药名、用量、用法）。

【解析】

1. 诊断：紫斑。证型：肝肾阴虚兼外感风热。
2. 病因病机：虚火内炽，灼伤脉络，血溢肌肤。
3. 紫斑与出疹均有局部肤色的改变，紫斑呈点状者需与出疹的疹点区别。紫斑隐于皮内，压之不褪色，触之不碍手；疹高出于皮肤，压之褪色，摸之碍手。
4. 治法：滋阴降火，宁络止血。方药：茜根散加减。处方：淮山药、生地黄、山茱萸、仙鹤草、荆芥、连翘、玄参、麦冬、小蓟各 15 g，地苍 30 g，桔梗 10 g，甘草 6 g。14 剂，每日 1 剂，水煎至 150 mL，分 2 次于早晚饭后温服。

【按】本例患者由于素体肝肾阴虚，为阳热体质，加之长期使用激素损伤脾胃，消耗肝阴肝血及肾精，日久阴阳失衡，阴虚火旺，热迫血行，血不循经则外溢而成阴虚火旺之证。热伤血络，故见皮下出血；虚火上炎，则见齿衄；脾胃损伤，运化失常，精血无以化生则疲乏；此次复感风热邪气，侵袭肺卫，故咽痒咳嗽，是为病情加重之诱因；舌红、苔黄、脉细均为肝肾阴虚兼外感风热之象。治以止血、消瘀、宁血、补血之法。处方以滋阴止血方加味治疗，加麦冬养阴意在补血；玄参清热凉血，桔梗宣肺利咽，意在宁血。同时配合院内制剂紫癜宁片、紫地合剂加强滋补肝肾、清热凉血止血之力。二诊时患者瘀斑减少，咳嗽减轻，此时风热渐去，阴虚更甚，遂原方荆芥减量，去玄参、桔梗以减弱清热宣肺宁血之力，加藕节清热止血，女贞子、墨旱莲补肝肾。三诊患者病情稳定，遂守方随诊。

三、主要知识点

（一）定义

凡由多种原因引起火热熏灼或气虚不摄，致使血液不循常道，或上溢于口鼻诸窍，或下泄于前后二阴，或渗出于肌肤所形成的疾患，统称为血证。这也就是说，非生理性的出血性疾患称为血证。血证是涉及多个脏腑组织，而临床又极为常见的一类病证。它既可以单独出现，又常伴见于其他病证的过程中。在古代医籍中，其亦称为血病或失血。

（二）历史沿革

《先醒斋医学广笔记·吐血》提出了著名的治吐血三要法，强调了行血、补肝、降气在治疗吐血中的重要作用。

《景岳全书·血证》对血证的内容做了比较系统的归纳，将引起出血的病机提纲挈领地概括为"火盛"及"气虚"两个方面。

《血证论》是论述血证的专书，对各种血证的病因病机、辨证论治均有许多精辟论述，该书所提出的止血、消瘀、宁血、补血的治血四法，确实是通治血证之大纲。

（三）病因病机

1.感受外邪：外邪侵袭、损伤脉络而引起出血，其中以感受热邪所致者为多。如风、热、燥邪损伤上部脉络，则引起衄血、咯血、吐血；热邪或湿热损伤下部脉络，则引起尿血、便血。

2.情志过极：忧思恼怒过度，肝气郁结化火，肝火上逆犯肺则引起衄血、咯血；肝火横逆犯胃则引起吐血。

3.饮食不节：饮酒过多以及过食辛辣厚味，或滋生湿热，热伤脉络，引起衄血、吐血、便血；或损伤脾胃，脾胃虚衰，血失统摄，而引起吐血、便血。

4.劳倦过度：心主神明，神劳伤心；脾主肌肉，体劳伤脾；肾主藏精，房劳伤肾。

劳倦过度会导致心、脾、肾气阴的损伤。若损伤于气，则气虚不能摄血，以致血液外溢而形成衄血、吐血、便血、紫斑；若损伤于阴，则阴盛火旺，迫血妄行而致衄血、尿血、紫斑。

5. 久病或热病之后：久病或热病导致血证的机理主要有三个方面：久病或热病使阴精伤耗，以致阴虚火旺，迫血妄行而致出血；久病或热病使正气亏损，气虚不摄，血溢脉外而致出血；久病入络，使血脉瘀阻，血行不畅，血不循经而致出血。

（四）基本病机

各种原因之所以导致出血，其共同的病机可以归结为火热熏灼、迫血妄行及气虚不摄、血溢脉外两类。

（五）临床表现

血证以出血为突出表现，随其病因、病位的不同，而表现为鼻衄、齿衄、咯血、吐血、便血、尿血、紫斑等。随病情轻重及原有疾病的不同，则有出血量或少或多、病程或短或长及伴随症状等的不同。与出血同时出现的症状及体征，以火热亢盛、阴虚火旺及正气亏虚证候为多见，所以掌握这三种证候的特征，对于血证的辨证论治具有重要意义。

热盛迫血证：多发生在血证的初期，大多起病较急，出血的同时伴有发热、烦躁、口渴欲饮、便秘、尿黄、舌红少津、苔黄、脉弦数或滑数等。

阴虚火旺证：一般起病较缓，或由热盛迫血证迁延转化而成，表现为反复出血，伴有口干咽燥、颧红、潮热、盗汗、头晕、耳鸣、腰膝酸软、舌质红、苔少、脉细数等。

气虚不摄证：多见于病程较长、久病不愈的出血患者，表现为起病较缓，反复出血，伴有神情倦怠、心悸、气短懒言、头晕目眩、食欲不振、面色苍白或萎黄、舌质淡、脉弱等症。

（六）治疗原则

治疗血证，应针对各种血证的病因病机及损伤脏腑的不同，结合证候虚实及病情轻重而辨证论治。《景岳全书·血证》说："凡治血证，须知其要，而血动之由，惟火惟气耳。故察火者但察其有火无火，察气者但察其气虚气实。知此四者而得其所以，则治血之法无余义矣。"概而言之，对血证的治疗可归纳为治火、治气、治血三个原则。

1. 治火：火热熏灼，损伤脉络，是血证最常见的病机，应根据证候虚实的不同，实火当清热泻火，虚火当滋阴降火，并结合受病脏腑的不同，分别选用适当的方药。

2. 治气：气为血帅，气能统血，血与气密切相关，故《医贯·血症论》说："血随乎气，治血必先理气。"对实证当清气降气，虚证当补气益气。

3. 治血：《血证论·吐血》说："存得一分血，便保得一分命。"要达到治血的目的，最主要的是根据各种证候的病因病机进行辨证论治，其中包括适当地选用凉血止血、收敛止血或活血止血的方药。

（七）分证论治

1. 鼻衄

鼻腔出血称为鼻衄，是血证中最常见的一种。鼻衄多由火热迫血妄行所致，其中以肺热、胃热、肝火为常见。另有少数患者，可由正气亏虚、血失统摄引起。

鼻衄可因鼻腔局部疾病及全身疾病而引起。内科范围的鼻衄主要由某些传染病、发热性疾病、血液病、风湿热、高血压、维生素缺乏症、化学药品及药物中毒等引起。

至于鼻腔局部病变引起的鼻衄，一般属于五官科的范畴。

（1）热邪犯肺

证候：鼻燥衄血，口干咽燥，或兼有身热、咳嗽痰少等症，舌质红，苔薄，脉数。

治法：清泄肺热，凉血止血。

方药：桑菊饮。

（2）胃热炽盛

证候：鼻衄，或兼齿衄，血色鲜红，口渴欲饮，鼻干，口干臭秽，烦躁，便秘，舌红，苔黄，脉数。

治法：清胃泻火，凉血止血。

方药：玉女煎。

（3）肝火上炎

证候：鼻衄，头痛，目眩，耳鸣，烦躁易怒，面目红赤，口苦，舌红，脉弦数。

治法：清肝胃火，凉血止血。

方药：龙胆泻肝汤。

（4）气血亏虚

证候：鼻衄，或兼齿衄、肌衄，神疲乏力，面色苍白，头晕，耳鸣，心悸，夜寐不宁，舌质淡，脉细无力。

治法：补气摄血。

方药：归脾汤。

2. 齿衄

齿龈出血称为齿衄，又称为牙衄、牙宣。阳明经脉入于齿龈，齿为骨之余，故齿衄主要与胃肠及肾的病变有关。

齿衄可由齿龈局部病变或全身疾病所引起。内科范围的齿衄多由血液病、维生素缺乏症及肝硬化等疾病引起。至于齿龈局部病变引起的齿衄，一般属于口腔科范围。

（1）胃火炽盛

证候：齿衄血色鲜红，齿龈红肿疼痛，头痛，口臭，舌红，苔黄，脉洪数。

治法：清胃泻火，凉血止血。

方药：加味清胃散合泻心汤。

（2）阴虚火旺

证候：齿衄，血色淡红，起病较缓，常因受热及烦劳而诱发，齿摇不坚，舌质红，苔少，脉细数。

治法：滋阴降火，凉血止血。

方药：六味地黄丸合茜根散。

3. 咯血

血由肺及气管外溢，经口而出，表现为痰中带血，或痰血相兼，或纯血鲜红，间夹泡沫，均称为咯血，亦称为嗽血。

多种杂病及温热病都会引起咯血。内科范围的咯血主要见于呼吸系统的疾病，如支气管扩张症、急性气管－支气管炎、慢性支气管炎、肺炎、肺结核、肺癌等。

（1）燥热伤肺

证候：喉痒咳嗽，痰中带血，口干鼻燥，或有身热，舌质红，少津，苔薄黄，脉数。

治法：清热润肺，宁络止血。

方药：桑杏汤。

（2）肝火犯肺

证候：咳嗽阵作，痰中带血或纯血鲜红，胸胁胀痛，烦躁易怒，口苦，舌质红，苔薄黄，脉弦数。

治法：清肝泻火，凉血止血。

方药：泻白散合黛蛤散。

（3）阴虚肺热

证候：咳嗽痰少，痰中带血或反复咯血，血色鲜红，口干咽燥，颧红，潮热盗汗，舌质红，脉细数。

治法：滋阴润肺，宁络止血。

方药：百合固金汤。

4. 吐血

血由胃来，经呕吐而出，血色红或紫暗，常夹有食物残渣，称为吐血，亦称为呕血。

吐血主要见于上消化道出血，其中以消化性溃疡出血及肝硬化所致的食管、胃底静脉曲张破裂最多见，其次见于食管炎、急慢性胃炎、胃黏膜脱垂症等，以及某些全身性疾病（如血液病、尿毒症、应激性溃疡）引起的出血。

（1）胃热壅盛

证候：脘腹胀闷，甚则作痛，吐血色红或紫暗，常夹有食物残渣，口臭，便秘，大便色黑，舌质红，苔黄腻，脉滑数。

治法：清胃泻火，化瘀止血。

方药：泻心汤合十灰散。

（2）肝火犯胃

证候：吐血色红或紫暗，口苦胁痛，心烦易怒，寐少梦多，舌质红绛，脉弦数。

治法：泻肝清胃，凉血止血。

方药：龙胆泻肝汤。

（3）气虚血溢

证候：吐血缠绵不止，时轻时重，血色暗淡，神疲乏力，心悸气短，面色苍白，舌质淡，脉细弱。

治法：健脾养心，益气摄血。

方药：归脾汤。

上述三种证候的吐血，若出血过多，导致气随血脱，表现为面色苍白、四肢厥冷、汗出、脉微等症者，亟当益气固脱，可用独参汤等积极救治。

5. 便血

便血系胃肠脉络受损，出现血液随大便而下，或以大便显柏油样为主要临床表现的病证。

便血均由胃肠之脉络受损所致。内科杂病的便血主要见于胃肠道的炎症、溃疡、肿瘤、息肉、憩室炎等。

（1）肠道湿热

证候：便血色红，大便不畅或稀溏，或有腹痛，口苦，舌质红，苔黄腻，脉濡数。

治法：清化湿热，凉血止血。

方药：地榆散合槐角丸。

（2）气虚不摄

证候：便血色红或紫暗，食少，体倦，面色萎黄，心悸，少寐，舌质淡，脉细。

治法：益气摄血。

方药：归脾汤。

（3）脾胃虚寒

证候：便血紫暗，甚则黑色，腹部隐痛，喜热饮，面色不华，神倦懒言，便溏，舌质淡，脉细。

治法：健脾温中，养血止血。

方药：黄土汤。

6. 尿血

小便中混有血液，甚或伴有血块的病证，称为尿血。根据出血量多少的不同，小便呈淡红色、鲜红色或茶褐色。

以往所谓尿血，一般均指肉眼血尿而言。但随着检测手段的进步，出血量微小，用肉眼不易观察到而仅在显微镜下才能发现红细胞的镜下血尿，现在也应包括在尿血之中。

尿血是一种比按常见的病证。西医学所称的肾小球肾炎、泌尿系肿瘤等泌尿系统疾病，以及全身性疾病，如血液病、结缔组织疾病等出现的血尿，均可参考本篇辨证论治。

（1）下焦湿热

证候：小便黄赤灼热，尿血鲜红，心烦口渴，面赤口疮，夜寐不安，舌质红，脉数。

治法：清热泻火，凉血止血。

方药：小蓟饮子。

（2）肾虚火旺

证候：小便短赤带血，头晕耳鸣，神疲，颧红潮热，腰膝酸软，舌质红，脉细数。

治法：滋阴降火，凉血止血。

方药：知柏地黄丸。

（3）脾不统血

证候：久病尿血，甚或兼见齿衄、肌衄，食少，体倦乏力，气短声低，面色不华，舌质淡，脉细弱。

治法：补脾摄血。

方药：归脾汤。

（4）肾气不固

证候：久病尿血，血色淡红，头晕耳鸣，精神困惫，腰脊酸痛，舌质淡，脉沉弱。

治法：补益肾气，固摄止血。

方药：无比山药丸。

7. 紫斑

血液溢出于肌肤之间，皮肤出现青紫斑点或斑块的病症，称为紫斑。多种外感及内伤的原因都会引起紫斑。外感温热病热入营血所出现的发斑，可参阅温热病学的有关内容。本篇主要讨论内科杂病范围的紫斑。

内科杂病的紫斑可见于西医学的原发性血小板减少性紫癜及过敏性紫癜。此外，药物、化学和物理因素等引起的继发性血小板减少性紫癜，亦可参考本篇辨证论治。

（1）血热妄行

证候：皮肤出现青紫斑点或斑块，或伴有鼻衄、齿衄、便血、尿血，或有发热、口渴、便秘，舌红，苔黄，脉弦数。

治法：清热解毒，凉血止血。

方药：十灰散。

（2）阴虚火旺

证候：皮肤出现青紫斑点或斑块，时发时止，常伴鼻衄、齿衄或月经过多，颧红，心烦，口渴，手足心热，或有潮热、盗汗，舌质红，苔少，脉细数。

治法：滋阴降火，宁络止血。

方药：茜根散。

（3）气不摄血

证候：反复发生肌衄，久病不愈，神疲乏力，头晕目眩，面色苍白或萎黄，食欲不振，舌质淡，脉细弱。

治法：补气摄血。

方药：归脾汤。

（八）转归预后

血证的预后，主要与下述三个因素有关：一是引起血证的原因，一般来说，外感易治，内伤难治，新病易治，久病难治。二是与出血量的多少密切有关。出血量少者病轻，出血量多者病重，甚至形成气随血脱的危急重病。三是与兼见症状有关。出血而伴有发热、咳喘、脉数等症者，一般病情较重。正如《景岳全书·血证》说："凡失血等证，身热脉大者难治，身凉脉静者易治，若喘咳急而上气逆，脉见弦紧细数，有热不得卧者死。"

四、巩固启发

张某，男，51岁，2018年8月13日初诊。

患者因"发热咳嗽2天伴痰中带血1天"就诊。2天前因受凉致发热、咳嗽咳痰，急诊拟"右中肺大叶性肺炎"收住入院。1天前患者因家中琐事暴怒，后出现痰中带血，甚则咳鲜红色血痰。刻下：体温38.4℃，咳嗽，咳痰，气粗，痰色黄质黏，量少，痰中夹血，色鲜红，口干，口苦，腹胀，大便3日未下，舌红，苔薄黄，脉弦滑。西医诊断：右中肺大叶性肺炎。中医诊断：咯血，辨属肺虚肝郁、痰热未清。治以清肺化痰，通腑平肝，方选黄连黄芩泻心汤加减。处方：黄芩10g，焦栀子10g，黄连10g，牡丹皮10g，炙桑白皮10g，葶苈子10g，制半夏10g，花蕊石10g，石膏20g，生大黄6g，藕节炭10g，荆芥炭10g，白茅根15g，芦根15g，川贝母4g，黛蛤散15g，甘草4g。3剂，水煎服，日1剂。

2018年8月16日二诊：颇合，体温正常，3剂之后咯血顿挫，仍时有咳嗽、咳痰，痰黏难咳，口干口苦显减，大便时干时溏，舌红，苔薄黄少津，脉细滑。原方去黄芩、黄连、石膏，增生地黄10g，薏苡仁15g，桔梗8g。

患者再服10剂，痰、血均已不显，嘱调畅情志。

本医案来源：何怀阳主任中医师门诊医案。

【思考讨论】

1.简述血证的治疗原则。

2.简述血证的辨证要点。

【解析】

1.治火：火热熏灼，损伤脉络，是血证最常见的病机；治气：气为血帅，气能统血，血与气休戚相关；治血：要达到治血的目的，最主要的是根据各种证候的病因病机进行辨证论治，其中包括适当地选用凉血止血、收敛止血或祛瘀止血的方药。

2.辨病证的不同：血证具有明确而突出的临床表现——出血，一般不易混淆。但由于引起出血的原因以及出血部位的不同，应注意辨清不同的病证。辨脏腑病变之异：同一血证可以由不同的脏腑病变而引起，如吐血有病在胃及病在肝之别。辨证候之虚实：一般初病多实，久病多虚；由火热迫血所致者属实，由阴虚火旺、气虚不摄，甚至阳气虚衰所致者属虚。

五、名家医案赏析

国医大师洪广祥治疗肺癌咯血医案

陈某，女，48 岁，6 月 20 日初诊。

患者因"确诊肺癌半年，咯血 1 周"就诊。患者半年前确诊为右肺小细胞癌，1 周前突发咯血，血色鲜红，夹有暗红血块。刻下：咳喘阵作，咳痰量多，色淡黄，痰中带血，色暗，胸胁胀痛，心烦发热，时有盗汗，纳平，便稍干，日一行，舌质暗红，苔灰浊腻、前剥脱，脉弦滑小数。西医诊断：右肺小细胞癌。中医诊断：咯血，辨属阴虚热毒蕴结伤络。治宜养阴泄热攻毒，方选黄连黄芩泻心汤合泻白散加减。处方：西洋参 4g，黄芩 10g，焦栀子 12g，黄连 10g，地骨皮 10g，炙桑白皮 10g，黛蛤散 15g，川贝母粉 4g，芦根 15g，蒲黄炭 5g，蛤粉炒阿胶 10g，白花蛇舌草 15g，半枝莲 15g，大黄 6g，血余炭 10g，炙甘草 4g。7 剂。水煎服，日 1 剂。三七粉 20g，白及粉 20g，和匀吞服，每次 3g，日 2 次。

6 月 27 日二诊：患者药进 2 日后，咯血渐止，3 日后痰色转淡暗红，今咳嗽显减，咳痰量少，色黄质黏，偶有血丝，胸痛不著，纳谷小增，唯形体消瘦，胸闷气短，动则气喘，时有口干口苦，大便时干时溏，夜尿日二行，舌质淡暗，苔前渐薄白腻。原方去黄芩、黄连，增天冬、麦冬各 10g，葶苈子、紫苏子各 10g，杏仁 10g，薏苡仁 15g。7 剂。水煎服，日 1 剂。继服三七、白及粉，服法同前。

【按】本案患者癌症诊断明确，平素即咳嗽、气喘阵作，难以平复，此次痰中带血，又见胸胁胀痛，心烦发热，时有盗汗，舌暗，苔剥，脉弦滑，实属热毒蕴结，而又兼阴虚，虚火伤络，治当抗癌解毒，益肺止血。洪师认为咯血病急，当急治其标，难以顾及其本，此时就要针对病变脏器下药，同时究其病因，辨证治之，防止再次出血。方中西洋参、黄芩、焦栀子、黄连、地骨皮、炙桑白皮、川贝母粉清肺益气化痰，黛蛤散、蒲黄炭、血余炭、蛤粉炒阿胶、芦根降气收敛止血，白花蛇舌草、半枝莲、大黄抗癌泻火解毒。本案患者咯血，其本必由癌毒。洪师认为肺癌咯血不可见血止血，方中当加抗癌解毒之品，如白花蛇舌草、半枝莲，抑或守宫、露蜂房。痰、瘀、毒是癌病的主要病理因素，痰饮瘀毒交结，壅滞不断耗伤气血，进一步影响脏器功能，导致气血生成不足，最终形成邪实更实、正气更虚之象。洪师认为扶正之法当贯穿癌病治疗始终，因其阴虚血热之象，使用养阴润肺止血的蛤粉炒阿胶，以期润而不腻。二诊咯血之标已除，查其咳嗽咳痰、气短纳差之证，则增培土生金、脾肺同补之天冬、麦冬、葶苈子、紫苏子、杏仁、薏苡仁以求标本兼治。

本医案来源：张津男，杨文华.《血证论》之治血四法浅析［J］.河北中医，2015，37（02）：267-269.

第十二节 不 寐

一、医案导入

周某，女，65岁，2020年10月17日初诊。

主诉：失眠2月余。

现病史：入睡困难，甚至彻夜不眠，易醒，醒后难以再寐，多梦，素多思虑，心烦，脘腹胀满，食后尤甚，口干口苦，偶有头晕，头重如裹，周身困倦，纳可，小便偏黄，大便正常。

舌象：舌红，苔黄腻。

脉象：脉沉细弦。

诊疗经过：痰热内扰，心神不宁。法当清热化痰，宁心安神。方用柴芩温胆汤加减：柴胡15g，黄芩10g，枳实15g，竹茹15g，茯神20g，法半夏10g，陈皮10g，炙甘草6g，南沙参15g，郁金15g，茵陈15g，丹参20g，焦栀子6g，龙骨30g，牡蛎30g。7剂，水煎服，每日1剂。

二诊：患者诉疗效显著，睡眠明显改善，已能入睡5～6小时，口干口苦明显减轻。再7剂，巩固疗效，水煎服，每日1剂。

本医案来源：黄春华主任中医师门诊医案。

二、思考讨论

1. 本病的中医诊断、证型是什么？

2. 请阐述本病的病因病机。

3. 请写出治法、方药（方名、药名、用量、用法）。

【解析】

1. 诊断：不寐。证型：痰热内扰。

2. 病因病机：痰热内扰，心神不宁，发为不寐。

3. 治法：清热化痰，宁心安神。方药：柴芩温胆汤加减。组成：柴胡15g，黄芩10g，枳实15g，竹茹15g，茯神20g，法半夏10g，陈皮10g，炙甘草6g，南沙参15g，郁金15g，茵陈15g，丹参20g，焦栀子6g，龙骨30g，牡蛎30g。7剂，水煎服，每日1剂。

【按】本案患者素多思虑，思虑过重则三焦气机不畅，津气不化则生痰浊。头晕、脘腹胀满、头重如裹、周身困倦，主要因痰湿阻滞；痰湿蕴热，则有口干、小便偏黄、舌红、苔黄腻之象；痰热扰心，心神不宁，故入睡困难，甚至彻夜不眠；心主神明，心失宁静，则神无所依，故多梦。本方在化痰的基础上，同时也注重理气，即治痰先治气，气顺则痰消，故用温胆汤合小柴胡汤，即柴芩温胆汤。该方由柴胡、黄芩、陈皮、茯苓、竹茹、半夏、枳壳、甘草组成。温胆汤首见于唐·孙思邈《备急千金要方·胆腑》"治大病后，虚烦不得眠，此胆寒故也。宜服温胆汤方"。加黄芩、柴胡，布达少阳气郁，发越少阳火邪，而能利少阳枢机。

三、主要知识点

（一）定义

不寐是以经常不能获得正常睡眠为特征的一类病证，主要表现为睡眠时间、深度的不足。轻者入睡困难，或寐而不酣，时寐时醒，或醒后不能再寐；重则彻夜不寐。

（二）历史沿革

《黄帝内经》中称不寐为"不得卧""目不瞑"，认为是邪气客于脏腑，卫气行于阳，不能入阴所致。

东汉时期，张仲景丰富了《黄帝内经》的内容，补充了阴虚火旺及虚劳病虚热烦躁的不寐证，首创黄连阿胶汤及酸枣仁汤。

李中梓《医宗必读》指出不寐的病因有气虚、阴虚、水停、胃不和、痰滞五种。

（三）病因

不寐每因饮食不节，情志失常，劳倦、思虑过度及病后、年迈体虚等因素，导致心神不安，神不守舍。

（四）病理因素

本病病理因素主要为宿食与痰火。

（五）基本病机

基本病机总属阳盛阴衰，阴阳失交。一为阴虚不能纳阳，二为阳盛不得入于阴。

（六）辨证要点

本病虚实辨证见表 5。

表 5 不寐虚实辨证

病性	疾病特点	病理因素	伴随症状	治疗原则
实证	可见于新病，起病急，病程短；也可见于久病，常反复发作，病程长	以痰热、肝火为主	伴口苦、舌红苔黄等实性证候	泻火安神
虚证	多见于久病，常反复发作，病程长	以阴虚、血虚、气虚、心肾不交为主	伴脏腑内伤等虚性证候	祛邪扶正，标本兼顾

（七）分证论治

1. 肝火扰心

证候：不寐多梦，甚则彻夜不眠，急躁易怒，伴头晕头胀，目赤耳鸣，口干而苦，不思饮食，便秘溲赤，舌红苔黄，脉弦而数。

治法：疏肝泄热，镇心安神。

方药：龙胆泻肝汤加减。

2. 痰热扰心

证候：心烦不寐，胸闷脘痞，泛恶嗳气，伴头重，目眩，舌偏红，苔黄腻，脉滑数。

治法：清化痰热，和中安神。

方药：黄连温胆汤加减。

3. 心脾两虚

证候：不易入睡，多梦易醒，心悸健忘，神疲食少，伴头晕目眩，面色少华，四肢倦怠，腹胀便溏，舌淡苔薄，脉细无力。

治法：补益心脾，养血安神。

方药：归脾汤加减。

4. 阴虚火旺

证候：心烦不寐，心悸不安，头晕，耳鸣，健忘，腰酸梦遗，五心烦热，口干津少，舌红，脉细数。

治法：滋阴降火，养心安神。

方药：黄连阿胶汤合朱砂安神丸。

5. 心肾不交

证候：心烦不寐，入睡困难，心悸多梦，伴头晕耳鸣，腰膝酸软，潮热盗汗，五心烦热，咽干少津，男子遗精，女子月经不调，舌红少苔，脉细数。

治法：滋阴降火，交通心肾。

方药：六味地黄丸合用交泰丸。

6. 心胆气虚

证候：虚烦不寐，胆怯心悸，触事易惊，终日惕惕，伴气短自汗，倦怠乏力，舌淡，脉弦细。

治法：益气镇惊，安神定志。

方药：安神定志丸合用酸枣仁汤。

7. 补充临床常见的 4 种其他证型（有别于本科教材）

（1）痰瘀互结

证候：失眠多梦，心悸胸闷，肋胁胀痛，舌质暗红或有瘀斑瘀点，脉细弦或细涩。

主要病机：痰瘀交阻，气机失用，神机不安。

治法：清热化痰，祛瘀安神。

方药：黄连温胆汤合桃红四物汤加减（黄连、竹茹、枳实、陈皮、茯苓、法半夏、赤芍、川芎、当归、桃仁、泽泻、炒山楂、夜交藤、甘草）。

（2）肝血亏虚，虚热上扰

证候：失眠，多梦，神疲乏力，心烦不安，头晕昏沉，视力模糊，眩晕耳鸣，记忆力减退，妇女月经量少，舌质淡红，苔薄白，脉弦细无力。

主要病机：补血养肝，宁心安神。

治法：疏肝解郁，理气宁神。

方药：酸枣仁汤合四物汤加减（酸枣仁、知母、川芎、黄芪、当归、白芍、枸杞子、柏子仁、茯神、生地黄、炙甘草）。

（3）脾胃不和

证候：以喜俯卧睡眠、时睡时醒、睡时露睛、醒后头昏为特点，常伴有纳差、食后腹胀、口淡腻、面色萎黄、大便不调等，舌淡或偏红，苔白腻或厚腻或地图舌，脉缓弱。

主要病机：脾胃不和，心神不安。

治法：健脾和胃，宁心安神。

方药：半夏秫米汤合香砂六君丸加味（半夏、秫米、党参、白术、茯苓、茯神、炙甘草、陈皮、木香、砂仁、莲子、酸枣仁、远志、枳实、厚朴）。

（4）阳虚失眠

证候：入睡困难，眠浅易醒，醒后难以再入睡，夜间多梦，乏力疲倦，头晕头痛，喜温饮，畏寒怕冷，手足凉，腰部酸疼，纳一般，小便可，大便黏腻，舌淡苔白腻，脉沉细。

主要病机：阳气亏虚，阴气偏盛，阳不能与阴抗衡。

治法：温阳安神。

方药：桂枝甘草龙骨牡蛎汤合四逆汤（桂枝、甘草、龙骨、牡蛎、附子、甘草、干姜）。

（八）预防调摄

1. 积极进行心理情志调整，克服过度焦虑、抑郁等不良情绪。
2. 建立有规律的作息制度。
3. 适当体力活动或体育锻炼，促进身心健康。
4. 养成良好的睡眠习惯。
5. 清淡饮食，忌饮浓茶、咖啡，忌吸烟。

四、巩固启发

熊某，女，55岁，2020年11月7日初诊。

患者反复失眠数十年，加重一周。患者自述半夜易醒，醒后难入睡，思绪纷杂，白天精神尚可，头痛，双侧太阳穴处疼甚，头晕昏沉，双目有不适感，胸闷，无心慌心悸，情绪烦躁，口苦口干，纳食可，大便可，夜尿多，舌暗红，苔白腻，脉弦。

证属少阳气郁化火，肝火循经上扰，每至夜半肝经主时加剧，故夜半易醒，难以入睡，头两侧为足少阳胆经循行之处，肝胆互为表里，故双侧太阳穴痛甚，目为肝之外窍，肝经有火则双目亦有不舒，情绪烦躁，口苦亦是肝经火热之象。综上辨证为少阳气郁化火，治当清少阳之火，疏肝经之气机。方用丹栀逍遥散加减：牡丹皮15g，酒当归15g，茯神15g，淡豆豉15g，酸枣仁15g，炙甘草6g，麦冬15g，醋五味子15g，焦栀子10g，醋北柴胡15g，赤芍15g，知母10g，酒川芎15g，酒黄芩15g，黄连5g。7剂，水煎服，每日1剂。

二诊：患者服药后，睡眠时间较前延长，但仍有失眠，白天精神尚可，头痛为胀痛，胸闷偶作，较前好转，余症状皆略有好转。舌暗红，苔薄黄，脉弦细。继用丹栀逍遥散加减，7剂，水煎服，每日1剂。

本医案来源：黄春华主任中医师门诊医案。

【思考讨论】

1.本病属实性不寐还是虚性不寐？临床上如何区别？其治疗原则有何不同？

2.如何理解"胃不和则卧不安"？

3.简述不寐的辨证要点。

【解析】

1.本病属实性不寐。实性不寐可见于新病，起病急，病程短，也可见于久病，常反复发作，病程长，病因以痰热、肝火为主，多兼有口苦、舌红苔黄等实性证候，治宜泻火安神。虚性不寐多为久病，常反复发作，病程长，病性多虚实夹杂，病因以阴虚、血虚、气虚、心肾不交为主，伴有脏腑内伤等虚性证候。治宜标本兼顾，扶正补虚。

2."胃不和则卧不安"出于《素问·逆调论》。历来有两种看法：一是肠道功能失常出现不可熟睡，以致睡眠梦多、呼吸粗大、鼾声隆隆；二是患者气喘而不得平卧。历来对两种解释以前者为优。理由如下：一是从《内经》对"卧"的认识来理解，"卧"指睡眠，如"万民皆卧，命曰合阴"，"令人欲卧不能眠，眠而有见"。二是从临床实践来分析，"胃不和则卧不安"是常见病症，由于肠道寄生虫、小儿消化不良，或寒湿中伤以致肠道功能紊乱，出现嘈杂等，导致难以入眠，或睡眠不佳、多梦易醒等。脾胃居中州，为人体气机升降出入中枢，胃主受纳，脾主运化，脾升胃降，脾喜燥恶湿，胃喜湿恶燥。正是脾胃间纳运相得，升降相因，燥湿相济，才保证了气机升降与脏腑功能的协调以及气血运行的畅通。脾胃升降、纳运失调是胃不和的病因，可致卧不安。"胃不和则卧不安"提示我们，失眠的原因是多种多样的，不能见失眠就用安神药，启示我们辨证求因，达到治病必求其本的目的。由胃不和引起的失眠，临床治疗用和胃药治疗可达到安眠的效果。

3.辨不寐的虚实：虚证总因阴血不足、心失所养而致，病程长，起病慢。实证总因邪热扰心、心神不安所致，病程短，起病急。

辨不寐的脏腑：病在肝，则可见急躁易怒、头晕头胀、目赤耳鸣。病在心脾，则可见心悸健忘、头晕目眩、腹胀便溏、面色少华。病在心肾，则可见腰膝酸软、潮热盗汗、心悸多梦。

五、名家医案赏析

名老中医饶旺福教授辨治失眠医案

万某，男，38岁，公司职员，2016年11月21日初诊。患者主诉反复失眠10年，加重1个月。患者近1个月来工作繁忙，失眠加重，难以入睡，有时彻夜不眠，且睡眠浅，容易惊醒，梦多，伴胸中窒闷不舒畅，白天精神困倦，无口干口苦，纳可，二便平。舌质红，苔白腻，脉弦滑。

患者既往曾服用抗焦虑、抗抑郁西药治疗，效果不佳。饶旺福教授辨证其属于痰热扰心，神不守舍。治疗以清热化痰、解郁安神之法，予以黄连温胆汤主方治疗。药物：黄连6g，法半夏15g，陈皮10g，茯苓15g，竹茹10g，炒枳实12g，酸枣仁20g，夜交藤30g，龙齿20g，甘草6g，合欢皮30g，玫瑰花12g，丹参20g，木香12g，桔梗10g。服用7剂。

二诊：患者失眠如故，胸闷减轻，伴耳鸣，舌质暗红，苔白腻，左脉弦细，右脉弦滑。考虑痰浊日久化瘀，予以上方去木香、桔梗，加川芎12g，琥珀3g。7剂。

三诊：患者诉失眠改善，每晚可睡4～5小时，梦少，精神有时容易紧张，心烦，予以二诊方药加栀子豉汤清胸中郁热。

四诊：患者无烦热，睡眠基本可以保持4～5小时，白天精神有所改善。

【按】本案为饶旺福教授对于不寐三证（痰浊扰神证、肝气郁结证、心肝阴虚证）中痰浊扰神证的临床治疗验案。中医认为，痰是脏腑功能失调、气机障碍所致体内水湿津液代谢异常停聚而成的病理产物，同时又是重要的致病因素。脾胃为生痰之源。痰浊的发生主要是因为素体脾胃虚弱，脾虚不能运化水湿，水湿内停，聚液成痰；或者情志不遂，气郁化火，灼伤津液，炼液为痰；或过食生冷肥甘，损伤脾阳，运化失司，痰浊内生；或劳倦内伤，调养失宜，损伤后天之气，中气不足，痰浊壅盛，扰动心神，神明不安，而致难以入眠。

饶旺福教授对失眠的病因病机认识与传统中医学有所不同，他更加强调"因时、因地、因人制宜"。他认为现代社会生活节奏快，竞争日益加剧，人们精神压力大，情绪容易波动，而物质的丰富使饮食上容易过度，营养过剩，所以情志不遂和饮食积滞是当前时代的两大致病因素。

本案患者因工作繁忙，失眠加重，又见多梦易惊，舌红苔白腻，脉弦滑，服西药不效。辨证为痰热扰心，神不守舍。方用黄连温胆汤清热化痰，解郁安神。患者复诊述服药后不效，故可知，非独有痰浊，须知痰浊日久化瘀，故去行气之木香、桔梗，加入活血化瘀之川芎、琥珀。三诊，患者睡眠改善，但精神紧张，有心烦，遂以二诊方药合栀子豉汤（栀子、淡豆豉）清胸中郁热，患者随之而愈。这种辨证论治的个体化治疗，以及医患双向反馈，以达到良好疗效的治疗模式体现了中医辨证论治的科学性和优越性。

本医案来源：饶旺福.饶旺福教授辨治失眠经验总结［J］.中国民族民间医药，2017，26（12）：88-89.

第十三节 胃 痛

一、医案导入

付某，女，58岁，2015年5月19日初诊。

主诉：胃脘部隐痛半年余，加重1个月。

现病史：患者反复胃脘部隐痛不适，休息后可缓解，1个月前无明显诱因胃脘部隐痛加重，难以自行缓解，于当地检查未发现明显异常，纳可，睡眠不佳，梦多，容易烦躁，口干。心肺听诊无明显阳性体征。胃镜示：非萎缩性胃炎。

舌象：舌质红，苔少。

脉象：脉细数。

既往史：胃脘部隐痛，神疲、乏力半年，未予系统治疗。

诊疗经过：证属胃阴不足，肝胃不和；治宜滋阴疏肝；方用一贯煎加减：北沙参15g，生地黄20g，枸杞子15g，川楝子10g，当归6g，赤芍15g，白芍15g，黄芪20g，石斛15g，炙甘草6g，川楝子10g，玄参15g，枳壳15g，合欢皮15g。7剂。文火煎取400mL，分2次服，每日1剂。嘱加强功能锻炼。

2015年5月26日二诊：患者药后症减，胃痛减轻，寐转安，精神转佳，二便平，舌质红，苔少，脉弦细。守方加黄精10g，再进14剂。

本医案来源：张小萍主任中医师门诊医案。

二、思考讨论

1.本病的中医诊断、证型是什么？

2.请阐述本病的病因病机。

3.本病如何与真心痛、胁痛、腹痛鉴别？

4.请写出治法、方药（方名、药名、用量、用法）。

【解析】

1.诊断：胃痛。证型：胃阴不足，肝胃不和。

2.病因病机：胃阴不足，胃失濡养，不荣则痛，胃主降，胃的功能受到影响，不通则痛。

3.真心痛是心经病变所引起的心痛证，多见于老年人，为当胸而痛，其多刺痛，动辄加重，痛引肩背，常伴心悸气短、汗出肢冷，病情危急。

胁痛是以胁部疼痛为主症，可伴发热恶寒，或胸闷太息，极少伴嘈杂泛酸、嗳气吐腐。肝气犯胃的胃痛有时亦可攻痛连胁，但仍以胃脘部疼痛为主症。两者具有明显的区别。

腹痛是以胃脘部以下、耻骨毛际以上整个位置疼痛为主症。胃痛是以上腹胃脘部近心窝处疼痛为主症。两者仅就疼痛部位来说，是有区别的。但胃处腹中，与肠相连，因而胃痛可以影响及腹，而腹痛亦可牵连于胃，这就要从其疼痛的主要部位和如何起病来加以辨别。

4.治法：滋阴疏肝；方药：一贯煎加减；组成：北沙参15g，生地黄20g，枸杞子15g，当归6g，赤芍15g，白芍15g，黄芪20g，石斛15g，炙甘草6g，川楝子10g，玄参15g，枳壳15g，合欢皮15g。7剂，文火煎取400mL，分2次服，每日1剂。

【按】本案患者阴液素亏，胃络失养，故胃脘疼痛；脾气不足则神疲乏力；肝阴不足，虚火上炎则失眠多梦，口干烦躁；舌红苔少、脉细数为阴虚火旺的外在表现。故治以养肝阴，清虚火，方用北沙参、当归、炒白芍、生地黄、枸杞子、石斛、玄参等养阴之品滋阴止痛，黄芪配甘草益气止痛，白芍配甘草缓急止痛，枳壳配川楝子理气止痛。全方补而不滞，效专力宏。

三、主要知识点

（一）定义

胃痛又称为胃脘痛，是以上腹胃脘部近心窝处疼痛为主症的病证，临床主要表现为上腹部疼痛不适。

（二）历史沿革

"胃脘痛"之名最早记载于《黄帝内经》，唐宋以前多称胃脘痛为心痛，至金元时代，李东垣《兰室秘藏》首立"胃脘痛"一门。

（三）病因

胃痛的病因主要有外邪犯胃、饮食伤胃、情志不畅和脾胃素虚等，导致胃气郁滞，胃失和降，而发胃痛。

（四）病理因素

气滞、寒凝、热郁、湿阻、血瘀。

（五）基本病机

胃气郁滞，胃失和降，不通则痛。

（六）分证论治

1.寒邪客胃

证候：胃痛暴作，恶寒喜暖，得温痛减，遇寒加重，口淡不渴，或喜热饮，舌淡苔薄白，脉弦紧。

治法：温胃散寒，行气止痛。

方药：香苏散合良附丸。

2. 宿食积滞

证候：胃脘疼痛，胀满拒按，嗳腐吞酸，或呕吐不消化食物，其味腐臭，吐后痛减，不思饮食，大便不爽，得矢气及便后稍舒，舌苔厚腻，脉滑。

治法：消食导滞，和胃止痛。

方药：保和丸。

3. 肝胃郁热

证候：胃脘灼痛，烦躁易怒，烦热不安，胁胀不舒，泛酸嘈杂，口干口苦，舌红苔黄，脉弦或数。

治法：平逆散火，泄热和胃。

方药：化肝煎。

4. 肝气犯胃

证候：胃脘胀痛，痛连两胁，遇烦恼则痛作或痛甚，嗳气、矢气则痛舒，胸闷嗳气，喜长叹息，大便不畅，舌苔多薄白，脉弦。

治法：疏肝解郁，理气止痛。

方药：柴胡疏肝散。

5. 湿热中阻

证候：胃脘疼痛，痛势急迫，脘闷灼热，口干口苦，口渴而不欲饮，纳呆恶心，小便色黄，大便不畅，舌红，苔黄腻，脉滑数。

治法：清化湿热，理气和胃。

方药：清中汤。

6. 瘀血停滞

证候：胃脘刺痛，痛有定处，按之痛甚，食后加剧，入夜尤甚，或见吐血、黑便，舌质紫暗或有瘀斑，脉涩。

治法：化瘀通络，理气和胃。

方药：失笑散合丹参饮。

7. 胃阴不足

证候：胃脘隐隐灼痛，似饥而不欲食，口燥咽干，五心烦热，消瘦乏力，口渴思饮，大便干结，舌红少津，脉细数。

治法：养阴益胃，和中止痛。

方药：一贯煎合芍药甘草汤。

8. 脾胃虚寒

证候：胃痛隐隐，绵绵不休，喜温喜按，空腹痛甚，得食则缓，劳累或受凉后发作或加重，泛吐清水，神疲纳呆，四肢倦怠，手足不温，大便溏薄，舌淡苔白，脉虚弱或迟缓。

治法：温中健脾，和胃止痛。

方药：黄芪建中汤。

9. 补充临床常见的 1 种其他证型（有别于本科教材）

脾虚湿热

证候：胃脘部反复疼痛不适，食后腹胀加重，休息后可缓解，少气懒言，神疲乏力，情绪不佳，时有口干不欲饮，大便稀溏不成行，小便平，舌红，苔黄腻，脉滑数。

主要病机：脾虚湿蕴，肝胃不和。

治法：健脾益气，清热化湿。

方药：张氏益胃汤［木香 6g，砂仁 6g（后下），法半夏 10g，陈皮 10g，党参 15g，炒白术 10g，茯苓 15g，炙甘草 6g，延胡索 10g，炒川楝子 10g，浙贝母 10g，蒲公英 15g，黄连 6g，白及 15g，炒枳壳 15g，炒谷芽、炒麦芽各 20g，三七粉 3g（冲服），生姜 2 片，大枣 3 枚］。

本医案来源：张小萍，王茂泓．张小萍脾胃气化学说与临证经验［M］．上海：上海科学技术出版社，2016.

（七）预防调摄

本病在预防上要重视精神与饮食的调摄。患者要养成有规律的生活与饮食习惯，忌暴饮暴食，饥饱不匀。胃痛时作者，尤需注意饮食调护，以清淡易消化的食物为宜，避免辛辣刺激、煎炸之品。同时保持乐观的情绪，避免过度劳累与紧张，亦有助于预防胃痛反复。此外，若胃痛衍生变证，如合并呕血或便血等病证者，应绝对卧床休息，紧密观察其神志、肌肤温度等情况，以防病证急变。

四、巩固启发

袁某，男，14 岁，2009 年 12 月 24 日初诊。

患者诉近 1 年来反复出现胃脘部疼痛，空腹痛甚。胃镜示：十二指肠球部对吻性溃疡（活动期）；Hp（+++）。刻下症见：胃脘部疼痛，伴烧心、反酸，纳可，二便平，睡眠可。舌质红，苔薄黄微腻，脉弦。

中医诊断：胃痛（脾虚兼湿热蕴结）；西医诊断：消化性溃疡。

治当以清热利湿，和胃止痛。方选香砂六君汤加减：木香 6g，砂仁 6g（后下），法半夏 10g，陈皮 10g，党参 15g，茯苓 15g，炒白术 10g，炙甘草 6g，黄连 6g，白及 15g，浙贝母 10g，蒲公英 15g，枳壳 15g，谷芽 20g，麦芽 20g，川楝子 10g，延胡索 10g，三七粉 3g（合药冲服）。7 剂，文火煎取 400mL，分 2 次服，每日 1 剂。嘱加强功能锻炼。

2010 年 1 月 7 日二诊：患者药后胃脘部疼痛减轻，精神可，稍有反酸、烧心，舌质红，苔薄腻，脉细弦。守方再进 7 剂。

本医案来源：张小萍主任中医师门诊医案。

【思考讨论】

1. 本病属实证还是虚证？

2. 如何理解"治胃病不理气非其治也"？

3. 简述胃痛的辨证要点。

【解析】

1. 本病属于脾虚夹实，脾胃虚弱，运化无权，胃络失和，胃气不降，故胃痛。

2. 素体脾胃虚弱，或饮食、劳累损伤脾胃，中焦运化失职，气机壅滞，也会影响肝之疏泄功能，即"土壅木郁"，此时当培土泄木。而调肝之品多属于辛散理气药，理气药亦可和胃行气止痛，或顺气消胀，最适用于胃病之胃痛脘痞、嗳气恶心，故有"治胃病不理气非其治也"之说。治疗常应用柴胡、香附、香橼等疏肝理气药。

3. 辨虚实：实者多痛剧，固定不移，脉盛；虚者多痛势徐缓，痛处不定，喜按，脉虚。

辨寒热：胃痛遇寒则痛甚，得温则痛减，为寒证；胃痛遇热则痛甚，得寒则痛减，为热证。

辨在气在血：一般初病在气，久病在血。在气者，有气滞、气虚之分。在血者，疼痛部位固定不移，痛如针刺，舌质紫暗或有瘀斑，脉涩。

五、名家医案赏析

名老中医张小萍治疗胃痛医案

黄某，女，39 岁，2012 年 9 月 5 日初诊。

主诉：胃脘部隐痛 1 月余。

现病史：胃脘部隐痛，伴嘈杂，饥饿时明显，头晕，纳可，大便日行 1 ～ 2 次，小便平，睡眠不佳，梦多，容易烦躁，舌质红，苔淡黄稍腻，脉弦细。胃镜示：非萎缩性胃炎。

中医诊断：胃痛（肝胃郁热）；西医诊断：慢性胃炎。

治当以疏肝健脾，和胃止痛。方选丹栀逍遥散加减：牡丹皮 10g，当归 6g，生姜 2 片，枳壳 15g，栀子 6g，炒白芍 15g，炙甘草 6g，谷芽 20g，薄荷 6g，炒白术 10g，延胡索 10g，柴胡 6g，茯苓 15g，川楝子 10g，麦芽 20g。7 剂。文火煎取 400mL，分 2 次服，每日 1 剂。嘱加强功能锻炼。

2012 年 9 月 12 日二诊：患者药后症减，胃痛，嘈杂减轻，偶有胃脘部灼痛，二便平，头昏沉减轻，舌质红，苔薄黄，脉弦细。守上方再进 14 剂。

2012 年 9 月 26 日三诊：药后胃脘嘈杂，睡眠欠佳，多梦，头晕症状基本消失，舌质淡红，苔白，脉弦细。守上方 7 剂。巩固疗效。

【按】年轻患者胃痛大多与情志相关。本案患者胃脘痛是由内伤情志、脏腑功能失调所致，患者肝失疏泄，郁而化热，气横逆犯胃，故见胃脘隐痛；肝气乘脾，导致脾失健运，故见嘈杂不适；脾虚水谷不化，气血不生，故见睡眠不佳，梦多，舌质红苔薄黄稍腻，脉弦细。方中以柴胡疏肝解郁，条达肝气，当归、白芍补肝体以助肝用，柔肝缓急止痛；白术、茯苓、甘草健脾和胃；牡丹皮、栀子疏肝泄热止痛；合用延胡索疏肝气止胃痛。诸药合用则肝郁得疏、脾气得健、胃痛得除。

本医案来源：张小萍，王茂泓.张小萍脾胃气化学说与临证经验［M］.上海：上海科学技术出版社，2016.

第十四节 腹 痛

一、医案导入

张某，男，43 岁，1983 年 9 月 26 日初诊。

主诉：左下腹部疼痛 1 年。

现病史：患者诉左下腹部疼痛已 1 年，近日疼痛加重，但食后作胀，腹鸣，大便滞下，便后略觉轻快。刻诊：腹胀痛，自汗，气逆上冲。

舌象：舌浅红，苔薄白，中横裂。

脉象：脉迟涩。

诊疗经过：证属久病正气亏虚，气滞而逆，营虚卫弱之腹满胀痛，治宜益气理气，协调营卫，平呃止汗，乃取桂枝加龙骨牡蛎汤化裁。药用：黄芪 20g，白芍 25g，甘草、五味子、桂枝各 10g，木香 7g，香附 15g，龙骨、牡蛎各 25g。5 剂，水煎服。

二诊：腹胀痛大减，呃与汗出亦轻，舌浅红，脉沉迟。药已对症，原方加生姜 3 片，红枣 3 枚。

患者续服 5 剂，其病告愈。

本医案来源：杨容青，朱朝阳.何宏邦老中医腹痛证治验案拾萃［J］.辽宁中医杂志.1992，19（1）：9.

二、思考讨论

1. 本病的中医诊断、证型是什么？
2. 请阐述本病的病因病机。
3. 本病如何与外科及妇科腹痛相鉴别？
4. 请写出治法、方药（方名、药名、用量、用法）。

【解析】

1. 诊断：腹痛。证型：中虚脏寒。
2. 病因病机：久病正气亏虚，气滞而逆，营虚卫弱。
3. 内科腹痛：常见于消化系统内科疾病、胸腔疾病放射性腹痛、胃肠平滑肌痉挛；多为先发热后腹痛；疼痛多不剧烈，压痛不明显；腹软；内科治疗有效。

外科腹痛：多见于炎症、穿孔、梗阻、出血等；腹痛为首发症状，发热、呕吐在腹痛之后；疼痛剧烈，病变区域压痛、反跳痛；肌紧张；保守治疗难缓解，需考虑外科手术治疗。

妇科腹痛：部位多在小腹；与经、带、胎、产有关。

4.治法：益气理气，协调营卫，平呃止汗，乃取桂枝加龙骨牡蛎汤化裁，药用：黄芪20g，白芍25g，甘草、五味子、桂枝各10g，木香7g，香附15g，龙骨、牡蛎各25g。5剂，水煎服。

【按】本案以腹痛且胀、大便滞下、时呃、自汗以及舌脉之象为辨证要点。其证虚实并见，气虚兼有阳虚，并气机阻滞，气逆上冲，故自汗不止。治以温通阳气、调理气机、解表安里为宜。方中黄芪培补正气；姜、桂、草辛甘化阳，通阳化气；芍、枣酸甘化阴，养阴和营；重用龙骨、牡蛎收涩之品，缘于该患者营虚卫弱，阴营不能内守，意在和营为重，既解表又安里；以五味子配龙骨、牡蛎更增敛汗安神、降逆止呃之效；伍香附、木香以理气行滞，疏通气机。

三、主要知识点

（一）定义

腹痛是以胃脘以下、耻骨毛际以上的部位发生疼痛为主要表现的一种病证。

（二）历史沿革

病名病机考：《素问·举痛论》云："寒气客于肠胃之间……小络急引故痛。""热气留于小肠……故痛而闭不通矣。"

辨证：《金匮要略》云："病者腹满，按之不痛为虚，痛者为实。"

治疗：《医学发明》云："痛随利减，当通其经络，则疼痛去矣。"明确提出"痛则不通"。

（三）病因

外感时邪，饮食不节，情志失调，阳气素虚。

（四）病理因素

寒凝、火郁、食积、气滞、血瘀。

（五）基本病机

气机阻滞，不通则痛；气失所养，不荣则痛。

（六）辨证要点

辨腹痛性质，见表6。

表6　不同性质腹痛特点

分类	特点
寒痛	腹痛拘急冷痛，疼痛暴作，痛无间断，腹部胀满，肠鸣切痛，遇冷痛剧，得热则痛减

分类	特点
热痛	腹痛灼热，时轻时重，腹胀便秘，得凉痛减者
气滞痛	腹痛胀满，时轻时重，痛处不定，攻撑作痛，得嗳气、矢气则胀痛减轻
血瘀痛	腹部刺痛，痛无休止，痛处不移，痛处拒按，入夜尤甚者，为血瘀痛
伤食痛	脘腹胀痛，嗳气频作，嗳后得舒，痛甚欲便，便后痛减
实痛	痛势急剧，痛时拒按
虚痛	痛势绵绵，喜揉喜按

（七）分证论治

1. 寒邪内阻

证候：腹痛拘急剧烈，遇寒尤甚，得温痛减，形寒肢冷，口淡不渴，大便或溏薄或秘结，小便清长，舌苔白腻，脉沉紧。

治法：温中散寒，行气止痛。

方药：良附丸合正气天香散。

2. 湿热壅滞

证候：腹痛拒按，胸脘痞闷，大便秘结，或溏滞不爽，口中干苦，身热自汗，小便短赤，舌苔黄腻，或黄燥，脉滑数。

治法：泄热通腑。

方药：大承气汤。

3. 中虚脏寒

证候：腹痛绵绵，时作时止，喜热喜按，饥饿及劳累后更甚，得食或休息后稍减，大便溏薄，怕冷，神疲，气短，舌淡苔白，脉象沉细。

治法：温中补虚，缓急止痛。

方药：小建中汤。

4. 饮食停滞

证候：脘腹胀满，疼痛拒按，厌食呕恶，嗳腐吞酸，粪便奇臭，痛而欲泄，大便秘结，舌苔厚腻，脉滑实。

治法：消食导滞。

方药：枳实导滞丸。

5. 气机郁滞

证候：脘腹疼痛，胀满不舒，攻窜两胁，痛引少腹，得嗳气或矢气后疼痛减轻，遇忧思恼怒后加重，舌苔薄白，脉弦。

治法：疏肝解郁，理气止痛。

方药：柴胡疏肝散。

6. 瘀血阻滞

证候：少腹疼痛，经久不愈，疼痛较剧，痛如针刺，痛处固定，痛而拒按，甚或腹部包块，腹部胀满，舌紫暗，脉细涩。

治法：活血化瘀，和络止痛。

方药：少腹逐瘀汤。

（八）预防调摄

1. 饮食有节，进食易消化、富有营养的饮食。

2. 忌暴饮暴食及食生冷、不洁之食物。

3. 寒痛者要注意保温，虚痛者宜进食易消化食物，热痛者忌食肥甘厚味、辛辣之品和醇酒，食积者注意节制饮食，气滞者要保持心情舒畅。

四、巩固启发

陆某，男，32 岁。

患者正月天寒同房后下田劳动，天寒受冻而脐中疼痛。半年来饮酒驱寒、服温中止痛之剂均未见好转。进食后脐周即痛，如吃硬物后痛势尤甚，矢气频频，大便溏薄而夹有不消化物，日行两次。舌苔白腻，脉沉细而迟。辨证为寒湿、瘀浊之邪停于少阴、厥阴经脉，导致脉络不通而痛。治宜温阳散寒，蠲化瘀浊。处方：熟附子 9g（先煎），炮姜 4.5g，炙甘草 4.5g，白术 9g，蜀椒 4.5g，桂枝 4.5g，小茴香 9g，失笑散 12g。

本医案来源：胡建华.内科名家黄文东学术经验集［M］.上海：上海中医药大学出版社，1994.

【思考讨论】

1. 如何运用温通之法治疗腹痛？

2. 腹痛与胃痛如何鉴别？

【解析】

1. 温通法是以辛温或辛热药为主体，配合其他药物，借能动能通之力，以收通则不痛之效的治疗方法。一是与理气药为伍，如良附丸中高良姜与香附同用，温中与理气相辅相成，用于寒凝而致气滞引起的腹痛十分相宜。二是与养阴补血药相合，刚柔相济，也可发挥温通止痛的作用，如当归四逆汤中桂枝、细辛与当归、白芍同用。三是与活血祛瘀药配用，如少腹逐瘀汤，在活血化瘀的同时使用小茴香、干姜、肉桂等辛香温热之品，来化解滞留于少腹的瘀血。四是与补气药相配，温阳与补气相得益彰，如附子理中汤，对中虚脏寒的腹痛切中病机。五是与甘缓药同用，常用甘草、大枣、饴糖等味甘之品，使其温通而不燥烈，缓急止痛而不碍邪。

2. 胃处腹中，与肠相连，腹痛常伴有胃痛的症状，胃痛亦时有腹痛的表现，常需鉴别。胃痛部位在心下胃脘之处，常伴有恶心、嗳气等胃病见症，腹痛部位在胃脘以下，上述症状在腹痛中较少见。

五、名家医案赏析

名老中医石冠卿治疗腹痛医案

某患，男，56 岁，1999 年 6 月 26 日初诊。

主诉：阵发性腹绞痛 12 天。

现病史：12 天前患者突然出现腹部疼痛，诊为急性阑尾炎，行阑尾切除术。今术 10 天，仍腹痛不减，呈阵发性绞痛，每日发作 7～8 次，舌质暗，苔白腻，脉细无力。

证属正气虚衰，气血瘀滞。治以补气活血，祛瘀止痛。选用理冲汤合活络效灵丹：黄芪 15g，党参 15g，白术 10g，生山药 18g，天花粉 10g，三棱 10g，莪术 10g，知母 10g，当归 15g，丹参 15g，乳香 12g，没药 12g。3 剂。

二诊：患者药后腹痛大减，其绞痛转为针刺样痛，日发作减为 2～3 次，大便稍软，每日 2 次，纳差，饭后腹胀，舌质暗，苔薄白，脉细弱。以原方去知母，加桃仁 10g，鸡内金 10g，改三棱 6g，莪术 6g。续服 4 剂。

三诊：患者腹痛已消失 2 天，饮食欠佳，瘀血已去，继续调理脾胃以收功。

【按】患者年迈体衰，复行手术，以致气虚血行无力，血瘀气滞，腹痛阵作。石老师用理冲汤合活络效灵丹治之，以扶正补虚，活血逐瘀。方中黄芪补气托毒；党参、白术、山药益气健脾，使正气旺盛以促血行；三棱、莪术破血行气，消积止痛；当归、丹参、乳香、没药活血祛瘀，通络止痛；知母清热泻火，滋阴润燥；天花粉清热生津，解毒消痈。全方消补兼施，使瘀血去，而气血不致伤损，共奏补气活血、祛瘀止痛之效。

石冠卿辨证用药经验：①严于辨证论治。②推崇精方简药：a. 治方严谨，力求要而不繁；b. 加减有则，务求简炼扼要；c. 药必适量，切忌无的放矢。

本医案来源：李婉丽 . 石冠卿临证验案三则［J］. 山东中医杂志 .2004，23（07）：445.

第十五节　泄　泻

一、医案导入

涂某，女，40 岁。

主诉：大便不成形 5 年余。

现病史：患者 5 年前因工作压力大，情志不畅致反复腹泻，大便不成形，稍有不慎即泄泻，甚时日行七八次，肠鸣腹痛，泻后痛减，偶夹少量白冻，体瘦薄，面色晦黄，平素畏寒恶风，易疲劳，纳食一般，小便平。

舌象：舌暗红娇嫩，苔薄白腻。

脉象：脉细滑。

既往史：5 年前因工作压力大，心情抑郁，导致大便质稀不成形，多处就诊，停药即发。

　　诊疗经过：辨为肝郁脾虚证；治宜疏肝健脾，化湿止泻；方用七味白术散合痛泻要方加味：木香 10g，白芍 15g，大枣 3 枚，党参 15g，葛根 15g，防风 10g，黄芪 20g，炒白术 10g，陈皮 10g，生姜 2 片，茯苓 10g，藿香 15g，炙甘草 6g。7 剂，水煎服，每日 1 剂。

　　二诊：大便成形，但偏烂，每日 1～2 行，肠鸣轻少，无腹痛，纳佳，小便平，舌暗娇嫩，苔薄白，脉细。继用上方 7 剂。

　　三诊：大便成形，每日一行，无腹痛肠鸣，纳佳，小便平，舌淡红苔薄白，脉细。患者继用上方 14 剂，巩固疗效。

　　四诊：面色转红，精神可，大便成形，每日 1 行，纳可，小便平，舌淡红苔薄白，脉细。守方再进 7 剂。

　　【按】肝属木，主疏泄；脾属土，主运化。若肝气疏泄不及，乘于中土，或中焦先虚，肝木较旺而乘脾土，均可致腹痛、腹泻。肝怒，为肝火旺盛；腹部疼痛，时有便意感，腹胀，为肝木乘脾；舌暗红娇嫩，苔薄白腻，脉细滑，为脾虚肝旺之证。故治以痛泻要方以抑肝扶脾，加用七味白术散健脾燥湿，并且白芍配甘草加强缓急止痛之功。张小萍长于方药中加该味药以治疗急慢性肠炎，尤其是夹有黏液者更是有奇效。

　　本医案来源：张小萍主任中医师门诊医案。

二、思考讨论

　　1.本病的中医诊断、证型是什么？

　　2.请阐述本病的病因病机。

　　3.本病如何与痢疾、霍乱鉴别？

　　4.请写出治法、方药（方名、药名、用量、用法）。

　　【解析】

　　1.诊断：泄泻。证型：肝郁脾虚。

　　2.病因病机：主要为情志不调，肝失疏泄，肝木乘脾，脾失健运，水湿不化，肠道清浊不分，传化失司，发为泄泻。

　　3.痢疾：泄泻与痢疾的共同特点是大便稀溏，大便次数增加，可伴有腹痛发作，完谷不化。但泄泻发作时大便中无脓血，不伴里急后重。而痢疾是以腹痛、便下赤白脓血、里急后重为特征。

　　霍乱：霍乱是一种吐泻并作的病证，发病特点是来势急骤，变化迅速，病情凶险，有饮食不洁史或患者接触史，呈地区流行。起病时常突然腹痛，继则吐泻交作，所吐之物均为未消化之食物，气味酸腐热臭，所泻之物多为黄色粪水，或吐下如米泔水，可伴恶寒、发热，无里急后重。部分患者在剧烈吐泻之后，迅速出现皮肤松弛，目眶凹陷，下肢痉挛转筋，可伴心烦口渴、精神萎靡、少尿或尿闭、腹中绞痛、面色苍白、汗出肢冷等津竭阳衰之危候，预后很差。而泄泻是以大便稀溏、次数增多为特征，一般预后良好。

　　4.治法：疏肝健脾，化湿止泻；方用七味白术散合痛泻要方加味：木香 10g，白芍

15g，大枣 3 枚，党参 15g，葛根 15g，防风 10g，黄芪 20g，炒白术 10g，陈皮 10g，生姜 2 片，茯苓 10g，藿香 15g，炙甘草 6g。7 剂，水煎服，每日 1 剂。

三、主要知识点

（一）定义

泄泻是以排便次数增多、粪便稀溏，甚至泻出如水样为主要表现的病证。

（二）历史沿革

本病最早记载于《黄帝内经》，张仲景在《金匮要略·呕吐哕下利病脉证治》中将泄泻与痢疾统称为下利，至隋·巢元方《诸病源候论》始明确将泄泻与痢疾分述。宋代以后才统称为泄泻。

（三）病因

感受外邪、饮食所伤、情志不调、禀赋不足及脏腑虚弱。

（四）病理性质

泄泻病性有虚实之分。

（五）基本病机

脾虚湿盛，脾失健运，水湿不化，肠道清浊不分，传化失司。

（六）分证论治

1. 暴泻
（1）寒湿内盛
证候：泄泻清稀，甚则如水样，脘闷食少，腹痛肠鸣，或兼恶寒，发热，头痛，肢体酸痛，舌苔白或白腻，脉濡缓。
治法：芳香化湿，解表散寒。
方药：藿香正气散。
（2）湿热中阻
证候：泄泻腹痛，泻下急迫，或泻而不爽，粪色黄褐臭秽，肛门灼热，烦热口渴，小便短黄，舌质红，苔黄腻，脉滑数或濡数。
治法：清热燥湿，分消止泻。
方药：葛根芩连汤。
（3）食滞肠胃
证候：腹痛肠鸣，泻下粪便，臭如败卵，泻后痛减，脘腹胀满，嗳腐酸臭，不思饮食，舌苔垢浊或厚腻，脉滑。

治法：消食导滞，和中止泻。

方药：保和丸。

2. 久泻

（1）肝气乘脾

证候：平时心情抑郁，或急躁易怒，每因抑郁恼怒，或情绪紧张而发泄泻，伴有胸胁胀闷，嗳气食少，腹痛攻窜，肠鸣矢气，舌淡红，脉弦。

治法：抑肝扶脾。

方药：痛泻要方。

（2）脾胃虚弱

证候：大便时溏时泻，迁延反复，稍进油腻食物，则大便溏稀，次数增加，或完谷不化，伴食少纳呆，脘闷不舒，面色萎黄，倦怠乏力，舌质淡，苔白，脉细弱。

治法：健脾益气，化湿止泻。

方药：参苓白术散。

（3）肾阳虚衰

证候：黎明前腹部作痛，肠鸣即泻，泻后痛减，完谷不化，腹部喜暖喜按，形寒肢冷，腰膝酸软，舌淡苔白，脉沉细。

治法：温肾健脾，固涩止泻。

方药：附子理中丸合四神丸。

（七）预防调摄

避风寒，慎起居，调饮食，调情志。忌生冷油腻、肥甘厚味。注意保暖。调节情志，勿悲恐忧伤，暴泻者要减少饮食，暴泻停止后也要注意清淡饮食，调养脾胃至少一周时间。久泻者尤应注意平素避风寒，勿食生冷食物。脾胃素虚患者可食用药食同源的食疗方以健脾补气，亦可艾灸或隔姜灸足三里、神阙等穴位，以温中健脾。

四、巩固启发

李某，男，37 岁，2009 年 12 月 24 日初诊。

主诉：大便不成形 2～3 年。

患者近 2～3 年大便不成形，有腹泻水样便，肠镜检查未见明显异常，无黏液，无腹痛，近 1 个月消瘦 7.5kg，大便每日 3 次，肠鸣明显，纳呆，小便正常，睡眠不宁，舌质红，苔薄白齿痕，脉细。

中医诊断：泄泻（脾虚夹湿）；西医诊断：功能性腹泻。

治当以益气健脾止泻。方选参苓白术散加减：茯苓 15g，炒白术 10g，炒白扁豆 10g，炙甘草 6g，山药 15g，砂仁 6g（后下），紫苏梗 10g，枳壳 15g，谷芽 20g，陈皮 10g，黄连 6g，白及 15g，党参 15g，莲子 7 枚，薏苡仁 20g，麦芽 20g。7 剂，文火煎取 400mL，分 2 次服，每日 1 剂。嘱加强功能锻炼。

2009 年 12 月 31 日二诊：患者服上药后大便次数明显减少，全身舒适，精神可，大便每日 1 次，偶有腹胀，舌质红，苔薄，脉细。守方再进 7 剂。

2010 年 1 月 7 日三诊：患者服药后症状平稳，纳食及精神一般，大便平，舌质红，苔少，脉细。守上方加苍术 10g，再进 7 剂。

2010 年 1 月 14 日四诊：患者药后症状平稳，无腹泻及腹痛，大便平，舌质红，苔少，脉细。守方再进 7 剂。

本医案来源：张小萍主任中医师门诊医案。

【思考讨论】

1. 本病属暴泻还是久泻？临床上如何区别？其治疗原则有何不同？

2. 如何理解"利小便以实大便"？

3. 简述泄泻的辨证要点。

【解析】

1. 本病属于久泄。暴泻者起病较急，病程较短，一般在数小时至两周以内，泄泻次数每日三次以上；久泻者起病较缓，病程较长，持续时间多在两个月以上甚至数年，泄泻呈间歇性发作。暴泻宜运脾化湿，重用化湿，佐以分利，以祛邪为主，不可骤用补涩，以免关门留寇；久泻以补为主，气虚下陷之久泻宜健脾益气，提升中阳，滑泄不禁者宜温涩固脱，久治不愈的慢性泄泻，宜寒温并用。

2. "利小便以实大便"指通利小便来治疗腹泻、便溏病症的方法。小肠泌别清浊的功能正常，则水液和糟粕各走其道而二便正常。若小肠功能失调，清浊不分，水液归于糟粕，即可出现水谷混杂、便溏泄泻等。"小肠主液"，故小肠分清别浊功能失常不仅影响大便，而且也影响小便，表现为小便短少。所以泄泻初期常用"利小便以实大便"的方法治疗。

3. 辨轻重：泄泻而饮食如常，说明脾胃未败，多为轻证，预后良好；泻而不能食，形体消瘦，或暴泻无度，或久泄滑脱不禁，转为厥脱，津液耗伤，阴阳衰竭，均属重证。

辨缓急：暴泻者起病较急，病程较短，一般在数小时至两周以内，泄泻次数每日三次以上；久泻者起病较缓，病程较长，持续时间多在两个月以上甚至数年，泄泻呈间歇性发作。

辨寒热：大便色黄褐而臭，泻下急迫，肛门灼热者，多属热证；大便清稀甚至水样，气味腥秽者，多属寒证；大便溏垢，臭如败卵，完谷不化，多为伤食之证。

辨虚实：急性暴泻，病势急骤，脘腹胀满，腹痛拒按，泻后痛减，小便不利者，多属实证；慢性久泻，病势较缓，病程较长，反复发作，腹痛不甚，喜暖喜按，神疲肢冷，多属虚证。

五、名家医案赏析

名老中医张小萍治疗便秘医案

王某，女，33岁，2010年1月21日初诊。

主诉：腹痛腹泻1年。

现病史：患者诉近1年来反复出现腹痛腹泻，曾做肠镜未见异常。现脐周疼痛，时有便意感，大便稀，每日2～3次，小便正常，腹胀，睡眠不宁，烦躁易怒，舌质红，苔黄微腻，脉滑。

中医诊断：泄泻（肝郁脾虚）；西医诊断：肠易激综合征（腹泻型）。

治当以疏肝健脾止泻。方选七味白术散合痛泻要方加减：炒白芍15g，党参15g，麦芽20g，葛根15g，炒白术10g，陈皮10g，谷芽20g，木香6g，炙甘草6g，黄连6g，枳壳15g，藿香10g，防风10g，茯苓15g，白及15g，鹿茸草15g。7剂。文火煎取400mL，分2次服，每日1剂。嘱加强功能锻炼。

2010年1月28日二诊：患者药后脐周疼痛明显减轻，大便每日2～3次，成形，睡眠一般，舌质红，苔薄黄，脉细滑。守方再进7剂。

【按】肝属木，主疏泄；脾属土，主运化。若肝气疏泄不及，乘于中土，或中焦先虚，肝木相较旺盛而乘于脾土，均可致湿邪潴留、气机不畅而痛泻交作。正如《医方考》中所说："泻责之脾，痛责之肝，肝责之实，脾责之虚，脾虚肝实，故令痛泻。"患者睡眠不宁，烦躁易怒，为肝火旺盛；脐周疼痛，时有便意感，腹胀，为肝木乘脾；舌质红、苔黄微腻、脉滑，为肝旺之明证。故治以痛泻要方以抑肝扶脾，加用七味白术散健脾燥湿，并且白芍配甘草加强缓急止痛之功。鹿茸草为张小萍经验用药，其又名南刘寄奴，药性苦涩凉，具有清热解毒、凉血止血、止痛之功，用于肿毒、高热、急性胃肠炎、菌痢等症。张小萍长于方药中加该味药以治疗急慢性肠炎，尤其对夹有黏液者更是有奇效。

本医案来源：张小萍，王茂泓.张小萍脾胃气化学说与临证经验［M］.上海：上海科学技术出版社，2016.

第十六节　便　　秘

一、医案导入

罗某，女，50岁，2020年11月19日初诊。

主诉：便秘3年余，加重1个月。

现病史：患者3年前无明显诱因出现便秘，自行服番泻叶等通便药物后症状缓解。今年下半年起因工作压力大，便秘加重，服用一般泻药仍解不出大便，自行使用开塞露解便。近 1 个月症状加重，使用开塞露解便仍困难，大便质干难解，有便意，排出困难，腹部胀满，运动后稍有缓解，自觉有口臭，情绪焦躁抑郁，善太息，纳寐一般，小便平。

舌象：舌质淡，苔薄黄腻。

脉象：脉细弦。

既往史：既往有便秘病史 3 年余，一直服用通便之药辅助通便。

诊疗经过：证属脾虚肝郁，肝胃不和。治宜疏肝理脾，和胃通便。方用四逆散加减（经验方）：柴胡 10g，炒白芍 15g，炒枳实 10g，炙甘草 6g，延胡索 10g，炒川楝子 10g，浙贝母 10g，蒲公英 15g，黄连 6g，白及 15g，炒谷芽 20g，炒麦芽 20g，三七粉 3g 冲服。共 7 剂，每日 1 剂。另嘱患者调畅情志，适当锻炼，按时临厕，定时排便。

二诊：患者服药 7 剂后大便仍偏干，两日解一次大便，虽排便不畅，但可不借助开塞露解便，心情较前舒畅。效不更方，续服前方 14 剂。

三诊：患者服药 14 剂后复诊大便正常，成形，日行一次，排便顺利，随诊未复发。

本医案来源：张小萍主任中医师门诊医案。

二、思考讨论

1. 本病的中医诊断、证型是什么？
2. 请阐述本病的病因病机。
3. 本病如何与肠结、积聚鉴别？
4. 请写出治法、方药（方名、药名、用量、用法）。

【解析】

1. 诊断：便秘。证型：肝胃不和。

2. 病因病机：肝气郁结，肝失疏泄，气机运行不畅，日久肝气乘脾，脾失健运，致中焦气机升降失常而阻滞于中焦，不能推动水谷糟粕运行，留滞肠道而致便秘。

3. 肠结：也表现为大便秘结，因大肠通降受阻所致，表现为腹部疼痛拒按，大便完全不通，且无矢气与肠鸣音，严重者可呕吐出粪便；而便秘因大肠传导失常所致，表现为大便干结难行，伴腹胀，饮食减少，恶心欲呕，有矢气与肠鸣音。

积聚：腹部也可摸到包块，积聚的包块在腹部各处均可出现，形状不定，多与肠形不一致，与排便无关。而便秘的包块常出现在左下腹，可扪及条索状物，与肠形一致，压之变形，排便后消失或减少。

4. 治法：疏肝理脾，和胃通便。方药：四逆散加减。组成：柴胡 10g，炒白芍 15g，炒枳实 10g，炙甘草 6g，延胡索 10g，炒川楝子 10g，浙贝母 10g，蒲公英 15g，黄连 6g，白及 15g，炒谷芽 20g，炒麦芽 20g，三七粉 3g（冲服）。共 7 剂，每日 1 剂，水煎服，午饭、晚饭饭后半小时服用。

【按】本例患者情绪焦躁抑郁，善太息，乃肝气郁结之象，肝失疏泄，肝郁则疏泄功能受损，气机郁滞，导致胃失和降，于是大肠通降失常，传导失职，糟粕不行，致大便秘结，腑气欲通不得通，故腹中胀满，大便阻滞不行。长期服用大黄、番泻叶、芦荟等攻下通便药，易伤气耗血，气虚则推动无力，大便难以排出，血虚则肠道干涩，糟粕难以下行。故处方以四逆散为主方疏肝运脾，白及、黄连、蒲公英、浙贝母清热燥湿，枳实、谷芽、麦芽调理脾胃升降。上药合用，一则解肝郁，肝脏恢复疏泄功能，则脾脏健运，体内升降有顺序，大肠内糟粕自会下行。当然，生活上还应注意保持心情舒畅，适当锻炼及养成专心排便的好习惯对功能性便秘的治疗有很大的帮助。

三、主要知识点

（一）定义

便秘是以大便排出困难，排便周期延长，或周期不长，但粪质干结，排出艰难，或粪质不硬，虽频有便意，但排便不畅为主要表现的病证。

（二）历史沿革

"便秘"病名首见于《黄帝内经》；直至明代，张介宾按仲景之法把便秘分为阴结、阳结两类，认为有火为阳结，无火是阴结。

（三）病因

便秘主要是由外感寒热之邪、内伤饮食情志、气血阴阳亏虚等因素引起。

（四）病理性质

寒、热、虚、实。

（五）基本病机

邪滞胃肠，壅塞不通；肠失温润，推动无力，发为便秘。

（六）辨证要点

1. 辨冷秘与热秘，见表 7。

表 7　冷秘与热秘

	冷秘	热秘
症状特征	粪质干结，排出困难	粪质干燥坚硬，便下困难，肛门灼热。
舌象	舌淡苔白滑	舌苔黄燥或垢腻
脉象	脉沉紧或沉迟	脉滑数或细数
主要病机	阴寒内结	燥热内结

2. 辨便秘实证与虚证，见表8。

表8 便秘实证与虚证

证型		症状特征	舌脉象
实证		粪质不甚干结，排出断续不畅，腹胀腹痛，嗳气频作，面赤口臭。	舌苔厚，脉实
虚证	气虚	粪质并不干硬，虽有便意，临厕努挣乏力，挣则汗出，神疲肢倦。	舌淡苔白，脉弱
	血虚	大便燥结难下，面色萎黄无华，头晕目眩，心悸。	舌淡苔少，脉细
	阴虚	大便干结，如羊屎状，形体消瘦，潮热盗汗。	舌红少苔，脉细数
	阳虚	大便艰涩，排除困难，面色㿠白，四肢不温。	舌淡苔白，脉沉迟

（七）分证论治

1. 实秘

（1）热秘

证候：大便干结，腹胀或痛，口干口臭，面红心烦，或有身热，小便短赤，舌质红，苔黄燥，脉滑数。

治法：泄热导滞，润肠通便。

方药：麻子仁丸。

（2）气秘

证候：大便干结，或不甚干结，欲便不得出，或便后不爽，肠鸣矢气，嗳气频作，胁腹痞满胀痛，舌苔薄腻，脉弦。

治法：顺气导滞，降逆通便。

方药：六磨汤。

（3）冷秘

证候：大便艰涩，腹痛拘急，胀满拒按，胁下偏痛，手足不温，呃逆呕吐，苔白腻，脉弦紧。

治法：温里散寒，通便止痛。

方药：温脾汤合用半硫丸。

2. 虚秘

（1）气虚秘

证候：大便干或不干，虽有便意，但排出困难，用力努挣则汗出短气，便后乏力，面白神疲，肢倦懒言，舌淡苔白，脉弱。

治法：补脾益肺，润肠通便。

方药：黄芪汤。

（2）血虚秘

证候：大便干结，面色无华，皮肤干燥，头晕目眩，心悸气短，健忘少寐，口唇色淡，舌淡苔少，脉细。

治法：养血滋阴，润燥通便。

方药：润肠丸。

（3）阴虚秘

证候：大便干结，形体消瘦，头晕耳鸣，两颧红赤，心烦少寐，潮热盗汗，腰膝酸软，舌红少苔，脉细数。

治法：滋阴增液，润肠通便。

方药：增液汤。

（4）阳虚秘

证候：大便干或不干，排出困难，小便清长，面色白，四肢不温，腹中冷痛，腰膝酸冷，舌淡苔白，脉沉迟。

治法：补肾温阳，润肠通便。

方药：济川煎。

（八）预防调摄

1. 注意饮食调理，合理膳食。
2. 便秘不可滥用泻药。

四、巩固启发

彭某，女，69 岁，2009 年 7 月 24 日初诊。

主诉：大便干结 6 个月。

现病史：患者大便干结半年，伴有脘腹胀闷不适，偶感腹痛，纳食欠佳，面色少华，舌质淡红，剥脱苔，根部苔厚稍黄，脉细。

中医诊断：便秘（血虚肠燥）；西医诊断：功能性便秘。

治当以养血健脾，润肠通便。方选当归补血汤合四物汤加减：黄芪 30g，生地黄 15g，熟地黄 10g，炙甘草 6g，当归 6g，川芎 15g，枳壳 15g，肉苁蓉 15g，谷芽 20g，麦芽 20g，赤芍 15g，白芍 15g，红枣 3 枚。7 剂，文火煎取 400mL，分 2 次服，每日 1 剂。嘱加强功能锻炼。

2009 年 7 月 31 日二诊：患者自述诸症减轻，大便较前质软，排便周期缩短，日一行。上药续服 7 剂。

本医案来源：张小萍主任中医师门诊医案。

【思考讨论】

1. 本病属实证还是虚证？临床上如何区别？其治疗原则有何不同？
2. 如何理解"如妄加峻利药逐之，则津液走，气血耗，虽暂通而即秘矣"？
3. 简述便秘的辨证要点。

【解析】

1. 本病属于虚证。热秘、气秘、冷秘属实，气血阴阳亏虚所致者属虚。实证邪滞大肠，腑气闭塞不通。其原则以祛邪为主，据热、冷、气秘之不同，分别施以泄热、温通、理气之法，辅以导滞之品，标本兼治，邪去便通。虚证肠失温润，推动无力，治以养正为先，依阴阳气血亏虚的不同，主用滋阴养血、益气温阳之法，酌用甘温润肠之药，标本兼治，正盛便通。

2. 六腑以通为用，大便干结，解便困难，可用下法，但应在辨证论治基础上以润下为基础，个别证候虽可暂用攻下之药，也以缓下为宜，以大便软为度，不得一见便秘，便用大黄、芒硝、巴豆、牵牛之属，对于气血阴阳有亏损的患者应以补益为主，若一味用攻下之药会更伤气血，加重病情。

3. 依据患者的排便周期、粪质、舌象分清寒热虚实。大便干燥坚硬，肛门灼热，舌苔黄厚，多属肠胃积热；素体阳虚，排便艰难，舌体胖而苔白滑者，多为阴寒内结；大便不干结，排便不畅，或欲便不出，舌质淡而苔少者，多为气虚；若粪便干燥，排出艰难，舌质红而少津无苔者，多属血虚津亏。

五、名家医案赏析

名老中医张小萍治疗便秘医案

刘某，女，23 岁，2009 年 12 月 15 日初诊。

主诉：反复便秘 3 年。

现病史：大便不畅，2 ～ 3 日一行，质干结，矢气频，心情郁闷，烦躁易怒，腹胀，口臭，小便正常，睡眠一般，月经推迟 10 日未来，舌质红，苔薄白，脉弦。

中医诊断：便秘（肝气郁结）；西医诊断：功能性便秘。

治当以疏肝理气通便。方选四逆散加减：柴胡 10g，炒白芍 15g，枳实 15g，炙甘草 6g，杏仁 10g，玄参 15g，火麻仁 15g，合欢皮 15g，谷芽 20g，麦芽 20g。7 剂，文火煎取 400mL，分 2 次服，每日 1 剂。嘱加强功能锻炼。

2009 年 12 月 31 日二诊：患者药后大便通畅，每日 1 次，精神可，腹胀、口臭明显减轻。纳可，寐可，舌质红，苔薄白，脉弦细。守方再进 7 剂。

【按】张小萍认为便秘病位在大肠，但与肺、脾、胃、肾、肝关系密切。肺与大肠相表里，肺气壅滞影响大肠气机，大肠传导功能受困，另外肺热、肺燥下移大肠，伤津灼液，皆可导致便秘。脾主运化，脾失健运，则推动无力，糟粕积聚，形成便秘。胃热炽盛，下移大肠，形成便秘。肝失疏泄，气机郁结，影响肠道气机，大肠传导失司，而为便秘。肾司二便，肾阴不足，则肠道失于濡养，肾阳不足，大肠失于温煦，传运无力而致便秘。张小萍认为六腑泻而不藏，以通为用，在通的基础上辨证施治，实者泻之，虚则补之，实秘者以清热行气为大法；虚秘者以益气、养血、滋阴、温阳为治法。在50 年的临床实践中，张小萍发现，功能性便秘多发于老年人，以及工作生活压力过大的年轻人，以虚秘和气秘多见，胃肠燥热甚者所致便秘少见，故治疗上主张不妄投大苦大寒之泻下通便药，如大黄、芒硝之类，而应以温和之润肠通便药，如火麻仁、杏仁之类。本例患者由于肝失疏泄，导致胃失和降，肠失传导，故大便不畅，欲便不能，腹中胀满；腑气欲通不得通，故矢气频；腑气不下降而上逆，故口臭。故此案用四逆散加味疏肝润肠通便，加杏仁降肺气，润肠通便，火麻仁润肠，玄参养阴津，合欢皮疏肝郁，条达肝气，枳壳、谷芽、麦芽调理脾胃升降，而便通。

本医案来源：张小萍，王茂泓.张小萍脾胃气化学说与临证经验［M］.上海：上海科学技术出版社，2016.

第十七节　胁　痛

一、医案导入

陈某，男，34 岁，2013 年 5 月 17 日初诊。

主诉：两胁胀闷不舒伴小便黄 2 周。

现病史：两胁胀闷不舒，神疲乏力，小便黄，伴脘腹胀闷，食欲不振，大便软，不成形。

舌象：舌质淡红，苔白稍腻。

脉象：脉细弦。

既往史：患者既往有慢性乙型病毒性肝炎病史 10 余年。

辅助检查：肝功能检查提示总胆红素（TB）27.5μmol/L，直接胆红素（DB）15.6μmol/L，丙氨酸氨基转移酶（ALT）84U/L，天门冬氨酸转移酶（AST）63U/L。

诊疗经过：辨证属湿热疫毒内侵，肝胆失疏，络脉失和。治以健脾疏肝理气，清热利湿解毒。处方：党参 15g，茯苓 15g，炒白术 10g，炙甘草 6g，法半夏 10g，陈皮 10g，柴胡 10g，炒白芍 15g，茵陈 30g，金钱草 15g，垂盆草 15g，谷芽、麦芽各 20g，枳壳 15g。14 剂，常法煎服。

二诊：患者服药 14 剂后，诸症明显好转。

三诊：患者继服 14 剂，诸症消失，复查肝功能恢复正常。

本医案来源：张小萍教授门诊医案。

二、思考讨论

1. 本病的中医诊断、证型是什么？

2. 请阐述本病的病机。

3. 本病如何与胸痛、胃痛、悬饮相关病证鉴别？

4. 请写出治法、方药（方名、药名、用量、用法）。

【解析】

1. 诊断：胁痛。证型：肝胆湿热。

2. 病机：湿热疫毒内侵，肝胆失疏，络脉失和。

3. 胁痛与胃脘痛：胁痛与胃脘痛皆有肝郁的病机。胃脘痛病位在胃脘，兼有嗳气频作、吞酸嘈杂等胃失和降的症状；胁痛病位在胁肋部，伴有目眩、口苦、胸闷、善太息的症状。

胁痛与胸痛：胸痛中的肝郁气滞证，与胁痛的肝气郁结证病机基本相同。胁痛以一侧或两侧胁肋部胀痛或窜痛为主，伴有口苦、目眩等症；胸痛是以胸部胀痛为主，可涉及胁肋部，伴有胸闷不舒、心悸少寐。

胁痛与悬饮：悬饮胁痛为饮留胁下，胸胁胀痛，持续不已，伴见咳嗽、咳痰、咳嗽或呼吸时疼痛加重，喜向病侧睡卧，患侧胁间饱满，叩呈浊音，或兼发热，一般不难鉴别。

4.治法：健脾疏肝理气，清热利湿解毒。方选柴芍六君子汤加减：党参 15g，茯苓 15g，炒白术 10g，炙甘草 6g，法半夏 10g，陈皮 10g，柴胡 10g，炒白芍 15g，茵陈 30g，金钱草 15g，垂盆草 15g，谷芽、麦芽各 20g，枳壳 15g。

【按】本病为湿热疫毒内侵，肝受邪扰，肝失疏泄，致肝郁气滞，肝木横克脾土，加上湿邪困脾，最易导致肝郁脾虚。治疗上当从仲景"见肝之病，知肝传脾，当先实脾"之意，以健脾疏肝理气、清热利湿解毒为法。因此采用由柴芍六君子汤化裁。方中参、苓、术、草健脾益气，以健脾燥湿助运；柴胡、白芍疏肝养肝解郁；茵陈、金钱草、垂盆草清热利湿解毒；枳壳理气助运；谷芽功擅健脾开胃，下气消食，其性下行，麦芽则助胃气上升，其性上升，于消食和中之中具生发之气，谷芽、麦芽相配，一升一降，相须为用，使脾胃升降有度。

三、主要知识点

（一）定义

胁痛是以一侧或两侧胁肋部疼痛为主要表现的病证。

（二）历史沿革

胁痛病名首见于《内经》。
张景岳《景岳全书》将胁痛分为外感和内伤两大类。

（三）病因

情志不遂、跌仆损伤、外感湿热、饮食所伤、劳欲久病。

（四）病理因素

气滞、血瘀、湿热。

（五）基本病机

实：气滞血瘀，湿热蕴结，肝失疏泄。
虚：肝阴不足，络脉失养，经脉拘急。

（六）辨证要点

本病主要辨虚证与实证，见表9。

表 9 胁痛虚实辨证

分类	疼痛性质	起病快慢	病程	按诊
虚证	痛势隐隐	慢	长	喜按
实证	痛势急迫	急骤	短	拒按

（七）分证论治

1. 肝郁气滞

证候：胁肋胀痛，疼痛走窜不定，疼痛每因情志变化而增减，胸闷，善太息，嗳气，纳呆，腹胀，得嗳气而胀痛稍舒，舌苔薄白，脉弦。

治法：疏肝理气。

方药：柴胡疏肝散。

2. 肝胆湿热

证候：胁肋胀痛，甚则痛连肩背，胸闷腹胀，纳呆，恶心呕吐，厌食油腻，口苦口黏，黄疸，小便黄赤、短少，舌苔黄腻，脉弦滑而数。

治法：清热利湿。

方药：龙胆泻肝汤。

3. 瘀血阻络

证候：胁肋刺痛，痛处不移，入夜痛甚，面色晦暗，舌质紫暗，或有瘀斑，脉涩。

治法：活血化瘀，通络止痛。

方药：血府逐瘀汤。

4. 肝络失养

证候：胁肋隐痛，悠悠不休，遇劳加重，口干咽燥，心中烦热，两目干涩，头晕目眩，舌红，少苔，脉弦细而数。

治法：养阴柔肝。

方药：一贯煎。

5. 补充临床常见的 1 种其他证型（有别于本科教材）

胆腑郁热

证候：右侧胁痛阵发性灼痛或绞痛，可引至肩背部，伴口苦咽干，烦躁寐差，恶心欲吐，身目黄染，持续低热，小便短赤，大便干结，舌质红，苔黄或黄厚腻，脉滑数。如热毒炽盛，见胁痛剧烈而拒按，持续高热，身目发黄，黄色鲜明，小便短赤，大便干结，烦躁不安，甚则神昏、谵语，舌质红或红绛，苔黄，脉弦数。

主要病机：湿热熏蒸，胆腑气郁。

治法：清热利湿，行气利胆。

方药：大柴胡汤加减（柴胡、黄芩、半夏、枳实、白芍、大黄、大枣、生姜）。

（八）预防调摄

1. 加强体育锻炼，提高机体的抗病能力。
2. 保持心情舒畅，避免精神刺激。
3. 饮食有节，以清淡之品为宜，避免过量摄入油腻、辛辣燥烈之食物。
4. 起居有常，有良好的生活规律，戒除烟酒。

四、巩固启发

章某，男，45岁，2014年7月6日初诊。

患者以右胁下胀痛1月就诊，既往有脂肪肝病史7年，形体偏胖。现症见：右胁下胀痛，食欲不振，睡眠欠佳。舌质暗红，苔白稍腻，脉细弦。腹部彩超提示轻度脂肪肝；肝功能检查提示：ALT 65U/L，AST 48U/L。肝炎系列正常。

辨证属木郁土壅，食积痰瘀内结。治以健脾理气化瘀，消脂降浊。处方：焦山楂30g，神曲10g，连翘10g，茯苓10g，法半夏10g，陈皮10g，莱菔子15g，炒白术10g，丹参15g，干荷叶20g，谷芽、麦芽各20g，枳壳15g，田七粉3g（冲服），垂盆草20g，合欢皮15g。14剂，常法煎服。

二诊：患者服14剂后，右胁下胀痛、睡眠欠佳症状改善，纳可。

三诊：患者继服14剂，诸证基本消失，复查肝功能提示：ALT 36U/L，AST 30U/L。嘱患者加强锻炼，低脂饮食，上方去垂盆草、合欢皮。继服8周。后复查腹部彩超提示：肝胆脾胰未见明显异常；复查肝功能提示：ALT 25U/L，AST 32U/L。

本医案来源：张小萍教授门诊医案。

【思考讨论】

1. 说出本病涉及哪些脏腑？
2. 如何理解"见肝治病，知肝传脾，当先实脾"？
3. 试分析胁痛的诊断过程中的注意事项。

【解析】

1. 本病涉及肝、胆、脾、胃、肾。

2. 人体是一个有机的整体，是以五脏为中心，配以六腑，通过经络系统"内属于脏腑，外络于肢节"的作用实现的。在生理情况下，五脏相互资生、相互制约，以维持人体的正常生命活动；在病理情况下，五脏病邪相互影响，互相传变。因此，当一脏发病后，治疗必须照顾整体，即在治疗本脏病变的同时应积极调治其他脏腑，以防止疾病的传变。

3. 忌不辨诱发因素：饱餐或进食油腻饮食后右胁疼痛诱发、加重者考虑胆囊炎。上腹正中或偏左侧疼痛剧烈，考虑胰腺炎。肝病多与情绪波动或气候变化有关。

忌不辨疼痛性质：右侧绞痛间歇性加剧应考虑急性胆囊炎。右侧剧烈钻顶样痛，应首先考虑胆道蛔虫病。有较长慢性胆道病史者，疼痛由间歇性转为持续性钝痛或刺痛，应考虑胆囊癌可能。

忌固守"常规"检查：慢性肝病迁延不愈，除肝功能等常规检查外，应查 AFP、凝血酶原时间与活动度。高度怀疑急性胰腺炎而淀粉酶不高者，应反复测定，以免漏诊。

忌思路局限：胁痛虽主要与腹部脏器病变有关，但临证时不应局限于此，以免误诊、漏诊。

五、名家医案赏析

国家级名老中医张小萍治疗胁痛医案

章某，女，72 岁，2013 年 6 月 5 日初诊。

主诉：右胁胀痛 3 个月。

现病史：右胁下胀痛，伴有胃脘部胀闷，纳可，嗳气，二便平，睡眠不安，舌质红，苔薄黄腻，脉弦。

既往史：有胆结石病史。

体格检查：右上腹轻度压痛。

辅助检查：腹部 B 超示胆囊结石（4mm×5mm）、胆囊炎。

中医诊断：胁痛（肝气郁结）；西医诊断：胆石症、胆囊炎。

治当以疏肝利胆，理气运脾。方拟四逆散合四金汤加味：郁金 10g，鸡内金 15g，金钱草 15g，海金沙 15g，柴胡 10g，炒白芍 15g，枳实 10g，炙甘草 6g，川楝子 10g，延胡索 10g，合欢皮 15g，谷麦芽各 20g。7 剂，文火煎取 400mL，分 2 次服，日 1 剂。嘱加强功能锻炼。

2013 年 6 月 12 日二诊：药后胁胀痛稍减轻，嗳气明显减轻，胃脘部胀闷缓解不明显，二便平，舌质淡红，苔薄黄，脉弦，守方再服 14 剂。

2013 年 6 月 26 日三诊：药后症状基本消失，舌质淡红，苔薄，脉弦，守方 14 剂。

【按】木土相乘，气机郁滞，则脾胃升降失和，在上者则胃痛、呕吐，在下者则腹泻。本案为肝胆气机郁滞，肝胃不和。初诊时因少阳胆腑不利，气机横逆，胃气不能敛降，故胁痛、嗳气。气郁化火，湿浊不化，火与湿胶着流连，上扰心神则睡眠不安，苔薄而黄腻。治当舒达肝胆之滞，顺降胃腑之逆，治以四逆散加减。方中柴胡、枳实疏利肝胆郁滞之气，白芍、甘草柔肝缓急止痛，更加郁金行气活血，疏肝利胆，辅以金钱草、海金沙清利胆腑久羁之湿热，且与郁金、鸡内金合用尚有四金汤之意以治结石。全方组合，效专而力宏，故能取效。

张小萍教授运用本方经验：本方临床应用以两胁胀痛（右胁胀痛为主），伴脘腹胀满、口苦、舌红、苔薄黄、脉细弦为辨证要点。常用加减：胆腑郁热甚者酌加黄芩、黄连、栀子；大便干结者酌加大黄；心烦不寐者酌加合欢皮、炒酸枣仁；腹胀甚者酌加谷、麦芽。

本医案来源：张小萍，王茂泓.张小萍脾胃气化学说与临证经验［M］.上海：上海科学技术出版社，2016：328-329.

第十八节 黄 疸

一、医案导入

侯某，女，29 岁，农民，2012 年 8 月 25 日初诊。

主诉：目黄、身黄 1 周。

现病史：目睛黄染，身黄，小便黄，面色淡黄，神情倦怠，纳寐差，梦多易醒，大便溏。月经色淡，量正常，经期少腹疼痛。

舌象：舌淡胖有齿痕，苔薄白。

脉象：右脉细滑，尺脉稍弱，左脉细濡。

既往史：乙肝大三阳病史。

诊疗经过：辨证属脾失运化，气血亏虚；治以健脾温中，补养气血；方选黄芪建中汤加减：黄芪 30g，桂枝 10g，生姜 2 片，党参 15g，白术 10g，当归 6g，甘草 6g，大枣 3 枚，茵陈 30g，茯苓 15g。7 剂。日 1 剂，水煎 2 次，分 2 次温服。

二诊：患者服药 14 剂后，诸症明显好转。

三诊：患者继服 14 剂，诸症消失。

本医案来源：张小萍教授门诊医案。

二、思考讨论

1. 本病的中医诊断、证型是什么？

2. 请阐述本病的病因病机。

3. 本病如何与萎黄鉴别？

4. 请写出治法、方药（方名、药名、用量、用法）。

【解析】

1. 诊断：黄疸。证型：阴黄，脾虚血亏。

2. 病因病机：脾失运化，气血亏虚。

3. 黄疸和萎黄虽然都会兼见肤黄，但病机不同，范围不同，且萎黄无目黄及小便黄。

4. 治法：健脾温中，补养气血；方选黄芪建中汤加减：黄芪 30g，桂枝 10g，生姜 2 片，党参 15g，白术 10g，当归 6g，甘草 6g，大枣 3 枚，茵陈 30g，茯苓 15g。7 剂，日 1 剂，水煎 2 次，分 2 次温服。

【按】本案中患者纳差，脾虚气机升降失常，且舌淡胖有齿痕，苔薄白，脉细濡，皆为脾虚失运之外象，故治疗以健脾为主，方用黄芪建中汤加减。黄芪建中汤为张仲景治疗"虚劳里急，诸不足"所创，方以黄芪、大枣、甘草补脾益气，桂枝、生姜温阳散寒，白芍缓急止痛，饴糖补脾缓急。全方甘温以建中，旺脾以生精，建中又固表，阴阳共调补，健脾温中，补益气血，从而黄疸消退，诸症悉除。

三、主要知识点

（一）定义

黄疸是以目黄、身黄、小便黄为主症的病证，其中以目睛黄染为重要特征。

（二）历史沿革

《素问》云："溺黄赤，安卧者……目黄者曰黄疸。"

张仲景《伤寒杂病论》把黄疸分为黄疸、谷疸、酒疸、女劳疸、黑疸五种。

《金匮要略·黄疸病脉证并治》云："谷气不消，胃中苦浊…… 身体尽黄，名曰谷疸。"

《金匮要略·黄疸病脉证并治》云："黄家所得，从湿得之。"

《圣济总录》又分为九疸、三十六黄，论述了黄疸的危重证候"急黄"，并提出"阴黄"一证。

（三）病因

外感湿热、疫毒；饮食不节；劳倦内伤；病后续发。

（四）病理因素

湿邪、热邪、寒邪、疫毒、气滞、瘀血，以湿邪为主。

（五）基本病机

湿邪困遏，脾胃运化失健，肝胆疏泄失常，胆汁泛溢肌肤。

（六）辨证要点

本病主要辨阳黄与阴黄，见表 10。

表 10　阳黄与阴黄

分类	病势	色泽	伴随症状
阳黄	起病急，病程短	黄色鲜明	身热，口干苦，舌苔黄腻，脉象弦数
阴黄	病程长，病势缓	黄色晦暗	纳少，乏力，舌淡，脉沉迟或细缓

（七）分证论治

1. 阳黄

（1）热重于湿

证候：身目俱黄，黄色鲜明，发热口渴，心烦，腹胀，胁痛，小便短赤，大便秘结，舌苔黄腻，脉弦数。

治法：清热通腑，利湿退黄。

方药：茵陈蒿汤加味。

（2）湿重于热

证候：身目俱黄，黄色鲜明，头身困重，脘痞纳呆，恶心呕吐，腹胀便溏，舌苔厚腻微黄，脉濡数。

治法：利湿化浊运脾，佐以清热。

方药：茵陈五苓散合甘露消毒丹。

（3）胆腑郁热

证候：身目俱黄，黄色鲜明，右胁胀痛，牵引肩背，身热不退，口苦呕逆，尿黄赤，大便秘，舌红苔黄，脉弦滑数。

治法：疏肝泄热，利胆退黄。

方药：大柴胡汤。

2. 阴黄

（1）寒湿阻遏

证候：身目俱黄，黄色晦暗如烟熏，脘腹痞胀，纳少，大便不实，神疲畏寒，口淡不渴，舌淡苔腻，脉濡缓。

治法：温中化湿，健脾和胃。

方药：茵陈术附汤。

（2）脾虚血亏

证候：面目肌肤淡黄，晦暗不泽，肢软乏力，心悸气短，大便溏。

治法：健脾温中，补养气血。

方药：黄芪建中汤。

3. 急黄

疫毒炽盛

证候：发病急骤，黄疸迅速加深，其色如金，皮肤瘙痒，高热口渴，胁痛腹满，神昏谵语，烦躁抽搐，或衄血便血，舌红绛苔黄而燥，脉弦滑或数。

治法：清热解毒，凉血开窍。

方药：犀角散（《备急千金要方》）。

4. 从湿、瘀角度论治黄疸（有别于本科教材）

黄疸的病位主要在肝胆，伍炳彩教授却认为，黄疸的病位应以太阴脾为中心，当然病久可影响肝、胆、心、肾等其他脏腑，从湿、瘀观点出发，认为黄疸的病机总不外乎湿、瘀两端。从气血理论分析，黄疸皆发于血分，就临床最为常见的湿热黄疸而言，早期以发热、口渴、身黄、目黄、小便黄、心烦欲呕、头身困倦、脘腹痞满、大便秘结、舌红苔黄腻、脉滑为主要表现。其病机当为湿热郁滞于脾，不能外泄下行，而随脾之转输溢于肌表，则见脾之本色；中期以身目发黄、晦滞，面色晦暗或青紫或黧黑，胁下痞块、刺痛拒按或胀痛，或皮肤赤丝血缕，舌质紫暗或有瘀斑，脉弦或涩等为主要表现，为湿热之邪日久入络，波及血分，而致血脉瘀阻；后期以面目肌肤发黄、右胁隐痛、精神萎靡、肢体浮肿、倦怠乏力、咽红而干、心悸气短、五心烦热、少寐、舌红少苔、脉弦细，或黄色晦暗、脘腹闷胀、食欲减退、大便溏薄、神疲畏寒、苔白腻、舌质淡舌体胖、脉沉细而迟等为主要表现，病机为湿热瘀血日久，耗伤阴血，进而阴损及阳。总之，黄疸一病当始终以湿、瘀为主线，而参以寒热、虚实，根据疾病发展的不同阶段灵活变通，谨遵仲景"观其脉证，知犯何逆，随证治之"的古训，方能以不变而应万变。

（八）预防调摄

1. 在饮食方面要避免不洁食物，禁食辛热、油腻、酒辣之品。
2. 注意起居有常，不妄作劳。
3. 加强体育锻炼，增强抗病能力。
4. 可适当参加体育活动，保持心情舒畅。
5. 在发病初期，应卧床休息。

四、巩固启发

李某，男，56岁，2017年10月7日初诊。

主诉：黄疸加重2年，伴腹胀2个月。

患者长期饮酒，现目睛黄染，形体消瘦，面色暗黄，腹部膨隆，语声低微，神疲畏寒，口淡不渴，纳差，小便黄，量不多，大便略干，舌淡暗，苔薄腻，脉濡缓。实验室检查肝功能示：总胆红素（TBIL）175μmol/L，直接胆红素（DBIL）82μmol/L，谷丙转氨酶（ALT）265 U/L，谷草转氨酶（AST）173U/L，总胆汁酸（TBA）148 U/L，碱性磷酸酶（ALP）187 U/L，谷氨酰转肽酶（GGT）81 U/L。

诊断：黄疸（阴黄，寒湿阻遏）。方用茵陈术附汤加减：茵陈40g，生白术35g，益母草、白茅根、生黄芪、大腹皮各30g，茯苓25g，赤芍20g，陈皮、泽兰、生地黄、郁金各15g，生大黄10g，附子6g。7剂。日1剂，水煎服。

12月15日二诊：患者黄疸全部消退。复查TBIL43μmol/L，ALT 35 U/L，AST 23 U/L，TBA 10 U/L，ALP 87 U/L，GGT 35 U/L。腹微膨隆，续服5剂以巩固疗效，并嘱其注意休息，避免再次发作。

本医案来源：张小萍教授门诊医案。

【思考讨论】

1. 黄疸的三大特点是什么？
2. 黄疸的病因病机是什么？
3. 简述黄疸的辨证要点。

【解析】

1. 目黄、身黄、小便黄。
2. 病因：外感湿热、疫毒；饮食不节；劳倦内伤；病后续发。病机：湿邪困遏，脾胃运化失健，肝胆疏泄失常，胆汁泛溢肌肤。

3. 黄疸的辨证要点主要包括辨阳黄与阴黄、辨阳黄中湿热的偏重、辨急黄三方面，具体如下。

辨阳黄与阴黄：阳黄由湿热所致，起病急，病程短，黄色鲜明如橘色，伴有湿热证候；阴黄由寒湿所致，起病缓，病程长，黄色晦暗如烟熏，伴有寒湿诸候。

辨阳黄中湿热的偏重：阳黄属湿热为患，由于感受湿与热邪程度的不同、机体反应的差异，临床有湿热孰轻孰重之分。区别湿邪与热邪的孰轻孰重，目的是同中求异，使治疗分清层次，各有重点。辨证要点：热重于湿的病机为湿热而热偏盛，病位在脾胃肝胆而偏重于胃；湿重于热的病机是湿热而湿偏盛，病位在脾胃肝胆而偏重于脾。相对来说，热重于湿者以黄色鲜明、身热口渴、口苦便秘、舌苔黄腻、脉弦数为特点；湿重于热者则以黄色不如热重者鲜明、口不渴、头身困重、纳呆便溏、舌苔厚腻微黄、脉濡缓为特征。

辨急黄：急黄为湿热夹时邪疫毒，热入营血，内陷心包所致。在证候上，急黄与一般阳黄不同，急黄起病急骤，黄疸迅速加深，其色如金，并出现壮热神昏、吐血衄血等危重证候，预后较差。

五、名家医案赏析

国家级名中医张小萍治疗黄疸医案

刘某，男，44 岁，1995 年 8 月 7 日初诊。

主诉：口苦、恶心、纳差 1 周。

现病史：患者 1 周来口苦、恶心、纳差，身目发黄，尿黄，大便偏硬，右胁下有轻度压痛，舌质红，苔黄腻，脉弦滑。

既往史：脂肪肝病史 3 年。

辅助检查：白蛋白/球蛋白＝46g/34g，胆红素 186.4μmol/L，麝香草酚浊度 5 单位，谷丙转氨酶 580 单位。

诊断：黄疸（湿热蕴结）。

治当以清胆利湿，疏肝泄热。方选茵陈蒿汤合大柴胡汤加减：茵陈 45g，栀子 10g，大黄 15g，柴胡 15g，黄芩 15g，白芍 20g，枳实 10g，法半夏 10g，垂盆草 15g，生姜 2 片，红枣 3 枚。14 剂，文火煎取 400mL，分 2 次服，日 1 剂。嘱加强功能锻炼。

1995 年 8 月 21 日二诊：患者药后自觉症状减轻，胆红素 30.78μmol/L，麝香草酚浊度、谷丙转氨酶转为正常，舌质红，苔转薄腻，脉弦滑。改用茵陈五苓汤，再进 14 剂。

【按】黄疸为患，起病之初，脾胃之气不虚，湿热蕴结脾胃，阻滞气机，气机升降失常，侮及肝胆，胆汁不循常道而外溢，故《伤寒直指》说："湿与热郁蒸于脾，面目肢体为之发黄，此即疸也。"本例患者黄疸，大便偏硬，恶心，纳差，脾胃气机升降失常，口苦、胁痛为肝胆气机不畅，且舌苔黄腻、脉弦滑，为湿热之外象，故治疗以清热祛湿为主，兼疏肝利胆，以茵陈蒿汤为主方加味治疗。方中茵陈蒿汤泄热退黄，其中大黄泄热通腑，使热邪从下而去，并加大柴胡汤疏利肝胆。全方主治分明，黄疸见退之后，去大黄以防胃气损伤，用茵陈五苓汤健脾化湿，以便完全清利肝胆湿热，以肝胆为主兼顾中土，以杜痰湿之源，使湿去热清，胆利土健，从而黄疸消退，诸症悉除。组方丝丝入扣，用药精炼，如老吏断案，非学验俱丰者，莫能如此。由此也看到先生在本病治疗中处处顾护中焦的学术思想。

本医案来源：张小萍，王茂泓.张小萍脾胃气化学说与临证经验［M］.上海：上海科学技术出版社，2016：329-330.

第十九节　头　　痛

一、医案导入

蒋某，男，13 岁，2021 年 4 月 10 日初诊。

主诉：间断头痛半年余。

现病史：患者神情，精神欠佳，诉半年来间断头痛，呈阵发性、搏动性，发病前无先兆，发作频率为 3 ～ 4 次 / 周，发作时间为 2 ～ 3 小时 / 次，部位以颠顶痛为主，痛甚时伴有恶心呕吐，倦怠乏力，少气懒言，卧床、闭眼时症状有所减轻，尚无肢体受限，无头晕，无一过性黑蒙，无恶寒、发热，无自汗盗汗，口不渴，纳可寐安，大便偏稀，小便正常。

舌象：舌质淡红，舌下络脉迂曲，舌苔薄白。

脉象：脉沉细涩。

既往史：既往身体健康，否认高血压、糖尿病、心脏病史，否认肝炎、结核病史，无外科手术史，无重大外伤史，无输血史，预防接种随当地进行。

诊疗经过：患者间断性头痛半年余，大便偏稀，脉细弦，证属气虚头痛（兼血瘀），基础方以补气健脾为法，加用活血祛风、养阴和营、缓急止痛药物，方选六君子汤加减，具体方药如下：法半夏 9g，陈皮 6g，茯苓 10g，白术 10g，白芷 10g，炙甘草 6g，党参 10g，川芎 15g，土鳖虫 10g，全蝎 3g，白芍 10g，僵蚕 10g。7 剂，以 150mL 沸水冲服，早晚各 1 次。

二诊：服上药后头痛持续时间与发作频率大为减轻，纳食可，夜寐安，舌质淡红，苔薄腻，脉细滑。据头痛症状大为缓解，拟守上方，因苔腻故加用草果 3g，取温中、芳香化湿之意。7 剂，以 150mL 沸水冲服，早晚各 1 次。

随访：患者服药后头痛未再发。

本医案来源：黄春华中西医结合主任医师门诊医案。

二、思考讨论

1.本病的中医诊断、证型是什么？

2.请阐述本病的病因病机。

3. 如何鉴别内伤头痛和外感头痛？如何辨头痛之相关经络脏腑？

4. 请写出相关治法、方药（方名、药名、用法、用量）。

【解析】

1. 诊断：头痛。证型：气虚头痛兼血瘀。

2. 病因病机：脾胃虚弱，气血化源不足，致使营血亏虚，不能上荣于脑髓，加之瘀血阻滞脑络，故发为头痛。

3. 头痛辨证应首先辨外感与内伤：外感头痛起病较急，病程短，头痛较剧烈，常伴邪犯肺卫方药之证，有风、寒、湿、热的不同；内伤头痛起病缓慢，病程较长，常反复发作，时轻时重，要进一步辨别气虚、血虚、肝阳、痰浊、瘀血，或其他相兼症。

其次对头痛所属部位进行区分：一般来说，太阳头痛多在头后部，下连于项；阳明头痛，多在前额及眉棱骨等处；少阳头痛，多在头两侧，并连及耳部；厥阴头痛，则在巅顶部位，或连于目系。

再者，应辨头痛的性质：因于风寒者，头痛剧烈而连项背；因于风热者，头胀痛如裂；因于风湿者，头痛如裹；因于痰湿者，头痛重坠；因于肝火者，头痛而胀；因于瘀血者，头痛剧烈而位置固定；因于虚者，头隐痛绵绵或空痛。

4. 治法：健脾益气，活血止痛。方药：六君子汤加减。组成：法半夏9g，陈皮6g，茯苓10g，白术10g，白芷10g，炙甘草6g，党参10g，川芎15g，土鳖虫10g，全蝎3g，白芍10g，僵蚕10g。7剂，以150mL沸水冲服，早晚各一次。

【按】本案患者头痛半年余，平素神疲易倦，少气懒言，均为脾胃气虚之证，当以益气健脾之法，故选用六君子汤作为主方进行加减用药；又以其间断性、搏动性头痛半年，因久病入络、久病必瘀，故加入虫类药（土鳖虫、全蝎、僵蚕）以活血通络；头痛部位以巅顶痛为主，按经络辨证分属足厥阴肝经，芍药入厥阴又能养阴和营，缓急止痛。全方在补气健脾的同时，加入活血祛风、养阴和营、缓急止痛药物以缓解患者头痛症状，以达到标本同治之意。

三、主要知识点

（一）定义

头痛是临床上常见的一种自觉症状，凡由外感六淫或内伤杂病引起的以头痛为主症的病证，均可称为头痛。头痛可以单独出现，亦可出现于多种急、慢性疾病中。头痛剧烈，经久不愈，反复发作者，又称为"头风"。

（二）历史沿革

《素问·五脏生成》云："是以头痛巅疾，下虚上实，过在足少阴、巨阳，甚则入肾。"《东垣十书》将头痛分为外感头痛和内伤头痛，根据发病及临床表现分为伤寒头痛、湿温头痛、偏头痛、真头痛、气虚头痛、血虚头痛、气血俱虚头痛、厥逆头痛等，并补充了太阴头痛及少阴头痛，并根据头痛异同而分经遣药，开始了头痛的分经用药，对后世影响深远。

（三）病因病机

头痛可分为外感、内伤两类。起居不慎，感受风、寒、湿、热等六淫之邪，上犯颠顶，阻遏清阳；或内伤诸疾，导致脏腑功能失调，气血逆乱，痰瘀阻窍；或外伤久病，导致气滞血瘀或气血亏虚，脑脉失养，皆可引发头痛。

（四）病理因素

本病的病位主要在头，涉及肝、脾、肾等脏腑；风、火、痰、瘀、虚为其主要的病理因素。

（五）分证论治

1. 外感头痛

（1）风寒头痛

证候：头痛时作，连及项背，呈掣痛样，时有拘急收紧感，常伴恶风畏寒，遇风尤剧，头痛喜裹，口不渴，舌淡红，苔薄白，脉浮或浮紧。

治法：疏风散寒止痛。

方药：川芎茶调散。

（2）风热头痛

证候：头痛而胀，甚则头胀如裂，发热或恶风，面红目赤，口渴喜饮，便秘尿赤，舌尖红，苔薄黄，脉浮数。

治法：疏风清热和络。

方药：芎芷石膏汤。

（3）风湿头痛

证候：头痛如裹，肢体困重，胸闷纳呆，小便不利，大便或溏，舌淡苔白腻，脉濡。

治法：祛风胜湿通窍。

方药：羌活胜湿汤。

2. 内伤头痛

（1）肝阳头痛

证候：头胀痛而眩，以两侧为主，心烦易怒，口苦面红，或兼胁痛，舌红苔薄黄，脉弦数。

治法：平肝潜阳。

方药：天麻钩藤饮。

（2）血虚头痛

证候：头痛而晕，心悸怔忡，神疲乏力，面色少华，舌质淡，苔薄白，脉细弱。

治法：滋阴养血。

方药：加味四物汤。

（3）气虚头痛

证候：头痛隐隐，时发时止，遇劳则加重，纳食减少，倦怠乏力，气短自汗，舌质淡，苔薄白，脉细弱。

治法：益气升清。

方药：益气聪明汤。

（4）痰浊头痛

证候：头痛昏蒙沉重，胸脘痞闷，纳呆呕恶，舌淡苔白腻，脉滑或弦滑。

治法：化痰降逆。

方药：半夏白术天麻汤。

（5）肾虚头痛

证候：头痛且空，眩晕耳鸣，腰膝酸软，神疲乏力，少寐健忘，遗精带下，舌红少苔，脉细无力。

治法：补肾填精。

方药：大补元煎。

（6）瘀血头痛

证候：头痛经久不愈，痛处固定不移，痛如锥刺，或有头部外伤史，舌质紫暗，可见瘀斑、瘀点，苔薄白，脉细或细涩。

治法：活血化瘀。

方药：通窍活血汤。

3. 补充临床常见其他证型（有别于本科教材）

（1）肝郁气滞

证候：头胀痛、闷痛或跳痛，或眼眶目珠作痛，或左右不定偏头痛，平素性情急躁易怒，或喜生闷气，头痛每因情志波动诱发、加重，伴胸胁胀满，女性患者月经先后不定期，经行乳房发胀，不欲饮食，舌淡红，苔薄白，脉弦细。

治法：疏肝解郁，缓急止痛。

方药：逍遥散合甘麦大枣汤加减（柴胡、白芍、积壳、甘草、香附、郁金、川芎等）。

（2）胆郁痰扰

证候：头部胀痛、闷痛或跳痛，伴头晕目眩，恶心呕吐，或呕吐痰涎，纳呆食少，胸闷，失眠多梦，心悸，大便干，小便黄，舌红、苔黄腻，脉弦滑。

治法：疏肝化痰。

方药：越鞠丸合温胆汤加减（苍术、川芎、香附、茯苓、法半夏、枳实、竹茹、陈皮、生姜、甘草、厚朴、石菖蒲等）。

（六）预防调摄

1.尽早明确诊断，积极治疗，避免稽留不愈。

2. 起居有常，强健体魄，注意气候变化，避免外邪侵袭。

3. 避免持续过劳，合理安排作息时间，保证充足的睡眠。

4. 头痛剧烈者，宜卧床休息，保持环境安静，光线不宜过强。

5. 避免食用辛辣刺激之品，禁止吸烟饮酒。

6. 肝阳上亢所致头痛，当舒畅情志，避免精神紧张及噪音、强光等刺激。

四、巩固启发

杨某，女，32岁，2021年4月20日初诊。

反复月经期头痛4年，近半年渐次加重，再发1天来诊。头痛以经前为甚，尤以颠顶连项掣痛为主，遇寒加重，伴心悸、夜寐不安、面色少华，手足欠温，月经量少、色淡，二便正常，舌质淡红，苔薄白，脉细无力。辅助检查：血压112/76mmHg，头颅CT未见明显异常。

证属血虚寒凝，经脉失养。法当温经散寒，养血通脉。方选当归四逆汤加减：当归15g，桂枝10g，白芍15g，赤芍15g，大枣10g，细辛3g，炙甘草10g，通草10g，川芎15g，全蝎6g，僵蚕10g，党参15g。7剂。

患者一周后复诊，头痛已止，守前方7剂，嘱下次月经前1周再诊。患者遵嘱，第2、3个月经周期经前复诊，分别进上方7剂，随访1年头痛未再复发。

本医案来源：黄春华中西医结合主任医师门诊医案。

【思考讨论】

1. 本病属外感头痛，还是内伤头痛？临床上如何区别，其治疗原则有何不同？

2. 简述头痛的辨证要点。

【解析】

1. 本病属内伤头痛。外感头痛起病较急，病程较短，多与风、寒、湿、热相关，以实证为主，治以祛风为主，兼以散寒、清热、祛湿；内伤头痛多起病较缓，病程较长，多与气、血、痰、瘀、虚相关，多属虚证或本虚标实、虚实夹杂之证，内伤头痛之属虚者以补养气血或益肾填精为主，属实者当以平肝潜阳、化痰除湿、活血化瘀为法。若本虚标实、虚实夹杂者，宜攻补兼施，标本兼治。此外，临床辨治头痛时还可使用引经药。

2. 辨外感与内伤：外感头痛多因外邪致病，起病较急，一般疼痛较剧，病程较短，多表现为掣痛、跳痛、灼痛、重痛，痛无休止，多伴有外感表证，以实证为多。内伤头痛多起病缓慢，反复发作，病程较长，表现为胀痛、刺痛、隐痛、空痛、昏痛，痛势绵绵，遇劳加重，时作时止，以虚证为多。如因肝阳、痰浊、瘀血等以邪实为主的内伤头痛，多表现为胀痛、重痛或刺痛，且常伴有相应脏腑损伤症状。临床亦见本虚标实、虚实夹杂者。

辨头痛部位：太阳头痛，痛在脑后，下连于项；阳明头痛，在前额部及眉棱骨处；少阳头痛，在头之两侧，并连及于耳；厥阴头痛，多在颠顶部位，或连目系；太阴、少阴头痛多以全头疼痛为主。临证尚可见偏头痛，也称"偏头风"，常以一侧头痛暴作为特点，痛势剧烈，可连及眼、齿，痛止则如常人，反复发作，经久不愈，多系肝经风火上扰所致。

辨头痛性质：因于风寒，头痛剧烈且连项背；因于风热，头胀而痛；因于风湿，头痛如裹；因于痰湿，头痛而重；因于肝阳，头痛而胀；因于肝火，头部跳痛、灼痛；因于瘀血，头部刺痛，痛处固定不移；因于虚者，多呈隐痛、空痛或昏痛。

五、名家医案赏析

国医大师颜德馨治疗头痛验案赏析

刘某，女，42岁。8月6日初诊。

患者患偏头痛18年，每于气候变化或劳累时诱发，月经前后加剧，做脑电图、脑血流图、X线摄片等检查均正常。就诊时适值经期，头痛剧作，右侧颞部跳痛，痛连目眶，患者精神委顿，面色暗滞，经来不畅，色暗夹块，伴有腹痛，舌紫苔薄白，脉沉涩。证属邪风久羁入络，血瘀阻于清窍。治宜祛风活血。药用：羌活9g，川芎9g，生地黄15g，赤芍9g，桃仁9g，当归9g，红花9g。每日1剂，水煎服。5剂后经来见畅，色也较鲜，旋即腹痛减轻，头痛小安，脉沉涩未起，舌紫未退，宿瘀久伏之证，原方加石楠叶9g，露蜂房9g，乌梢蛇9g，全蝎粉1.5g，蜈蚣粉1.5g，研末和匀另吞。再服一周，头痛即止，脉沉涩也起，舌紫见淡。随访1年，病未再发。

【按】本医案的主要病机为邪风久羁入络，血瘀阻于清窍。病乃血虚血滞，瘀阻脑络，不通则痛，治宜活血养血，通络止痛。故在方中首先选用了《太平惠民和剂局方》补血活血名方四物汤（当归、川芎、白芍、熟地黄）。方中熟地黄甘温以滋阴养血，填精为君药；当归辛甘温，补血养肝，和血调经为臣药；佐以白芍和营养肝，缓急止痛；使以川芎活血行滞。四药相合，则补中有通，补而不滞，可活血养血，通络止痛。《成方便读》曰："夫人之所赖以生者，血与气耳，而医家之所以补偏救弊者，亦唯血与气耳。故一切补气诸方，皆从四君化出；一切补血之方，又当从此四物而化也。补气者，当求之脾肺；补血者，当求之肝肾。地黄入肾，壮水补阴，白芍入肝，敛阴益血，二味为补血之正药。然血虚多滞，经脉隧道不能滑利通畅，又恐地、芍纯阴之性，无温养流动之机，故必加以当归、川芎，辛香温润，能养血而行血中之气者以流动之。总之，此方乃调理一切血证，是其所长，若纯属阴虚血少，宜静不宜动者，则归、芎之走窜行散，又非所宜也。"由于本医案病机重在瘀而偏虚，瘀滞又易生热，故颜老在用此方时以生地黄易熟地黄，以赤芍易白芍，如此变通，使熟四物变为生四物，由温养变为清养，从而使其功效更为轻灵通达，通络止痛之功更胜。瘀去络通，脑络得濡，其痛自除。

本医案来源：李建颖，赵丹丹，杨建宇.国医大师验案良方·心脑卷［M］.北京：学苑出版社，2010.

第二十节 眩 晕

一、医案导入

陈某，男，58岁，2021年4月10日初诊。

主诉：发作性眩晕4天。

现病史：患者4天前无明显诱因出现眩晕，天旋地转，视物模糊，站立不稳，伴胸闷恶心，呕吐痰涎，体位变化时发作，持续数秒后可缓解。刻下症见：头昏沉，头重如裹，精神欠佳，神疲乏力，无耳鸣耳聋，偶感心慌心悸，口干不欲饮，晨起口苦，纳差，多寐，二便正常。

舌象：舌淡红，舌体胖大，边有齿印，苔白腻。

脉象：脉滑。

既往史：既往有高血压病史10余年，长期服用苯磺酸氨氯地平片，血压控制一般。

诊疗经过：证属痰浊上蒙，扰乱清窍，清窍不宁。治宜化痰祛湿，健脾和胃，祛风止眩。方用半夏白术天麻汤合参芪温胆汤加减：法半夏10g，白术15g，天麻10g，茯苓15g，陈皮6g，钩藤15g，川芎15g，僵蚕10g，蝉蜕10g，党参15g，黄芪15g，枳实10g，石菖蒲15g，竹茹15g，胆南星15g，远志15g。7剂，水煎服，每日1剂。

二诊：患者服药7剂，未再发眩晕，天旋地转、恶心呕吐好转，头昏沉减轻，头重如裹，神疲乏力改善，劳累后感心慌心悸，无胸闷胸痛，口干口苦，纳食尚可，夜寐安，二便正常，舌暗红，苔白腻，脉滑。改用参芪温胆汤加减，健脾祛湿，利胆和胃，佐以益气补血，活血通络。方药：法半夏10g，茯苓15g，陈皮6g，枳实10g，竹茹15g，川芎15g，丹参15g，石菖蒲15g，远志15g，党参15g，黄芪15g，薄荷10g，僵蚕10g，胆南星10g。7剂，水煎服，每日1剂。

本医案来源：黄春华主任中医师门诊医案。

二、思考讨论

1.本病的中医诊断、证型是什么？

2.请阐述本病的病因病机。

3.本病如何与厥证、中风鉴别？

4.请写出治法、方药（方名、药名、用量、用法）。

【解析】

1.诊断：眩晕。证型：痰浊上蒙。

2.病因病机：痰浊上蒙，扰乱清窍，清窍不宁。

3.厥证：以突然昏仆，不省人事，或伴见四肢厥冷为特征，一般可在短时间内苏醒，严重者亦可一厥不复甚至死亡。眩晕发作严重者也有头眩欲仆或晕眩仆倒的表现，虽与厥证相似，但无昏迷、不省人事等症，也无四肢厥冷表现。

中风：以猝然昏仆、不省人事，伴口舌歪斜、半身不遂、失语，或不经昏仆，仅以喎僻不遂为特征。眩晕仅以头晕目眩为主症，虽眩晕之甚者亦可见仆倒，与中风昏仆相似，但患者神志清楚或瞬间即清，且无半身不遂、口舌喎斜、言语謇涩等症。部分中风患者以眩晕、头痛为先兆表现，应当注意二者的区别及联系。

4.治法：化痰祛湿，健脾和胃，祛风止眩。方药：半夏白术天麻汤合参芪温胆汤加减。组成：法半夏 10g，白术 15g，天麻 10g，茯苓 15g，陈皮 6g，钩藤 15g，川芎 15g，僵蚕 10g，蝉蜕 10g，党参 15g，黄芪 15g，枳实 10g，石菖蒲 15g，竹茹 15g，胆南星 15g，远志 15g。7 剂，水煎服，每日 1 剂。

【按】本案患者头昏沉，头重如裹，舌淡红，舌体胖大，边有齿印，苔白腻，脉滑，说明其脾虚失运，痰浊内生；眩晕，天旋地转，视物模糊，站立不稳，伴胸闷恶心，呕吐痰涎，显然因痰浊上蒙，引动肝风，风痰上扰清窍，清窍不宁所致。脾虚生痰，痰浊上蒙，引动肝风，"风痰上扰"是其标实，"脾胃亏虚"是其本虚。根据"急则治标"的原则，故先化痰息风以止眩，佐以健脾祛湿。半夏白术天麻汤出自《医学心悟》，由半夏、白术、天麻、茯苓、橘红、甘草组成，为治风痰眩晕常用方，具有化痰息风、健脾祛湿之功效。风痰并治，标本兼顾，以化痰息风治标为主，健脾祛湿治本为辅。

三、主要知识点

（一）定义

眩晕是以目眩与头晕为主要表现的病证。目眩是指眼花或眼前发黑，头晕是指感觉自身或外界景物旋转。二者常同时并见，故统称为眩晕。轻者闭目即止，重者如坐车船，旋转不定，不能站立，或伴有恶心、呕吐、汗出，甚则仆倒等症状。

（二）历史沿革

眩晕最早见于《内经》，称为眩冒。眩晕属肝所主，与髓海不足、血虚、邪中等多种因素有关。

《丹溪心法·头眩》则强调"无痰则不作眩"，提出了痰水致眩学说。

《景岳全书·眩晕》指出："眩运一证，虚者居其八九，而兼火兼痰者，不过十中之一二。"强调指出"无虚不能作眩"。

（三）病理因素

眩晕病理因素为风、火、痰、瘀。

（四）基本病机

内生风、痰、瘀、虚，导致风眩内动、清窍不宁或清阳不升，脑窍失养而突发眩晕。

（五）辨证要点

1. 辨相关脏腑

眩晕乃风眩内动、清窍不宁或清阳不升、脑窍失养所致，其病位在脑，与肝、脾、肾三脏功能失调相关，但与肝关系尤为密切。若为肝气郁结者，兼见胸胁胀痛、时有叹息；肝火上炎者，兼见目赤口苦、急躁易怒、胁肋灼痛；肝阴不足者，兼见目睛干涩、五心烦热、潮热盗汗；肝阳上亢者，兼见头胀痛、面色潮红、急躁易怒、腰膝酸软；肝风内动者，兼见步履不稳、肢体震颤、手足麻木等表现。临证以肝阳上亢者多见。因于脾者，若脾胃虚弱，气血不足者，兼见纳差乏力、面色白；若脾失健运，痰湿中阻者，兼见纳呆呕恶、头重如裹、舌苔腻浊。因于肾者，多属肾精不足，兼见腰酸腿软、耳鸣耳聋、健忘呆钝等症。

2. 辨虚实标本

凡眩晕反复发作，症状较轻，遇劳即发，伴两目干涩、腰膝酸软，或面色白、神疲乏力、形羸体弱、脉偏细弱者，多属虚证，由肾精不足或气血亏虚所致。实证眩晕，有偏痰湿、瘀血及肝阳、肝风、肝火之别。若眩晕较重，或突然发作，视物旋转，伴呕恶痰涎、头沉头痛、形体壮实、苔腻脉滑者多属痰湿所致；眩晕日久，伴头痛固定不移、唇舌紫暗、舌有瘀斑、脉涩者，多属瘀血所致；肝阳风火所致者，眩晕、面赤、口苦、烦躁易怒、肢麻震颤，甚则昏仆，脉多弦数有力。总之，临证眩晕虚证多关乎气、血、精；实证多关乎风、痰、瘀。

3. 辨缓急轻重

眩晕临证病势多缓急不一。因虚而发者，病势绵绵，症状较轻，多见于久病、老人及体虚之人；因实而发者，病势急骤，症状较重，多见于初病及壮年、肥人。若眩晕久稽不愈，亦可因实致虚或虚中夹实，而成本虚标实虚实互见之势，症状时轻时重，缠绵难愈，或有变生中风、厥证之虞。

（六）分证论治

1. 实证

（1）肝阳上亢

证候：眩晕，耳鸣，头目胀痛，急躁易怒，口苦，失眠多梦，遇烦劳郁怒而加重，甚则仆倒，颜面潮红，肢麻震颤，舌红苔黄，脉弦或数。

治法：平肝潜阳，清火息风。

方药：天麻钩藤饮加减。

（2）痰浊上蒙

证候：眩晕，头重如蒙，或伴视物旋转，胸闷恶心，呕吐痰涎，食少多寐，舌苔白腻，脉濡滑。

治法：化痰祛湿，健脾和胃。

方药：半夏白术天麻汤加减。

（3）瘀血阻窍

证候：眩晕，头痛，且痛有定处，兼见健忘，失眠，心悸，精神不振，耳鸣耳聋，面唇紫暗，舌暗有瘀斑，多伴见舌下脉络迂曲增粗，脉涩或细涩。

治法：祛瘀生新，活血通窍。

方药：通窍活血汤加减。

2. 虚证

（1）气血亏虚

证候：眩晕动则加剧，劳累即发，面色白，神疲自汗，倦怠懒言，唇甲不华，发色不泽，心悸少寐，纳少腹胀，舌淡苔薄白，脉细弱。

治法：补益气血，调养心脾。

方药：归脾汤加减。

（2）肾精不足

证候：眩晕日久不愈，精神萎靡，腰酸膝软，少寐多梦，健忘，两目干涩，视力减退；或遗精滑泄，耳鸣齿摇；或颧红咽干，五心烦热，舌红少苔，脉细数；或面色㿠白，形寒肢冷，舌淡嫩，苔白，脉沉细无力，尺脉尤甚。

治法：滋养肝肾，填精益髓。

方药：左归丸加减。

3. 补充临床常见的 1 种其他证型

阴阳两虚

证候：上热下寒，头晕足冷，失眠多梦，口干心烦，腰腿酸软，肢冷畏寒，夜尿增多，舌淡或嫩红，苔白，脉弦细。

主要病机：肾精不足，阴损及阳，阴阳两虚。

治法：扶阳养阴。

方药：二仙汤加减（仙茅、淫羊藿、巴戟天、当归、知母、黄柏）。

（七）预防调摄

1. 预防眩晕发生，平素要坚持适当的体育锻炼，保持心情舒畅，防止七情内伤；注意劳逸结合，避免体力、脑力和心理的过度劳累；饮食清淡有节，防止暴饮暴食，少食肥甘厚味及过咸伤肾之品，尽量戒烟戒酒，作息节律尽量合理。已罹患眩晕的患者，应当积极施治并预防中风的发生，注意避免从事高空作业。

2. 眩晕临床渐呈多发、频发趋势，多与形体偏胖、活动偏少、持续过劳以及工作姿势单一有关。诚如《素问·宣明五气》所谓："久视伤血，久卧伤气，久坐伤肉，久立伤骨，久行伤筋，是谓五劳所伤。"临证部分眩晕因劳倦所伤，宜加强预防；若已发眩晕者，更要避免突然、剧烈的体位改变和头颈部运动，以防症状反复或加重。部分轻症患者可适当配合手法治疗，并注意颈肩部肌肉锻炼，以缓解临床症状。

四、巩固启发

周某，女，64 岁，2021 年 5 月 1 日初诊。

主诉：头晕 3 月余。

现病史：患者 3 个月前车祸伤及头枕部后出现头晕，昏沉感，动则加剧，劳累即发，伴视物黑蒙，平素怕风怕冷，倦怠懒言，气短乏力，纳可寐安，二便正常，舌淡苔薄白，脉象沉细无力。

证属中气不足，清阳不升，脑失所养。治当补中益气，升举清阳。方用补中益气汤加减：黄芪 30g，白术 15g，陈皮 3g，升麻 10g，柴胡 10g，当归 15g，葛根 15g，仙鹤草 30g，石菖蒲 15g，远志 15g，炒山药 30g。7 剂，水煎服。

二诊：患者服药后眩晕症状明显减轻，怕风怕冷、倦怠懒言、气短乏力较前好转，纳可寐安，二便正常，舌淡苔薄白，脉沉细。续服 7 剂以巩固疗效，并嘱其注意休息，避免过度劳累引起再次发作。

本医案来源：黄春华主任中医师门诊医案。

【思考讨论】

1. 本病属虚证眩晕还是实证眩晕？临床上如何区别？其治疗原则有何不同？

2. 如何理解"诸风掉眩，皆属于肝"？

3. 简述眩晕的辨证要点。

【解析】

1. 本病属虚证眩晕。凡眩晕反复发作，症状较轻，遇劳即发，伴两目干涩、腰膝酸软，或面色㿠白、神疲乏力、形羸体弱、脉偏细弱者，多属虚证，由肾精不足或气血亏虚所致。治以补益气血，滋养肝肾。实证眩晕，有偏痰湿、瘀血及肝阳、肝风、肝火之别。若眩晕较重，或突然发作，视物旋转，伴呕恶痰涎、头沉头痛、形体壮实、苔腻脉滑者，多属痰湿所致，治以化痰祛湿；眩晕日久，伴头痛固定不移、唇舌紫暗、舌有瘀斑、脉涩者，多属瘀血所致，治以活血化瘀；肝阳风火所致者，眩晕、面赤、口苦、烦躁易怒、肢麻震颤，甚则昏仆，脉多弦数有力，治以平肝息风。

2. "诸风掉眩，皆属于肝"出自《素问·至真要大论》，本条涉及的症状为"掉眩"，掉是指身体摇晃欲倒地，走路不稳；眩是眩晕、昏乱。病因为"风"，病位所在的脏腑是"肝"。肝属木，木生风，肝为风脏，风气通于肝，肝病可以生风，发生以动为特征的证候。本条所论属于内伤，所指乃肝病生风引发的掉眩症状，属于内风范畴。又肾为水脏，主水藏精，真阴所寄，阴即水也，木赖水涵，精化为血，血能养肝，若肾阴内虚，水不涵木则木燥而生风，精虚血少，血不养肝则血虚而生风。此乃病在肾而证在肝，乙癸同源，肾病及肝。

当辨证论治，若为肝经热盛，热极动风，治宜凉肝息风，增液舒筋，羚角钩藤汤加减；若为肝阳上亢，气血逆乱，治宜镇肝息风，滋阴潜阳，镇肝息风汤加减；若为肝阳偏亢，风阳上扰，治宜平肝息风，清热活血，补益肝肾，天麻钩藤饮加减；若为温病后期，真阴大亏，虚风内动，治宜滋阴息风，大定风珠加减。掉眩也有病不在肝者，如

《灵枢·口问》有"上气不足，脑为之不满，耳为之苦鸣，头为之苦倾，目为之眩……"的记载，其病为中气不足，脑窍失养，应用补中益气汤加减就能收到非常好的效果。因此临证治疗一定要辨证论治。

3. 辨相关脏腑：眩晕乃风眩内动、清窍不宁或清阳不升、脑窍失养所致，其病位在脑，与肝、脾、肾三脏功能失调相关，但与肝关系尤为密切。若为肝气郁结者，兼见胸胁胀痛、时有叹息；肝火上炎者，兼见目赤口苦、急躁易怒、胁肋灼痛；肝阴不足者，兼见目睛干涩、五心烦热、潮热盗汗；肝阳上亢者，兼见头胀痛、面色潮红、急躁易怒、腰膝酸软；肝风内动者，兼见步履不稳、肢体震颤、手足麻木等表现。临证以肝阳上亢者多见。因于脾者，若脾胃虚弱、气血不足者，兼见纳差乏力、面色㿠白；若脾失健运、痰湿中阻者，兼见纳呆呕恶、头重如裹、舌苔腻浊。因于肾者，多属肾精不足，兼见腰酸腿软、耳鸣耳聋、健忘呆钝等症。

辨虚实标本：凡眩晕反复发作，症状较轻，遇劳即发，伴两目干涩、腰膝酸软，或面色㿠白、神疲乏力、形羸体弱、脉偏细弱者，多属虚证，由肾精不足或气血亏虚所致。实证眩晕，有偏痰湿、瘀血及肝阳、肝风、肝火之别。若眩晕较重，或突然发作，视物旋转，伴呕恶痰涎、头沉头痛、形体壮实、苔腻脉滑者，多属痰湿所致；眩晕日久，伴头痛固定不移、唇舌紫暗、舌有瘀斑、脉涩者，多属瘀血所致；肝阳风火所致者，眩晕、面赤、口苦、烦躁易怒、肢麻震颤，甚则昏仆，脉多弦数有力。总之，临证眩晕虚证多关乎气、血、精；实证多关乎风、痰、瘀。

辨缓急轻重：眩晕临证病势多缓急不一。因虚而发者，病势绵绵，症状较轻，多见于久病、老人及体虚之人；因实而发者，病势急骤，症状较重，多见于初病及壮年、肥人。若眩晕久稽不愈，亦可因实致虚或虚中夹实，而成本虚标实、虚实互见之势，症状时轻时重，缠绵难愈，或有变生中风、厥证之虞。

五、名家医案赏析

国医大师颜正华治疗眩晕医案

王某，女，34岁，2010年2月27日初诊。

主诉：头晕半年，加重2周。

现病史：患者现乏力伴心慌，腰酸，夜寐多梦，纳可，二便调。末次月经：1月23日，周期正常，量偏少。舌红苔薄少，脉沉细。

既往史：曾于2009年9月行人工流产术。

辨证：心脾两虚证。

治法：补气养血，宁心安神。

处方：生黄芪15g、茯苓、茯神各10g，生白术10g，当归6g，生白芍10g，炒酸枣仁20g，珍珠母30g（先煎），夏枯草15g，夜交藤30g，桑寄生30g，白菊花10g，钩藤15g。7剂，水煎服。

2010年3月6日二诊：患者诉服上方头晕、腰酸、心慌减轻。现气短乏力，寐多梦，舌脉如前。

处方：生黄芪 20g，茯苓、茯神各 10g，生白术 10g，当归 6g，生白芍 10g，炒酸枣仁 20g，珍珠母 30g（先煎），夏枯草 15g，夜交藤 30g，桑寄生 30g，白菊花 10g，钩藤 15g，党参 15g，远志 6g，生龙骨、生牡蛎各 30g（先煎），五味子 6g，龙眼肉 10g。14 剂，水煎服。

【按】本案患者头晕气短、乏力、心慌、腰酸、夜寐多梦、脉沉细，系脾胃虚弱、气血不足、心神失养所致。治当补气养血，宁心安神。方中生黄芪、茯苓、生白术补气健脾，使气血生化有源；当归、生白芍养血，共收补养气血之效；炒酸枣仁、夜交藤、茯神、珍珠母养心镇心安神；桑寄生、夏枯草、白菊花、钩藤补肝肾，强腰膝，平肝清热，针对头晕而设。二诊头晕、腰酸、心慌减轻，仍气短乏力，寐多梦。故在前方的基础上加党参以增强补气健脾之力；加远志、生龙骨、生牡蛎、五味子以增强宁心安神之功；加龙眼肉以增强补养气血、安神之效。诸药合用，证症相参，患者服药 20 余剂，诸症皆消。

本医案来源：张冰．颜正华中药学思想与临床用药研究全集［M］．北京：科学出版社，2016：341-344.

第二十一节　中　风

一、医案导入

刘某，女，41 岁，1991 年 10 月 6 日初诊日期。

主诉：右侧肢体乏力 5 天。

现病史：患者有慢性胃炎 4 年余，加之工作劳累，平素体质虚弱。1991 年 10 月 1 日午睡起床时，感右侧肢体软瘫，手不能举，足不能抬，急送至省某医院就诊。经脑 CT 检查提示脑血栓形成，因该医院住院部暂无床位，遂前来求治。现症见：右侧肢体软瘫，腹胀，纳差，嗳气，面色萎黄，形体消瘦，右侧肢体乏力，语言清晰但无力，时作嗳气。

舌象：舌质淡暗，舌体歪向患侧，苔薄白。

脉象：脉沉弱。

辅助检查：头颅 CT 示脑血栓形成。

诊疗经过：脑血栓形成属中医中风病，证属气虚血瘀型；治以益气活血，透窍通络；方以补阳还五汤加减：黄芪 30g，当归 12g，川芎 10g，赤芍 15g，桃红 10g，红花 10g，川牛膝 12g，桂枝 6g，地龙 15g，丹参 20g，陈皮 10g，砂仁 8g，枳壳 10g，甘草 3g，石菖蒲 10g。6 剂，水煎服。

本医案来源：华荣．国医大师李振华教授治疗中风病临床经验［J］．辽宁中医药大学学报，2011，13（12）：26-28.

二、思考讨论

1. 本病的中医诊断、证型是什么？
2. 请阐述本病的病因病机。
3. 请写出治法、方药（方名、药名、用量、用法）。

【解析】

1. 诊断：中风中经络。证型：气虚血瘀。
2. 病因病机：脏腑阴阳失调，气血本虚，气虚无力鼓动血脉运行，血瘀停滞，阻滞经络，肌肉筋脉失荣。
3. 治法：益气活血，透窍通络。方药：补阳还五汤加减。组成：黄芪 30g，当归 12g，川芎 10g，赤芍 15g，桃红 10g，红花 10g，川牛膝 12g，桂枝 6g，地龙 15g，丹参 20g，陈皮 10g，砂仁 8g，枳壳 10g，甘草 3g，石菖蒲 10g。6 剂，水煎服。

【按】患者平素脾虚，日久不复，一直久病体虚，加之工作劳累，"劳则气耗"，损伤其气，使正气更虚。气为血之帅，气行则血行，气虚推动血液无力则血瘀，终致气衰血瘀，阻塞经络，而发为肢体软瘫。脾胃虚弱，运化无力，升降失常，则腹胀纳差、嗳气。舌质淡暗、苔薄白、脉沉细，为血瘀气虚之象。故治法为益气活血，透窍通络，方药用补阳还五汤加减。

三、主要知识点

（一）定义

中风病是由于正气亏虚，饮食、情志、劳倦内伤等引起气血逆乱，产生风、火、痰、瘀，导致脑脉痹阻或血溢脑脉之外，以突然昏仆、半身不遂、口舌㖞斜、言语謇涩或不语、偏身麻木为主要临床表现的病证。根据脑髓神机受损程度的不同，有中经络、中脏腑之分，有相应的临床表现。

（二）历史沿革

《内经》虽没有明确提出中风病名，但所记述的"大厥""薄厥""仆击""偏枯""风痱"等病证，与中风病在卒中昏迷期和后遗症期的一些临床表现相似。其对本病的病因病机也有一定认识，如《灵枢·刺节真邪》云："虚邪偏客于身半，其人深，内居营卫，营卫稍衰，则真气去，邪气独留，发为偏枯。"此外，《内经》还认识到本病的发生与个人的体质、饮食、精神刺激等有关，如《素问·通评虚实论》明确指出："仆击、偏枯……肥贵人则膏粱之疾也。"

（三）病因

综观本病，多由于患者脏腑功能失调，气血素虚或痰浊、瘀血内生，加之劳倦内伤、忧思恼怒、饮酒饱食、用力过度、气候骤变等诱因，致瘀血阻滞、痰热内蕴，或阳化风动、血随气逆，导致脑脉痹阻或血溢脉外，引起昏仆不遂，发为中风。

（四）病位病机

病位在脑，与心、肾、肝、脾密切相关。其病机有虚（阴虚、气虚）、火（肝火、心火）、风（肝风）、痰（风痰、湿痰）、气（气逆）、血（血瘀）六端，此六端多在一定条件下相互影响，相互作用。

（五）基本病机

基本病机为气血逆乱，上犯于脑，脑之神明失用。

（六）辨证要点

辨中经络与中脏腑：临床按脑髓神机受损的程度与有无神志昏蒙分为中经络与中脏腑两大类型。两者根本区别在于中经络一般无神志改变，表现为不经昏仆而突然发生口眼㖞斜、言语不利、半身不遂；中脏腑则出现突然昏仆、不省人事、半身不遂、口舌㖞斜、舌强言謇，或以不语、偏身麻木、神志恍惚或迷蒙为主症，并常遗留后遗症，中经络者，病位较浅，病情较轻；中脏腑者，病位较深，病情较重。

辨闭证、脱证：闭者，邪气内闭清窍，症见神昏、牙关紧闭、口噤不开、肢体痉强，属实证，根据有无热象，又有阳闭、阴闭之分。阳闭为痰热闭阻清窍，见面赤身热，气粗口臭，躁扰不宁，舌苔黄腻，脉象弦滑而数；阴闭为湿痰内闭清窍，见面白唇暗，静卧不烦，四肢不温，痰涎壅盛，舌苔白腻，脉象沉滑或缓。阳闭和阴闭可相互转化，当依据临床表现、舌象、脉象的变化综合判断。脱证是五脏真阳散脱于外，症见昏愦无知，目合口开，四肢松懈瘫软，手撒肢冷汗多，二便自遗，鼻息低微，为中风危候。另外，临床上尚有内闭清窍未开而外脱虚象已露，即所谓"内闭外脱"者，此时往往是疾病安危演变的关键时机，应引起高度重视。

（七）分证论治

1. 中经络

（1）风痰瘀血，痹阻脉络

证候：半身不遂，口舌㖞斜，舌强言謇或不语，偏身麻木，头晕目眩，舌质暗淡，舌苔薄白或白腻，脉弦滑。

治法：活血化瘀，化痰通络。

方药：桃红四物汤合涤痰汤。

（2）肝阳暴亢，风火上扰

证候：半身不遂，偏身麻木，舌强言謇或不语，或口舌歪斜，眩晕头痛，面红目赤，口苦咽干，心烦易怒，尿赤便干，舌质红或红绛，脉弦有力。

治法：平肝息风，清热活血，补益肝肾。

方药：天麻钩藤饮。

（3）痰热腑实，风痰上扰

证候：半身不遂，口舌㖞斜，言语謇涩或不语，偏身麻木，腹胀便干便秘，头晕目眩，咳痰或痰多，舌质暗红或暗淡，苔黄或黄腻，脉弦滑或偏瘫侧脉弦滑而大。

治法：通腑化痰。

方药：大承气汤加味。

（4）气虚血瘀

证候：半身不遂，口舌㖞斜，口角流涎，言语謇涩或不语，偏身麻木，面色㿠白，气短乏力，心悸，自汗，便溏，手足肿胀，舌质暗淡，舌苔薄白或白腻，脉沉细、细缓或细弦。

治法：益气活血，扶正祛邪。

方药：补阳还五汤。

中风病恢复期和后遗症期多以气虚血瘀为基本病机，故此方亦常用于恢复期和后遗症期的治疗。

（5）阴虚风动

证候：半身不遂，口舌㖞斜，舌强言謇或不语，偏身麻木，烦躁失眠，眩晕耳鸣，手足心热，舌质红绛或暗红，少苔或无苔，脉细弦或细弦数。

治法：滋养肝肾，潜阳息风。

方药：镇肝息风汤。

2. 中腑脏

（1）痰热内闭清窍（阳闭）

证候：起病骤急，神昏或昏愦，半身不遂，鼻鼾痰鸣，肢体强痉拘急，项背身热，躁扰不宁，甚则手足厥冷，频繁抽搐，偶见呕血，舌质红绛，舌苔黄腻或干腻，脉弦滑数。

治法：清热化痰，醒神开窍。

方药：羚角钩藤汤配合灌服或鼻饲安宫牛黄丸。

（2）痰湿蒙塞心神（阴闭）

证候：素体阳虚，突发神昏，半身不遂，肢体松懈，瘫软不温，甚则四肢逆冷，面白唇暗，痰涎壅盛，舌质暗淡，舌苔白腻，脉沉滑或沉缓。

治法：温阳化痰，醒神开窍。

方药：涤痰汤配合灌服或鼻饲苏合香丸。

（3）元气败脱，神明散乱（脱证）

证候：突然神昏或昏愦，肢体瘫软，手撒肢冷汗多，重则周身湿冷，二便失禁，舌痿，舌质紫暗，苔白腻，脉沉缓、沉微。

治法：益气回阳固脱。

方药：参附汤。

3. 补充临床常见的 2 种其他证型（有别于本科教材）

（1）阴虚阳亢型（适用于中经络的阴虚阳亢证及中脏腑的阳闭证所遗留的半身不遂等后遗症）

证候：头晕头痛，不经昏倒，突然口眼㖞斜，舌体不正，语言不利，半身不遂，舌苔薄黄，舌质红，脉弦细数。

主要病机：肾阴亏虚，肝阳上亢，肝动化风，风火上扰清窍，走窜经络，气血不畅。

治法：滋阴潜阳，息风通络。

方药：养阴通络汤（蒸首乌 21g，川牛膝、白芍各 15g，牡丹皮 9g，地龙 21g，全蝎 9g，土鳖虫 12g，珍珠母 30g，菊花 12g，乌梢蛇 12g，鸡血藤 30g，天麻 9g，甘草 3g）。如舌强语言謇涩者，加九节菖蒲、远志、郁金各 9g；如痰多者，加川贝母 9g，天竺黄 12g。

（2）风痰上逆型（适用于中经络的风痰上逆证及中脏腑阴闭的后遗症）

证候：头昏头沉，突然口眼㖞斜，舌体不正，语言不利，痰涎较多，手足重滞，半身不遂，舌体不正、胖大，边有齿痕，脉象沉滑。

主要病机：心肝火盛，火动生风，风痰上逆，痰随气升，上扰清窍，横窜经络。

治法：豁痰利湿，息风通络。

方药：祛湿通络汤（土炒白术 9g，云苓 15g，橘红、半夏各 9g，泽泻 12g，荷叶 30g，九节菖蒲、黄芩各 9g，地龙 21g，鸡血藤 30g，川木瓜 21g，乌梢蛇 12g，蜈蚣 3 条，甘草 3g）。

（八）其他疗法

中风病属内科急症，其发病急，变化快，急性发作期尤其是中脏腑的闭证与脱证，要以开闭、固脱为要，病情严重者应积极配合西医救治。后遗症期可配合下列外治法以促进康复。

1. 阳闭可用清开灵注射液 40mL 加入 5% 葡萄糖注射液 250 ～ 500mL 静滴，每日 2 次。可配合灌服牛黄清心丸，每次 2 丸，每日 4 次。痰多化热者用穿琥宁静滴治疗。缺血性中风病可辨证选用脉络宁注射液、川芎嗪注射液、丹参注射液治疗。

2. 脱证可用生脉注射液、参附注射液滴注。

3. 治半身不遂外敷药方：穿山甲、大川乌头、红海蛤各 100g，捣为末，每周用 15 ～ 20g，另将葱白捣汁和上药成饼，直径 5cm，外敷左右脚心，再令其坐于密室，两脚置于热水盆中，使其出汗，见下肢发麻停用。每周 2 次。

4. 治手足挛缩外洗方：槐枝、柳枝、楮枝、茄枝、白艾各 50g，煎水 3 桶，浸泡手足至腕踝以上，每次 20 分钟，每日 1 次。

（九）转归预后

中风病的病死率与病残率均高，其转归预后与体质的强弱、正气的盛衰、邪气的浅深、病情的轻重及治疗的正确及时与否、调养是否得当等关系密切。

中经络无神志障碍，而以半身不遂为主，病情轻者，3～5 日即可稳定并进入恢复期，半月左右可望痊愈；病情重者，如调治得当，约于 2 周后进入恢复期，预后较好。在做好一般护理的基础上，要根据各证候的病机特点重视辨证施护。但有少数中经络重症，可在 3～7 天内恶化，不仅偏瘫加重，甚至出现神志不清而成中脏腑之证。中脏腑者一直昏迷，一般预后不佳。中脏腑之闭证，经抢救治疗而神志转清，预后较好。如由闭证转为脱证，是病情恶化之象，尤其在出现呃逆、抽搐、戴阳、呕血、便血、四肢厥逆等变证时，预后更为恶劣。中风后遗症多属本虚标实，往往恢复较慢且难以完全恢复。若偏瘫肢体由松弛转为拘挛，伴舌强语謇，或时时抽搐，甚或神志失常，多属正气虚乏，邪气日盛，病势转重。若时有头痛、眩晕、肢体麻木，则有复中的危险，应注意预防。

四、巩固启发

患者甲，女，62 岁，因"头晕头胀 10 余年，加重伴左侧肢体麻木无力 2 天"就诊。入院症见：头晕头胀，并伴左侧肢体麻木无力，易疲劳、汗出。查体：血压 157/88mmHg，神志清，精神不振，言语流利，口唇紫暗，舌质紫暗，苔薄白，脉细涩。颅神经无异常。双侧肢体肌张力正常。右侧上、下肢肌力 5 级。左上、下肢肌力 3+ 级。双侧腱反射（ ++ ），左侧 Babinski 征、Chaddock 征（ + ）。既往有高血压病、冠状动脉粥样硬化性心脏病史多年。头颅磁共振示：右侧基底节区脑梗死。

西医诊断：脑梗死；中医诊断：中风（气虚血瘀证）。

治以补气活血通络，方选芪丹化瘀方（丹参、黄芪、川芎、黄连、地龙、当归等），水煎服，日 1 剂。

二诊：患者服用 7 天后，复诊自述服药平妥，诸症较前减轻，但头晕头胀仍时有发作。查看苔脉同前，嘱患者继服前方。再服药 7 天后停药，再诊时头晕头痛较前明显减轻，发作次数减少，左侧肢体麻木无力改善明显，疲劳及汗出情况均明显好转，舌质暗，苔薄白，脉细。专科查体：双侧肢体肌张力正常。右侧上、下肢肌力 5 级。左上、下肢肌力 5 级。

本医案来源：王逢猛，赵西敏，刘蓓，等 . 李长生教授治疗缺血性中风的临床经验［J］. 中医临床研究，2020，12（36）：9-10.

【思考讨论】

1. 本病属中风中脏腑还是中经络？临床上如何区别，其治疗原则有何不同？

2. 简述中风的辨证要点。

3. 如何理解"眩晕为中风之渐"？

【解析】

1. 本病属中风中经络。无神志昏蒙者属中经络，病位较浅，病情较轻；有神志昏蒙者属于中脏腑，病位较深，病情较重。治疗上，中经络当平肝息风，化痰祛瘀通络；中脏腑当醒神开窍。

2. 辨中经络与中脏腑：中经络与中脏腑临床按脑髓神机受损的程度与有无神志昏蒙分为中经络与中脏腑两大类型。两者根本区别在于中经络一般无神志改变，表现为不经昏仆而突然发生口眼㖞斜、言语不利、半身不遂；中脏腑则出现突然昏仆、不省人事、半身不遂、口舌㖞斜、舌强言謇，或以不语、偏身麻木、神志恍惚或迷蒙为主症，并常遗留后遗症，中经络者，病位较浅，病情较轻；中脏腑者，病位较深，病情较重。

辨闭证与脱证：闭者，邪气内闭清窍，症见神昏、牙关紧闭、口噤不开、肢体痉强，属实证，根据有无热象，又有阳闭、阴闭之分。阳闭为痰热闭阻清窍，症见面赤身热，气粗口臭，躁扰不宁，舌苔黄腻，脉象弦滑而数；阴闭为湿痰内闭清窍，症见面白唇暗，静卧不烦，四肢不温，痰涎壅盛，舌苔白腻，脉象沉滑或缓。阳闭和阴闭可相互转化，当依据临床表现、舌象、脉象的变化综合判断。脱证是五脏真阳散脱于外，症见昏愦无知，目合口开，四肢松懈瘫软，手撒肢冷汗多，二便自遗，鼻息低微，为中风危候。另外，临床上尚有内闭清窍未开而外脱虚象已露，即所谓"内闭外脱"者，此时往往是疾病安危演变的关键时机，应引起高度重视。

辨顺势与逆势：中脏腑有顺势与逆势。若神志转清，病情由中脏腑向中经络转化，病势为顺，预后多好。若中经络者，渐进加重出现神志障碍，可发展为中脏腑，属病情逆转，预后较差。起病即中脏腑，或突然神昏、四肢抽搐不已，或背腹骤然灼热而四肢发凉，乃至手足厥逆，或见戴阳证及呕血，均属逆象，病情危重，预后不良。

3. 古代多数医家认为眩晕为中风先兆症状之一。虞抟在《医学正传》中言"眩运者，中风之渐也"，首次明确揭示了眩晕与中风之间有一定的内在联系。而朱丹溪辨治眩晕倡导"痰火致眩说"，认为"盖无痰不作眩也""痰在上，火在下，火炎上而动其痰也"；其辨治中风主张"湿生痰，痰生热，热生风"的"痰热生风"思想，可见朱氏认为眩晕与中风的病机皆以痰热（或痰火）为主，又遵《内经》"谨守病机，各司其属"，眩晕日久，有可能发展为中风重证，而中风先兆也可表现为眩晕。

五、名家医案赏析

国医大师刘祖贻治疗中风后遗症医案

何某，男，54 岁，教师，2017 年 9 月 14 日初诊。

患者于 2016 年 12 月突发左侧肢体活动不利，口角㖞斜，于当地医院就诊，诊断为脑出血，予相关对症支持治疗（具体不详），病情好转后出院。后患者一直于当地医院行康复治疗，效果不佳。初诊见神疲乏力，畏寒，左侧肢体活动障碍，纳差，寐一般，二便尚调。舌淡，苔白腻，脉细。血压 130/86mmHg，形体偏瘦，左上肢肌力 3 级，手指屈伸不利，对指不能，左侧肢体肿胀，左下肢肌力 3 级，行走迟缓。方用芪仙通络汤加减，予黄芪 30g，制首乌 15g，枸杞子 30g，淫羊藿 15g，巴戟天 15g，石菖蒲 9g，葛根 30g，丹参 30g，地龙 15g，鸡血藤 30g，蒲黄 15g，山楂 15g。用法：每日 1 剂，水煎服，早晚分服，共 14 剂。

2017 年 10 月 12 日二诊：病史同前，患者诉饥饿时感神疲乏力，休息后好转，纳增，口中清爽，寐可，二便尚调。舌淡，苔白腻，脉细。查血压 125/80mmHg，左上肢手指关节活动较前灵活，肿胀减轻，左下肢肌力增，活动时间增长。方药予黄芪 40g，制首乌 15g，枸杞子 30g，淫羊藿 15g，巴戟天 15g，石菖蒲 9g，葛根 30g，丹参 30g，地龙 15g，鸡血藤 30g，蒲黄 15g，白芥子 9g，山楂 15g。用法：每日 1 剂，水煎服，早晚分服，共 14 剂。

2017 年 11 月 2 日三诊：病史同前，患者精神好转，偶有饥饿时觉头昏胀、乏力，左肩关节疼痛，纳寐可，二便调。舌淡红，苔稍黄腻，脉细。血压 120/78mmHg，行动迟缓，拄拐行走，下肢肌力增，能锻炼行走 100 多米，左手指关节活动较前灵活，不自觉中可以伸直，稍肿胀。方药予黄芪 50g，制首乌 15g，枸杞子 30g，淫羊藿 15g，巴戟天 15g，白芥子 9g，鸡血藤 30g，豨莶草 15g，葛根 30g，丹参 30g，地龙 15g，蒲黄 15g，山楂 15g。用法：每日 1 剂，水煎服，早晚分服，共 14 剂。

2017 年 12 月 7 日四诊：病史同前，患者精神佳，无头晕头痛，口干，纳寐可，二便调。舌淡红，苔薄黄腻，脉弱。血压 100/75mmHg，左手指关节被动活动较前灵活，仍有左侧肢体活动障碍，肌力减退，下肢肌力增加，3+ 级。处方：黄芪 60g，制首乌 15g，枸杞子 30g，淫羊藿 15g，巴戟天 15g，桂枝 15g，白芍 15g，白芥子 9g，葛根 30g，丹参 30g，地龙 15g，蒲黄 15g，石菖蒲 9g，山楂 15g，夏枯草 15g。用法：每日 1 剂，水煎服，早晚分服，共 14 剂。

【按】中风后遗症病程日久，虚实错杂，缠绵难愈。

本案为脑出血后出现左侧肢体活动障碍，肌力减，个人生活难以自理，西医治疗及康复效果欠佳。刘老师喜用黄芪治疗偏瘫，可逐渐加量至 200g，黄芪可益气培元，补肺脾之气，且有托里之效，对于久病邪恋者效果甚佳。枸杞子、制首乌补肾填精，淫羊藿、巴戟天等温补肾阳，以助阳生阴。丹参、葛根、鸡血藤、桂枝等活血通络祛瘀，地龙、水蛭等破血逐瘀以通络。需要注意的是，辨治过程中应注意监测患者血压，避免过量使用收缩血管药物，谨防再次中风。

本医案来源：寿雅琨，刘芳，周胜强，等.国医大师刘祖贻运用温阳活血法治疗中风后遗症经验［J］.湖南中医药大学学报，2019，39（10）：1179-1182.

第二十二节　郁病

一、医案导入

李某，女，35 岁，2020 年 10 月 31 日初诊。

主诉：情绪低落、寐差 1 年。

现病史：患者 1 年前因家中琐事情绪低落，而后出现少寐，4 个月前于某医院就诊，诊断为抑郁病，服用舍曲林，1 次 1 片（半片增量至 1 片），奥氮平 1 次 1 片，无明显改善，遂求治于中医。刻下：情绪低落，善太息，乏力，注意力不集中，时有脘腹胀满，口干而苦，纳一般，寐少，入睡困难，易醒，多梦，大便秘结，小便正常。

舌象：舌红，苔偏黄。

脉象：脉弦数。

诊疗经过：证属肝气郁结，气郁化火，火郁伤阴。治宜疏肝解郁，清肝泻火，除烦安神。方用丹栀逍遥散合酸枣仁汤加减：牡丹皮 10g，栀子 10g，淡豆豉 10g，当归 15g，柴胡 15g，赤芍 15g，茯苓 15g，茯神 15g，香附 10g，龙骨 30g，牡蛎 30g，珍珠母 20g，炙甘草 10g，麦冬 15g，五味子 10g，酸枣仁 15g，川芎 15g，知母 10g。7 剂，水煎服，每日 1 剂。

二诊：患者服药 7 剂，睡眠改善，心情稍转佳，时好时差，善太息，口干口苦，纳可，二便正常。舌红，苔偏黄，脉弦数。中药效不更方，继服上方治疗。7 剂，水煎服，每日 1 剂。

随诊 3 个月，病情无反复。

本医案来源：黄春华主任中医师门诊医案。

二、思考讨论

1. 本病的中医诊断、证型是什么？
2. 请阐述本病的病因病机。
3. 请阐述郁病中的梅核气与噎膈、虚火喉痹及郁病中的脏躁与癫证的鉴别。
4. 请写出治法、方药（方名、药名、用量、用法）。

【解析】

1. 诊断：郁病。证型：气郁化火。
2. 病因病机：肝失疏泄，肝郁气滞，气郁化火，火郁伤阴。
3. 郁病中的梅核气与虚火喉痹皆有咽部异物感。梅核气多见于青中年女性，因情志抑郁而起病，自觉咽中有物梗塞，但无咽痛及吞咽困难，咽中梗塞的感觉与情绪波动有关，在心情愉快、工作繁忙时，症状可减轻或消失，而当心情抑郁或注意力集中于咽部时，则梗塞感觉加重。虚火喉痹则以青中年男性发病较多，多因感冒、长期吸烟饮酒及嗜食辛辣食物而引发，咽部除有异物感外，尚觉咽干、灼热、咽痒，咽部症状与情绪无关，但过度辛劳或感受外邪则易加剧。

郁病中的梅核气与噎膈两者皆有咽中有物梗塞感觉。梅核气咽中梗塞的感觉与情绪波动有关，当心情抑郁或注意力集中于咽部时，则梗塞感觉加重，但无吞咽困难。噎膈多见于中老年人，男性居多，梗塞的感觉主要在胸骨后，与情绪波动无关，吞咽困难的程度日渐加重，做食管检查可有异常发现。

郁病中的脏躁与癫证两者均与五志过极、七情内伤有关，临床表现都有心神失常症状。脏躁多发于青中年妇女，在精神因素的刺激下呈间歇性发作，在不发作时可如常人。而癫证则多发于青壮年，男女发病率无显著差别，病程迁延主要表现为精神错乱，失去自控能力，心神失常的症状极少自行缓解。

4. 治法：疏肝解郁，清肝泻火，除烦安神。方药：丹栀逍遥散合酸枣仁汤加减。组成：牡丹皮 10g，栀子 10g，淡豆豉 10g，当归 15g，柴胡 15g，赤芍 15g，茯苓 15g，茯神 15g，香附 10g，龙骨 30g，牡蛎 30g，珍珠母 20g，炙甘草 10g，麦冬 15g，五味子 10g，酸枣仁 15g，川芎 15g，知母 10g。7 剂，水煎服，每日 1 剂。

【按】本案患者有明显的情志刺激史，情志不畅，肝气郁滞，情绪低落；肝失调达，气滞则脘腹胀满；气郁化火，则可见口干口苦；火郁伤阴耗血而阴虚火旺，虚热内扰，则少寐；舌红、苔偏黄为有热之象，脉弦数说明肝失疏泄，肝郁气滞，气郁化火。本病发病与肝关系最为密切，其次涉及心、脾。初起以气滞为主，兼有化火，属实证。后期因火郁伤阴而导致阴虚火旺之证。丹栀逍遥散首见于《太平惠民和剂局方》，乃疏肝解郁、养血健脾的一则名方，后世沿用不衰。本方由牡丹皮、栀子、柴胡、当归、白芍、白术、茯苓、甘草等组成。《金匮要略》记载："虚烦虚劳不得眠，酸枣仁汤主之。"其由酸枣仁、甘草、知母、茯苓、川芎组成，临床用于治疗肝血不足、虚热内扰之不寐证。

三、主要知识点

（一）定义

郁病是由于情志不舒、气机郁滞所致，以心情抑郁、情绪不宁、胸部满闷、胁肋胀痛，或易怒易哭，或咽中如有异物梗塞等症为主要临床表现的一类病证。

（二）历史沿革

《素问·六元正纪大论》云："木郁达之，火郁发之，土郁夺之，金郁泄之，水郁折之。"

《金匮要略》记载了属于郁病的脏躁及梅核气两种病证，并观察到这两种病证多发于女性，所提出的治疗方药沿用至今。

《丹溪心法》将郁病列为一个专篇，提出了气、血、火、食、湿、痰六郁之说，创立了六郁汤、越鞠丸等相应的治疗方剂。

明代《医学正传》首先采用郁病这一病证名称。

《景岳全书》将情志之郁称为因郁而病，着重论述了怒郁、思郁、忧郁三种郁病的证治。

《临证指南医案》充分注意到精神治疗对郁病具有重要的意义，认为"郁证全在病者能移情易性"。

（三）病因

外因：情志所伤（或伤及于肝，或伤及于脾，或伤及于心）。内因：体质因素，脏气抑郁。

（四）病理因素

病理因素主要有气、血、火、食、湿及痰。

（五）基本病机

肝失疏泄，脾失健运，心失所养，脏腑阴阳气血失调。

（六）辨证要点

郁病辨虚实，见表 11。

表 11 郁病辨证要点

分类	疾病特点	表现	治疗原则
实证	病程较短	精神抑郁，胸胁胀痛，咽中梗塞，时欲太息，脉弦或滑	理气开郁
虚证	病已久延	精神不振，心神不宁，心慌，虚烦不寐，悲忧善哭，脉细或细数	祛邪扶正，标本兼顾

（七）分证论治

1. 肝气郁结

证候：精神抑郁，情绪不宁，胸部满闷，胁肋胀痛，痛无定处，脘闷嗳气，不思饮食，大便不调，苔薄腻，脉弦。

治法：疏肝解郁，理气畅中。

方药：柴胡疏肝散加减。

2. 气郁化火

证候：情绪不宁，急躁易怒，胸胁胀满，口苦而干，或头痛，目赤，耳鸣，或嘈杂吞酸，大便秘结，舌质红，苔黄，脉弦数。

治法：疏肝解郁，清肝泻火。

方药：丹栀逍遥散加减。

3. 痰气郁结

证候：精神抑郁，胸部闷塞，胁肋胀满，咽中如有物梗塞，吞之不下，咳之不出，苔白腻，脉弦滑。

治法：行气开郁，化痰散结。

方药：半夏厚朴汤加减。

4. 心神失养

证候：精神恍惚，心神不宁，多疑易惊，悲忧善哭，喜怒无常，或时时欠伸，或手舞足蹈、骂詈喊叫等，舌质淡，脉弦。

治法：甘润缓急，养心安神。

方药：甘麦大枣汤加减。

5. 心脾两虚

证候：情绪不宁，多思善疑，头晕神疲，心悸胆怯，失眠健忘，纳差，面色不华，舌质淡，苔薄白，脉细。

治法：健脾养心，补益气血。

方药：归脾汤加减。

6. 心肾阴虚

证候：情绪不宁，心悸，健忘，失眠，多梦，五心烦热，盗汗，口咽干燥，舌红少津，脉细数。

治法：滋养心肾。

方药：天王补心丹合六味地黄丸加减。

7. 补充临床常见的1种其他证型（有别于本科教材）

肾虚血瘀

证候：情绪低落，精神不振，倦怠，失眠，多梦，腰膝酸软，耳聋耳鸣，舌暗，舌下散布明显瘀点，苔白，脉沉细涩。

主要病机：肾虚，瘀血内生，气机失调。

治法：补肾化瘀。

方药：血府逐瘀汤加减（桃仁、红花、当归、生地黄、川芎、赤芍、牛膝、桔梗、柴胡、枳壳、甘草）。

（八）预防调摄

1. 保持愉悦的心情和平和的心态。
2. 学会和培养善于发现积极因素的思维方式。
3. 合理饮食，适当锻炼，发展兴趣爱好。

四、巩固启发

王某，女，58岁，郁病病史半年，服帕罗西汀，一次半片，一日2次，刻下症见：情绪低落，兴趣减退，思绪繁杂，偶有头晕，气短乏力，健忘，注意力不能集中，纳差，不欲饮食，寐少，大便溏，小便正常。舌红，苔白腻，脉沉细。

证属肝气郁滞，肝病犯脾，肝郁脾虚。治当疏肝解郁，健脾化湿。方用二陈汤合逍遥丸加减：法半夏10g，陈皮6g，茯苓15g，柴胡15g，白芍15g，当归15g，炙甘草10g，生地黄15g，苍术10g，栀子10g，淡豆豉15g，香附10g，郁金15g，合欢皮15g，龙骨30g（先煎），牡蛎30g（先煎）。7剂，每日1剂，水煎服。

二诊：患者服药7剂后，夜寐明显改善，心情时好时差，纳寐可，大便偏溏，小便正常，舌红，苔白腻，脉沉细。中药守上方减龙骨、牡蛎。7剂，每日1剂，水煎服。

本医案来源：黄春华主任中医师门诊医案。

【思考讨论】

1. 本病属实证还是虚证？临床上如何区别？其治疗原则有何不同？
2. 如何理解"见肝之病，知肝传脾，当先实脾"？
3. 简述六郁的联系。

【解析】

1. 本病属虚实夹杂。实证病程短，症状多为精神抑郁，胸胁胀痛，咽中梗塞，时欲太息，脉弦或滑。治宜理气开郁。虚证病已久延，症状多为精神不振，心神不宁，心慌，虚烦不寐，悲忧善哭，脉细或细数。治宜扶正祛邪，标本兼顾。

2. 肝的疏泄功能正常与脾之健运密切相关，五行中肝属木，脾属土。肝主疏泄，脾主运化，肝木疏泄条达，则脾土得以健运。若肝失疏泄，气机郁滞，便易出现"土壅木郁"，则脾易失运；若肝木疏泄太过，则木旺克土，导致"木乘脾土"。因此在肝病中常伴有纳差或腹胀或呕恶等脾病证。辨证施治时，从"知肝传脾，当先实脾"的续句"四季脾旺不受邪，即勿补之"一语中，可以看出，肝病传脾是以脾虚为前提条件的，若脾气虚弱，不足以防犯，肝病便有可能传脾。正如《素问·五运行大论》中所云"其不及，己所胜，轻而侮之"。此时当先"实脾"。辨证的同时要明确是否存在脾虚，若肝病脾不虚，则应以祛除肝病为主。如肝郁化火伤阴之证，若无肝病传脾之象，治宜疏肝解郁、滋阴清热为主。

3. 肝主疏泄，性喜条达，生活、工作压力大，忧郁思虑过度均可使肝失调达，气机不畅，形成气郁；气为血帅，气行则血行，气郁日久，影响及血，血运失畅则形成血郁；气有余便是火，气郁日久而形成火郁；气郁日久，肝乘脾则脾运失健，运化水湿功能失常，水湿内停，积湿生痰，则为湿郁和痰郁；脾运失健，胃的升降功能失常，进而会导致食积不化而成食郁。

五、名家医案赏析

全国名老中医药专家唐启盛教授治疗焦虑障碍医案

臧某，女，64 岁，因自觉心慌伴忧虑惊恐 3 月余，于 2015 年 12 月 24 日就诊。

患者 3 个月前因与患抑郁症儿子一起生活，受儿子抑郁情绪影响，自觉心慌气短，伴忧虑惊恐，郁闷烦躁，2 个月前曾于外院神经内科就诊，诊断为焦虑障碍，予口服劳拉西泮，0.5mg/ 次，1 次 / 日，睡前服用，患者症状无明显好转，遂来就诊。刻下症：自觉心慌气短，伴忧虑惊恐，郁闷烦躁，入睡困难，眠浅易醒，醒后思绪不宁，多梦，白天精神萎靡，健忘，乏力，头晕耳鸣，食欲不振，食后腹胀，恶心欲吐，口燥咽干，二便正常。舌红，苔薄黄，脉弦细数。

证属肾虚肝旺。治宜益肾调肝。方用颐脑解郁方加减：刺五加 60g，柴胡 15g，生栀子 10g，白芍 12g，天麻 20g，煅磁石 20g（先煎），青礞石 30g（先煎），紫石英 20g（先煎），生山药 15g，黄连 5g，莲子心 5g，炒酸枣仁 20g，夜交藤 30g，柏子仁 20g，焦山楂 15g，焦麦芽 15g，焦神曲 15g，砂仁 6g（后下）。7 剂，水煎服，日 1 剂，分早晚温服。

二诊：患者服药后忧虑惊恐感稍有缓解，郁闷烦躁减轻，心慌及食欲不振、食后腹胀、恶心欲吐明显好转，头晕减轻，口燥咽干缓解，入睡困难改善，仍有眠浅易醒，醒后再入睡难，多梦，二便正常。舌红，苔薄黄，脉弦细。处方以前方减砂仁，加青蒿 15g，玄参 15g。7 剂，水煎服，日 1 剂，分早晚煎服。

三诊：患者服药后情绪平稳，心慌气短、忧虑惊恐、郁闷烦躁等症均见缓解，仅有睡眠欠安，似睡非睡，易醒多梦，纳可，二便正常。舌红，苔薄白，脉弦细。处方以复诊方减青蒿、玄参，加珍珠母 30g（先煎），合欢皮 15g。7 剂，水煎服，日 1 剂，分早晚温服。

【按】唐教授认为经临床观察，肾虚肝旺证为焦虑障碍最常见证候之一，属虚实夹杂之证，可见于久不治愈、证候复杂者，亦可见于肾精不足首发者。此患者年过六旬，素体肾精不足，又忧虑儿子病情。而焦虑障碍的发生主要与外界刺激、先天禀赋、七情内伤等因素有关，恐则伤肾，怒则伤肝，肝肾同居下焦，肾精不足，则肝失滋养，气机疏泄失调。肾阴、肾精不足则使五脏六腑失于濡养，心、肝、脾、肺等脏腑功能失调而出现各种情志异常的表现。肾精受损，肾主骨生髓，上充于脑，肾精亏虚则出现健忘、乏力、精神萎靡、头晕耳鸣等症状；而肝肾同源，肾精亏虚，则水不涵木，肝失所养，肝血不足，无以藏魂，肝阳独亢，以致出现心悸易惊、忧虑惊恐、郁闷烦躁、入睡困难、眠浅易醒、醒后思绪不宁、多梦等证；肝失疏泄，乘脾犯胃，则见食欲不振、食后腹胀、恶心欲吐；虚损及阴，阴不上承，则口燥咽干。舌红、苔薄黄、脉弦细数皆属肾虚肝旺之征。此证病位在心，涉及肾、肝、脾、胃。

本医案来源：王欢. 唐启盛教授治疗肾虚肝旺焦虑障碍的经验［J］. 现代中医临床，2017，24（02）：40-43.

第二十三节 水 肿

一、医案导入

魏某，男，87 岁，2021 年 1 月 19 日初诊。

主诉：双下肢反复浮肿 3 年余。

现病史：患者双下肢浮肿，午后加重，伴疲倦感明显，夏季浮肿减轻；白天精神疲倦，欲眠，目睛昏花，午后胸闷，伴有反酸、烧心感。形体怯寒，四肢冷，双膝酸软，无腰酸。小便量少，次频，夜尿 2～3 次，色清；大便或溏或结，有不净感。纳寐平。

辅助检查：尿常规（2021 年 1 月 19 日）示尿蛋白阴性，红细胞（+）。

舌象：舌质淡暗苔薄白润。

脉象：脉弦滑略散，沉取无力，寸略浮。

诊疗经过：温阳散寒祛湿，益气开表透邪。予以桂枝去芍加麻黄附子细辛汤合苓桂术甘汤：党参 15g，黄芪 30g，桂枝 20g，炙甘草 6g，麻黄 5g，制附片 15g（先煎），细辛 6g，茯苓 30g，炒白术 20g，生姜 30g，知母 15g，泽泻 20g。7 剂。

二诊：患者服药期间小便量增加，浮肿有改善，停药后复发，小便量减少。现症：晨起无浮肿，午后加重，尿频，量少，有急胀感，无泡沫，夜尿 4 次左右。仍畏寒，双膝酸软，腰骶酸。进食时食道有梗塞感，已行胃镜检查无异常，后则反酸，呕吐后觉舒适，寐安。舌质暗红，苔薄白，脉弦滑略散，寸浮。守方去泽泻，加厚朴 10g，乌梅 20g。7 剂。

2 个月后随访，水肿缓解，反酸、呕吐消失。

【按】患者双下肢浮肿反复 3 年余，伴双膝酸软、目睛昏花，脉沉取无力，弦滑略散，考虑肾阳不能温煦以助水液运化，从而下肢浮肿，尿频、尿量少，至夏季阳气得充，水液得运，故水肿有缓解。患者素体怯寒、四肢冷，寸脉略浮，考虑其卫阳不固，风寒之邪伏藏于少阴，卫表失于温煦，水液泛溢。水饮除溢于肌表，还停于中焦，寒水侮土，脾失健运，清阳不升，出现精神疲软，午后胸闷。水谷运化失司致胃脘不适，大便不调。综合来看，本病水肿为肾阳不足，卫表失固，伏风内藏，使水饮内停，泛溢肌表与中焦所致，故用桂枝去芍药加麻黄附子细辛汤温助肾阳，辛甘发散，开表透邪，再合用苓桂术甘汤温化中焦水饮，再加用党参、黄芪大补宗气以行水，正所谓"大气一转，其气乃散"，知母、泽泻养阴利水。二诊时结合当前反酸、呕吐症状，去泽泻，加厚朴除满行气，乌梅入厥阴，缓肝之疏泄太过，故能以酸止酸，后回访患者水肿明显改善。

本医案来源：王茂泓主任中医师门诊医案。

二、思考讨论

1. 本病的中医诊断、证型是什么？
2. 请阐述本病的病因病机。
3. 本病如何与鼓胀鉴别？
4. 请写出治法、方药（方名、药名、用量、用法）。

【解析】

1. 诊断：水肿。证型：阳虚邪伏。
2. 病因病机：阳虚不运，水液泛溢，卫气不固，邪气内伏。
3. 与鼓胀鉴别：鼓胀以腹水为主，可兼有水肿，可出现在四肢，甚则全身浮肿，因此本病需与鼓胀鉴别。鼓胀是肝脾肾三脏功能失调，气滞、血瘀、水停于腹中。临床上鼓胀先出现腹部胀大，病情较重时才出现下肢浮肿，甚至全身浮肿，腹壁多有青筋暴露。水肿主要是肺脾肾功能失调，水湿泛溢肌肤，浮肿多先从眼睑开始，延及头面及四肢；或下肢先肿，蔓延全身，水肿较甚者可伴有腹水。
4. 治法：温阳散寒祛湿，益气开表透邪。方药：桂枝去芍加麻黄附子细辛汤合苓桂术甘汤。组成：党参 15g，黄芪 30g，桂枝 20g，炙甘草 6g，麻黄 5g，制附片 15g（先煎），细辛 6g，茯苓 30g，炒白术 20g，生姜 30g，知母 15g，泽泻 20g。7 剂。

三、主要知识点

（一）定义

水肿是指体内水液潴留，泛滥肌肤，引起眼睑、头面、四肢、腹背甚至全身浮肿为特征的一类病证。

（二）历史沿革

《灵枢·水胀》："水始起也，目窠上微肿，如新卧起之状，其颈脉动，时咳，阴股间寒，足胫肿，腹乃大，其水已成矣。"

《素问·汤液醪醴论》提出"平治于权衡，去菀陈莝……开鬼门，洁净府"的治疗原则。

汉·张仲景《金匮要略·水气病脉证并治》以表里上下为纲，将水肿分为风水、皮水、正水、石水、黄汗；按照五脏病机及证候分为心水、肝水、肺水、脾水、肾水；提出"诸有水者，腰以下肿，当利小便；腰以上肿，当发汗乃愈"的治疗大法。

宋·严用和《济生方·水肿门》将其分为阴水、阳水；倡导温脾暖肾之法。

杨士瀛《仁斋直指方·虚肿方论》针对瘀血水肿创制了活血利水法。

（三）病因

风邪袭表、外感水湿、疮毒内犯、内停瘀血、饮食失节、房劳过度、先天禀赋不足。

（四）病理因素

风邪、水湿、疮毒、瘀血。

（五）基本病机

肺失通调，脾失转输，肾失开合，三焦气化不利，水液输布失衡泛溢全身而成水肿。

（六）辨证要点

辨阳水、阴水，见表12。

表 12 阳水、阴水辨证要点

分类	病变部位	水肿特点	病性	病因	治则
阳水	多由面目开始，自上而下	皮肤绷紧光亮，按之凹陷即起	热证、实证，多兼表证	风邪、水气、湿热毒	祛邪为主
阴水	多由足踝开始，自下而上	皮肤松弛，按之不易恢复	寒证、虚证，多属里证	瘀血、饮食、房劳、久病	扶正为主

（七）分证论治

1. 阳水

（1）风水相搏

证候：眼睑浮肿，继则四肢及全身皆肿，来势迅速，按之水肿凹陷易恢复，多伴有恶寒发热，肢节酸楚，小便不利，舌质红，脉浮滑数；或舌苔薄白，脉浮滑或紧。

治法：疏风清热，宣肺行水。

方药：越婢加术汤加减。

（2）湿毒浸淫

证候：眼睑浮肿，延及全身，皮肤光亮，尿少色赤，身发疮痍，甚者溃烂，伴恶风发热，舌质红，苔薄黄，脉浮数或滑数。

治法：宣肺解毒，利湿消肿。

方药：麻黄连翘赤小豆汤合五味消毒饮。

（3）水湿浸渍

证候：全身水肿，身体困重，下肢明显，按之没指，小便短少，起病缓慢，病程较长，伴有胸闷，纳呆，泛恶。苔白腻，脉沉缓。

治法：健脾化湿，通阳利水。

方药：五皮饮合胃苓汤。

（4）湿热壅盛

证候：遍体浮肿，皮肤绷紧光亮，胸脘痞闷，烦热口渴，小便短赤，或大便干结。苔黄腻，脉沉数或濡数。

治法：分利湿热，疏理气机。

方药：疏凿饮子。

2. 阴水

（1）脾阳虚衰

证候：腰以下肿甚，按之凹陷不易起，脘腹胀闷，纳减便溏，面色萎黄，神倦肢冷，小便短少，舌质淡，苔白腻或白滑，脉沉缓或沉弱。

治法：健脾温阳利水。

方药：实脾饮。

（2）肾阳衰微

证候：面浮身肿，腰以下尤甚，按之凹陷不起，腰部冷痛酸重，尿量减少或增多，四肢厥冷，怯寒神疲，面色灰滞或㿠白，心悸胸闷，喘促难卧，腹大胀满，舌质淡胖，苔白，脉沉细或沉迟无力。

治法：温肾助阳，化气行水。

方药：济生肾气丸合真武汤。

（3）瘀水互结

证候：水肿延久不退，肿势轻重不一，四肢或全身浮肿，以下肢为主，皮肤瘀斑，腰部刺痛或伴血尿，舌紫暗，苔白，脉沉细涩。

治法：活血祛瘀，化气行水。

方药：桃红四物汤合五苓散。

3. 补充临床常见的 4 种其他证型

（1）阳虚邪伏

证候：下肢浮肿，按之凹陷，肤色光亮，神疲乏力，形体怯寒，四肢欠温，小便频，量少，夜尿多，色清，大便或溏或结，纳寐平，舌质淡苔薄白润。脉弦滑，尺沉，寸浮。

主要病机：阳虚不运，水液泛溢，卫气不固，邪气内伏。

治法：温阳祛湿，开表透邪。

方药：桂枝去芍合麻黄附子细辛汤（桂枝、炙甘草、麻黄、炮附片、细辛、玉米须、炒白术、党参、黄芪等）。

（2）浊瘀互结

证候：四肢浮肿，腰以下犹甚，恶心呕吐，皮肤瘙痒，畏寒怕冷，腰及少腹疼痛，面色晦暗，大便秘结，小便不利，舌质暗红，苔厚腻，脉沉弦无力。

主要病机：阳气衰微，邪毒瘀血内阻，郁而化浊。

治法：温补肝肾，化浊逐瘀。

方药：吴茱温胆汤合桂枝茯苓丸加减（吴茱萸、竹茹、法半夏、茯苓、枳实、桂枝、赤芍、牡丹皮、桃仁、蚕沙、五灵脂等）。

（3）心阴不足

证候：全身浮肿，下肢为甚，按之凹陷，神疲乏力，面色㿠白，胸闷心悸，口干欲饮，大便干，小便不利，舌质红绛，苔少，边有瘀斑瘀点，脉沉细弦，左寸浮。

主要病机：心阴不足，君火不降，致肾阳亏虚，水液不化。

治法：滋阴降火，利水消肿。

方药：猪苓汤（猪苓、茯苓、泽泻、滑石、阿胶）。

（4）水凌心肺（类似西医的心源性水肿等）

证候：手足肿甚，心悸胸闷，喘促难卧，咳吐清涎，舌淡胖，脉沉细而数。

主要病机：水凌心肺，阳气衰微。

治法：通阳化气，温振心阳。

方药：真武汤或合黑锡丹（喘脱则以真武汤煎汤代水送服黑锡丹）。

（八）预防调摄

1. 适当锻炼身体，增强体质，提高抗病能力。

2. 避免各种诱因，防止风邪外袭诱发或加重水肿。

3. 调摄饮食，进食低盐（每日食盐量 3～4g，严重者无盐饮食）、清淡、易消化、富含优质蛋白的食物。

4. 长期服激素类药物，皮肤易生疮疖，避免皮肤感染。

5. 长期卧床者需定时翻身，保持皮肤干燥，避免褥疮发生。

6. 记录每天水液出入量，尿量少于 500mL，警惕癃闭的发生。

四、巩固启发

患者黄某，女，74 岁，2018 年 11 月 23 日初诊。

主诉：反复双下肢水肿伴胸闷半月余，加重 1 周。

现病史：患者半月前无明显诱因出现双下肢水肿伴胸闷，门诊一直口服中药治疗，上述症状未有明显改善。2018 年 11 月 16 日，患者无明显诱因出现胸闷加重，以心前区为主，伴头晕、站立不稳、恶心呕吐，于 CCU 住院。诊断：①冠状动脉粥样硬化性心脏病不稳定性心绞痛；②心功能不全（心功能Ⅳ级）；③高血压Ⅲ期；④慢性肾脏病 4 期。入院后予改善心肌缺血、解痉平喘利尿、降低颅内压、补充白蛋白、抗凝、营养神经、降压、活血化瘀等综合治疗后，病情未见明显好转。现症见全身重度浮肿，双下肢水肿呈对称性，按之如泥，胸闷气喘但能平卧，神疲乏力，口干欲饮，烦躁，纳差，夜寐不安，大便干结 3 日 1 次，干结如羊屎状，尿量每日 1000mL。舌质暗红有瘀斑，苔淡黄腻，少津，舌尖偏红，脉左寸浮大，右尺沉。

辅助检查：尿常规示尿蛋白（+++）；生化全套示总蛋白 46g/L，白蛋白 18.7g/L，总胆固醇 5.77mmol/L，甘油三酯 1.32mmol/L，尿素 24mmol/L，肌酐 341μmol/L，尿酸 440μmol/L。

证候为少阴阴虚、心肾不交证；治宜清热利水养阴为法，方用猪苓汤：猪苓 30g，茯苓 30g，滑石 20g，阿胶 15g，泽泻 30g。10 剂。

二诊时，患者双下肢水肿明显减轻，口干好转。继服 1 个月，水肿已消。复查肝肾功：总蛋白 62.4g/L，白蛋白 29.9g/L，球蛋白 32.5g/L，尿素 4.6mmol/L，肌酐 77μmol/L，尿酸 141μmol/L。尿常规：蛋白阴性。

本医案来源：王茂泓主任中医师住院部医案。

【思考讨论】

1. 本病属阳水还是阴水？临床上如何区别？其治疗原则有何不同？

2. 简述水肿的辨证要点。

3. 从"阴中有阳，阳中有阴"试述水肿阴阳杂合之论。

【解析】

1. 本病为阴水。

区别：阳水肿多由面目开始，自上而下，继及全身，肿处皮肤绷紧光亮，按之凹陷即起，兼有寒热等表证，《金匮要略》之风水、皮水多属此类。阴水肿多由足踝开始，自下而上，继及全身，肿处皮肤松弛，按之凹陷不易恢复，甚则按之如泥。《金匮要略》之正水、石水多属此类。

治则：阳水应以祛邪为主，发汗、利水、解毒或攻逐，同时配合清热化湿、健脾理气等法。常用方法：疏风清热，宣肺行水；宣肺解毒，利湿消肿；健脾化湿，通阳利水；分利湿热。发汗、利尿常用，攻逐当慎用。阴水当以扶正为主，温肾健脾，同时配以利水、养阴、活血、祛瘀等法。脾阳虚衰，治当温运脾阳，以利水湿；肾阳衰微，治当温肾助阳，化气行水。

2. 辨证要点

辨阳水、阴水：辨证上，仍以阴阳为纲，凡感受风邪、水气、湿毒、湿热诸邪，见表、热、实证者，多按阳水论治；饮食劳倦，房劳过度，损伤正气，见里、虚、寒证者，多从阴水论治。但阴水、阳水并非一成不变，是可以互相转化的。如阳水久延不退，致正气日衰，水邪日盛，可转为阴水；若阴水复感外邪，水肿增剧，标证居主要地位时，又当急则治标，从阳水论治。

辨水肿之病因：一般而言，水肿以头面为主，恶风头痛者，多属风；水肿以下肢为主，纳呆身重者，多属湿；水肿而伴有咽痛溲赤者，多属热；因疮痍、猩红赤斑而致水肿者，多属疮毒。

辨病变之脏腑，在肺、脾、肾、心之差异：水肿较甚，咳喘较急，不能平卧者，病变部位多在肺；水肿日久，纳食不佳，四肢无力，身重，苔腻，病变部位多在脾；水肿反复，腰膝酸软，耳鸣眼花者，病变部位多在肾；水肿以下肢明显，心悸怔忡，胸闷烦躁，甚则不能平卧，病变部位多在心。

3. 水肿阴阳杂合论

"阴中有阳，阳中有阴"即是说阴阳之中可再分阴阳，水肿当可如此。《素问·汤液醪醴论》言："其有不从毫毛而生，五脏阳以竭也……形不可与衣相保。"水肿病机总体可归为"五脏阳以竭"，五脏皆以阴为体，以阳为用，阳气受阻，或是阳气亏虚，气化不利，则聚湿为肿。可见水肿之根本在于阳气为病，卫表之阳不能卫外，外邪侵袭太阳寒水，气化不行，寒水凝滞，脏腑之阳不能气化，水湿方可停滞。在单纯的阴水、阳水基础上再分，阴中之阳水即是卫阳不足，阳邪入而内伏阴分所致；阳中之阴水亦为阳气大虚，水湿聚于阳部所致，且可因外邪诱发。其中下肢为肿，应为阴水，但又见皮肤绷紧光亮者，乃阳邪（多为风邪）伏于三阴，此为阴中之阳水。头面为肿，当为阳水，但有按之不起者，并非单纯的阳水，乃阳气大虚，为阳中之阴水。

五、名家医案赏析

国医大师皮持衡治疗水肿医案

孔某，女，10岁，2012年8月16日初诊。

主诉：颜面双下肢浮肿5天。

现病史：患者1周前感冒出现咽痛，恶寒发热，无皮肤红斑，无关节疼痛，2天后突然出现颜面、双下肢浮肿，伴头晕乏力，纳差，尿黄，多沫。查尿常规示：尿蛋白（++），红细胞（++）。现症见精神欠佳，面肿，双下肢浮肿，按之凹陷，咽痛咳嗽，痰少色黄，口干不苦，大便干结，小便色黄，可见大量泡沫。舌质红，苔薄黄，脉细弦。尿常规示：尿蛋白（++），红细胞（+++），微量白蛋白300mg/L（参考范围：0～30mg/L）。

中医诊断：风水（风热犯肺）。

西医诊断：急性肾小球肾炎。

治法：疏散风热，宣肺利水。

处方：银翘马勃散加减。

方药：金银花 10g，连翘 10g，马勃 6g（包煎），牛蒡子 10g，荆芥 6g，白术 10g，益母草 10g，大黄 5g（后下），桔梗 10g，蝉蜕 10g，郁金 6g。7 剂，水煎服，日 1 剂。

2012 年 8 月 23 日二诊：颜面、双下肢浮肿较前消退，心中烦热，口干不苦，仍大便干结，小便色黄，多泡沫，舌质红，苔少，脉细弦。尿常规示：尿蛋白（++），潜血（－）。守上方加栀子 10g，薄荷 10g。7 剂，水煎服，日 1 剂。

2012 年 8 月 30 日三诊：颜面、双下肢浮肿明显消退，口不干不苦，大便质软，2 次/日，小便色清。舌质红，苔薄黄，脉细。治宜益气健脾，开肺渗湿。处方：参苓白术散加减。方药：党参 15g，茯苓 15g，薏苡仁 10g，怀山药 10g，莲须 10g，桔梗 10g，陈皮 10g，蝉蜕 10g，芡实 20g，生甘草 6g，砂仁 6g（后下）。14 剂，水煎服，日 1 剂

2012 年 9 月 17 日四诊：诸症消失，纳寐可，二便平。尿常规正常。用玉屏风散扶正固卫，健脾摄精，以善其后。

随访 2 年，病未复发。

【按】本病初期属风热犯肺，水失通调。治宜疏散风热，宣肺利水。肺因风窒，水由风起，故治疗着眼于宣肺以洁水源，祛风以孤水势。方用银翘马勃散加减，加桔梗开肺通水道，荆芥以疏风散邪，益母草凉以泄热行水，大黄通腑，乘势利导。消肿后，继续予以健脾益气、祛风除湿、益肺固卫之品，巩固疗效。方选参苓白术散，兼顾补脾益肺，渗湿浊，脾健湿除，则精微自固，蛋白尿随之消失。最后予玉屏风散益气固表，增强抗病能力，防病复作，以善其后。

本医案来源：皮持衡名医工作室.皮持衡肾病学术思想与临证经验［M］.南昌：江西高校出版社.

第二十四节　淋　　证

一、医案导入

谭某，女，43 岁，2018 年 3 月 22 日初诊。

主诉：腰部反复疼痛、酸胀 10 余年，小便不尽感 1 个月。

现病史：患者于 10 年前无明显诱因出现腰部疼痛、酸胀，于当地医院就诊，诊断为肾结石，予中药排石治疗无明显效果。近 1 个月出现小便不尽感。现症见：腰部时有疼痛、酸胀，畏寒，腰部尤甚，时有头晕，口干不欲饮，鼻干，咽中异物感，时有胸闷，食纳可，时有胃中嘈杂，进食后缓解，大便平，小便不尽感，夜寐欠安，多梦。舌质淡暗，苔薄白腻，脉细弦滑，左寸浮，尺沉。泌尿系 B 超示：右肾多发性结石（最大 1.1cm×0.8cm）。

舌象：舌质淡暗，苔薄白腻。

脉象：脉细弦滑，左寸浮，尺沉。

诊疗经过：中医诊断为石淋；辨证为肾阳亏虚，水湿内停。治以温阳利水，通淋排石。以真武汤加味治疗：制附片18g（先煎），茯苓45g，炒白术30g，炒白芍30g，生姜10片，石菖蒲15g，厚朴10g，金钱草50g，海金沙20g（包煎），鸡内金20g，乌梅30g，鹿角霜10g。7剂，水煎服，日1剂，每次取汁500mL，早晚分服。并嘱患者服药后右脚单脚跳15分钟，饮食忌生冷、辛辣、油腻，忌熬夜、房劳。

二诊：患者腰部疼痛酸胀、怕冷、口干欲饮皆有好转，上方再服7剂。

三诊：守方再服14剂后，腰痛除，仍有少许畏寒，复查泌尿系B超示肾结石消失。

【按】本案患者素体肾阳亏虚，肾主水功能失司，水结于肾而成结石。"腰为肾之府"，肾阳不足，失其温煦，故见腰部疼痛、酸胀；水液停聚，津液不能上承，则口干不欲饮；肾阳亏虚，水气上泛，故见头晕、怕冷；舌脉皆为肾阳亏虚、水湿内停之象。故治以温阳利水为本，利水祛湿排石为标而取效。

本医案来源：王茂泓主任中医师门诊医案。

二、思考讨论

1. 本病的中医诊断、证型是什么？

2. 请阐述本病的病因病机。

3. 本病如何与癃闭、尿血、尿浊鉴别？

4. 请写出治法、方药（方名、药名、用量、用法）。

【解析】

1. 诊断：淋证 – 石淋。证型：肾虚水结。

2. 病因病机：肾阳亏虚，水湿内停，水气结于肾，发为石淋。

3. 淋证与癃闭：二者都有小便量少、排尿困难之证候，但淋证尿频而尿痛，且每日排尿总量多为正常；癃闭则无尿痛，每日排尿量少于正常，严重时甚至无尿。但癃闭复感湿热，常可并发淋证；而淋证日久不愈，亦可发展成癃闭。

血淋与尿血：血淋与尿血都有小便出血，尿色红赤，甚至溺出纯血等症状。其鉴别的要点是有无尿痛。尿血多无疼痛之感，虽间有轻微的胀痛或热痛，但不若血淋的小便滴沥而疼痛难忍，故一般以痛者为血淋，不痛者为尿血。

膏淋与尿浊：膏淋与尿浊在小便混浊症状上相似。但后者在排尿时无疼痛滞涩感，可资鉴别。

4. 治法：温阳利水，通淋排石。方药：真武汤加味治疗。组成：制附片18g（先煎），茯苓45g，炒白术30g，炒白芍30g，生姜10片，石菖蒲15g，厚朴10g，金钱草50g，海金沙20g（包煎），鸡内金20g，乌梅30g，鹿角霜10g。7剂，水煎服，日1剂，每次取汁500mL，早晚分服。

三、主要知识点

（一）定义

淋证是指以小便频数短涩、淋沥刺痛、小腹拘急引痛为主症的病证。

（二）历史沿革

病名：淋之名称始见于《内经》，《素问·六元正纪大论》称本病为"淋""淋证"。

病机及分类：汉·张仲景在《金匮要略·五脏风寒积聚病脉证并治》中称其为"淋秘"，将其病机归为"热在下焦"，并在《金匮要略·消渴小便不利淋病脉证并治》中对本病的症状做了描述："淋之为病，小便如粟状，小腹弦急，痛引脐中。"唐代《备急千金要方》《外台秘要》将淋证归纳为石、气、膏、劳、热五淋。清·尤在泾在《金匮翼·诸淋》中说："初则热淋、血淋，久则煎熬水液，稠浊如膏、如砂、如石也。"

（三）病因

外感湿热：下阴不洁，秽浊之邪从下侵入机体，上犯膀胱，或小肠邪热、心经火热、下肢丹毒等热邪传入膀胱，发为淋证。

饮食不节：多食辛热肥甘或嗜酒太过，脾胃运化失常，积湿生热，下注膀胱，发为淋证。

情志失调：情志不遂，肝气郁结，膀胱气滞，气化不利，发为淋证。

禀赋不足或劳伤久病：禀赋不足，肾与膀胱先天畸形，或久病缠身，劳伤过度，房事不节，多产多育，或久淋不愈，耗伤正气，或妊娠、产后脾肾气虚，膀胱容易感受外邪，而致本病。

（四）病理因素

病理因素主要为湿热之邪，临床也可出现寒湿。

（五）基本病机

湿热蕴结下焦，肾与膀胱气化不利。

（六）辨证要点

临床首先辨六淋之不同。辨六淋主症，除小便频涩、滴沥刺痛、小腹拘急引痛的共同症状外，其各具特征。以小便灼热刺痛者为热淋；尿中夹血或夹血丝、血块者为血淋；尿中有细小砂石排出者为石淋；尿液混浊乳白或夹凝块，或伴血液、血块者为膏淋；少腹坠胀，尿出不畅，或尿有余沥者为气淋；小便淋沥不尽，遇劳即发者为劳淋。

（七）分证论治

1. 热淋

证候：小便频数短涩，灼热刺痛，溺色黄赤，或少腹拘急胀痛，或有寒热、口苦、呕恶，或有腰痛拒按，或有大便秘结，舌质红，苔黄腻，脉滑数。

治法：清热利湿通淋。

方药：八正散加减。

2. 石淋

证候：尿中夹砂石，排尿涩痛，或排尿时突然中断，尿道窘迫疼痛。少腹拘急，往往突发一侧腰腹绞痛难忍，甚则牵及外阴，尿中带血。若病久砂石不去，可伴见面色少华、精神委顿，少气乏力；或伴腰腹隐痛，手足心热，舌红，苔薄黄，脉弦或带数；或舌淡边有齿印，脉细而弱；或舌红少苔，脉细带数。

治法：清热利湿，排石通淋。

方药：石韦散加减。

3. 血淋

证候：小便热涩刺痛，尿色深红，或夹有血块，小腹或尿道疼痛满急加剧，或见心烦，口干，舌尖红，苔黄，脉滑数。

治法：清热通淋，凉血止血。

方药：小蓟饮子加减。

4. 气淋

证候：郁怒之后，小便涩滞，淋沥不宣，少腹胀满疼痛，心烦易怒，舌苔薄白，脉弦。

治法：理气疏导，通淋利尿。

方药：沉香散加减。

5. 膏淋

证候：小便混浊乳白或如米泔水，上有浮油，置之沉淀，或伴有絮状凝块物，或混有血液、血块，尿道热涩疼痛，尿时阻塞不畅，口干，舌质红，苔黄腻，脉濡数。

治法：清热利湿，分清泄浊。

方药：程氏萆薢分清饮加减。

6. 劳淋

证候：小便不甚赤涩，溺痛不甚，但淋沥不已，时作时止，遇劳即发，腰膝酸软，神疲乏力，病程缠绵，舌质淡，脉细弱。

治法：补脾益肾。

方药：无比山药丸加减。

7. 补充临床常见的其他 4 种证型

（1）水气不化

证候：小便不利，尿道不适，烦渴欲饮，甚则水入即吐，舌淡苔白，脉浮。

主要病机：膀胱气化不利，水液不通。

治法：化气利水通淋。

方药：五苓散加味（泽泻、茯苓、猪苓、炒白术、桂枝、通草等）。

（2）阴虚湿热

证候：小便不利，伴有灼热不适，甚则血尿，口干，饮水不多，心烦不得眠，舌红苔少，脉细数。

主要病机：阴虚失濡，湿热阻滞，气化失司。

治法：滋阴降火，清热通淋。

方药：猪苓汤加味（猪苓、茯苓、泽泻、滑石、阿胶、白茅根、瞿麦等）。

（3）阳虚水结

证候：小便不利，腰部时有疼痛、酸胀，畏寒，腰部尤甚，舌质淡暗，苔薄白腻，脉细弦滑，尺沉或脉沉细。

主要病机：肾阳不足，气化失司，水气不化。

治法：温阳利水通淋。

方药：真武汤加减（制附片、炒白术、炒白芍、茯苓、生姜、桂枝、杜仲等）。

（4）肾阴阳两虚

证候：小便频，夜尿尤甚，双侧腰酸痛，久站后加重，畏寒，乏力，耳鸣，手足心出汗，口干不欲饮，纳可，大便平，舌质淡红，苔少，边有齿痕，脉沉细弱。

主要病机：气化无源，肾虚不化，膀胱不利。

治法：补阳益阴，化气通淋。

方药：桂附地黄丸加减（桂枝、制附片、熟地黄、山药、山茱萸、茯苓、牡丹皮、泽泻、生龙骨、生牡蛎、芡实等）。

（八）预防调摄

1. 保持下阴清洁，不憋尿，预防各种原因引起的感染。
2. 养成良好的饮食习惯，忌过食肥甘厚物、辛辣香燥之品。
3. 加强锻炼，增强体质。

四、巩固启发

刘某，男，38岁，2018年1月10日初诊。

主诉：尿频尿急1年余，加重1个月。

现病史：患者于1年前无明显诱因出现尿频尿急，未予以重视，1个月前症状加重，现于我科就诊，尿常规示白细胞（++）。刻下症见：尿频，尿急，尿道口不适感，无灼热，无尿血，畏寒，乏力，耳鸣，手足心出汗，口干不欲饮，纳可，大便平，舌质淡红，苔少，边有齿痕，脉细弦滑，寸浮滑无力。

西医诊断：慢性尿路感染；中医诊断：淋证；辨证为肾阴阳两虚。

治以阴阳双补。以桂附地黄丸化裁治疗：桂枝10g，炮附片10g（先煎），熟地黄

30g，怀山药 30g，山茱萸 20g，茯苓 20g，牡丹皮 10g，泽泻 10g，杜仲 30g，白茅根 10g。7 剂，水煎服，日 1 剂，每次取汁 100mL，早晚分服。饮食忌生冷、辛辣、油腻，忌熬夜。

二诊：患者夜尿频、尿急、耳鸣症状好转，无尿道不适感，仍有手足心汗出，原方加生龙骨、生牡蛎 15g，继服 2 周。

三诊：诸症除，尿检无异常，嘱患者常服本方丸剂。

本医案来源：王茂泓主任中医师门诊医案。

【思考讨论】

1. 本病属于何种淋证，用药时应注意什么？

2. 简述淋证的辨证要点。

3. 试论"壬水""癸水"与小便的关系。

【解析】

1. 本病应属于劳淋的一种，多因患者平素劳伤过度，或房事不节，耗伤正气，膀胱受邪，失于治疗所致。治疗时用药切忌壅补，纯补而不泄，则滞邪于内，选方用药当通补兼施，既要扶正固本，又要祛邪，方能根治。

2. 临床首先辨六淋之不同。辨六淋主症，除小便频涩、滴沥刺痛、小腹拘急引痛的共同症状外，其各具特征。以小便灼热刺痛者为热淋；尿中夹血或夹血丝、血块者为血淋；尿中有细小砂石排出者为石淋；尿液混浊乳白或夹凝块，或伴血液、血块者为膏淋；少腹坠胀，尿出不畅，或尿有余沥者为气淋；小便淋沥不尽，遇劳即发者为劳淋。

3. 十天干中壬癸主水，以阴阳配属将壬水称为阳水，癸水称为阴水。壬水与膀胱相对应，属阳而动，其性下行，但其水反凉。《黄帝内经》载："地气上为云，天气下为雨。"寒气得热化为壬水，太阳寒气随少阳相火下交于坎位，得坎中之元阳化为壬水。少阳相火下行，壬水得热本应不寒，唐容川述"人身应之而有太阳膀胱寒水之腑，以司人周身之水，称为寒水，以水之本性原寒"，太阳以寒气主令，丙火气化于壬水，阳从阴化，热从寒化，故壬水性寒。黄元御也在《四圣心源》载："不知水之不寒者，癸水而非壬水也。"膀胱壬水气化，除了靠本腑本经的功能外，还依赖于肾与三焦的功能。"癸"位十天干之末，与肾脏相对应，癸水生于下，属阴而静，源于坎中之阳，但其性反温。黄元御在《四圣心源》中言"阳藏则内温外寒"，地下癸水受藏到肾中相火温化，外寒内温，犹如地中之温泉，癸水是否温，主要取决于相火。若相火妄动，致阳泄于外，内寒外热，癸水寒化。

小便是由体内阴水与阳水共同化生而来，人体的寒热虚实的变化在内通过壬水、癸水反映，在外则由小便来体现。膀胱为阳腑，病易化热，若壬水代谢异常，则多为阳证，与太阳、少阳及三焦功能异常密切相关；若癸水寒化导致的小便异常，则多为阴证，与少阴、太阴功能异常密切相关。故壬水为病多实证、热证，癸水为病多虚证、寒证。正如黄元御在《四圣心源》中言"病寒者，独责癸水，病热者，独责壬水"。故从壬水、癸水理解小便异常，是对阴阳的进一步运用。

五、名家医案赏析

国医大师皮持衡治疗慢性肾盂肾炎医案

高某，女，50岁，2010年3月2日初诊。

主诉：反复尿频、尿急5年，加重1周。

现病史：患者诉5年前无明显诱因出现尿频尿急，自服抗生素后症状减轻，后多因劳累复发，既往多服用八正、萆薢分清之属。1周前患者感尿频、尿急加重，伴腰酸乏力，查尿常规示：白细胞（＋），红细胞（＋＋），尿培养阴性；肾功能未见异常；泌尿系彩超无异常。现症：精神萎靡，面色少华，腰酸胀，小便急胀感、灼热感，小腹胀痛，口干，纳可，睡眠一般，大便黏腻不爽，日2次，量少，舌质暗，苔薄腻，脉弦细。

中医诊断：淋证。证型：脾肾亏虚，湿热未清。

西医诊断：慢性肾盂肾炎。

治法：清热解毒，健脾利湿。

处方①：三仁四妙勇安汤。苦杏仁10g，白蔻仁10g，薏苡仁10g，金银花20g，玄参20g，当归10g，炙甘草10g，连翘10g，荔枝核10g，王不留行10g。

处方②：参苓白术散加减。党参10g，白术10g，茯苓10g，莲须15g，陈皮10g，怀山药10g，砂仁6g，薏苡仁15g，桔梗10g，甘草6g，青蒿15g，小蓟30g。

每方14剂，水煎服，交替服用，每日1剂。

2010年4月14日二诊：患者小便急胀感好转，小便次数仍多，仍有腰酸胀，精神欠佳，纳可，睡眠正常，大便日2次，黏腻感减轻，舌淡红，苔薄白，脉弦细。守处方①加益智仁10g，守处方②加杜仲10g。每方各14剂，交替服用，每日1剂，水煎服。

2010年5月10日三诊：患者精神可，腰酸软，口干不苦，尿急、尿灼热感消失，但小便仍感短数，尿色清，舌质红，苔少，脉细弱。检查示尿常规正常，现患者湿热已除，拟补益脾肾，滋阴降火。

处方①：补中益气汤加味。党参15g，黄芪30g，白术10g，炙甘草10g，升麻6g，柴胡10g，当归10g，陈皮10g，佩兰15g，枳壳15g。

处方②：知柏地黄汤加味。知母10g，黄柏10g，生地黄10g，牡丹皮10g，泽泻10g，土茯苓30g，淮山药20g，山茱萸15g，地骨皮30g，益智仁10g，台乌药10g。

每方14剂，水煎服，交替服用，每日1剂。

2010年6月13日四诊：患者精神可，无明显不适，食纳可，睡眠一般，小便次数减少，大便正常。舌质红，苔薄白，脉弦细。后患者自述未出现尿频尿急，劳累后偶感腰酸。继服上两方3个月以固护脾肾。

【按】中医治疗强调辨证论治，该患者病程长达5年之久，属虚淋范畴，而不能够一味地清利湿热，且慢性肾盂肾炎病情顽固，迁延不愈，邪宿日久，耗气伤阴，损及脾肾，中气不振，肾气不固，常感尿意频数，精微不固。先予三仁四妙勇安汤清热解毒，引湿热之邪从小便而去，参苓白术散健脾祛湿；当湿热之邪尽除，再以补中益气汤补益中气，知柏地黄丸滋肾清热以巩固疗效。

本医案来源：皮持衡名医工作室.皮持衡肾病学术思想与临证经验［M］.南昌：江西高校出版社，2016.

第二十五节　关　　格

一、医案导入

许某，男，54 岁，2021 年 5 月 10 日初诊。

主诉：神疲乏力伴眼睑浮肿 2 年，小便困难 1 月余。

现病史：患者自述 2 年前劳累后出现眼睑浮肿，感疲乏无力，遂于江西省人民医院住院治疗，诊断：①慢性肾衰竭合并贫血；②2 型糖尿病；③高血压；④慢性肾脏病 4 期。现仍感疲乏伴眼睑浮肿，排尿欠畅，小便量少。肝肾功能（2021 年 5 月 10 日）提示：总蛋白 63.1g/L，白蛋白 34.7g/L，肌酐 232μmol/L，尿素氮 11.87mmol/L。现为进一步诊治，求诊于我科门诊。现患者神清，精神一般，诉易感疲乏，晨起眼睑浮肿明显，感头顶昏沉，偶感恶心欲吐，左侧腰部隐痛，平素怕冷，食纳可，夜寐欠佳，入睡正常，易醒，多于凌晨 3～4 点醒，醒后难以入睡，无心烦，汗出，偶感心慌，大便 2～3 天一次，便质干，小便有泡沫，排尿欠畅，小便量少，夜尿 1 次，无急胀、烧灼感。

舌象：舌红苔薄白，舌中见裂纹。

脉象：细弦滑，寸浮。

既往史：糖尿病病史。

诊疗经过：诊断为关格。处方：柴胡 10g，黄芩 10g，法半夏 15g，枳实 10g，当归 20g，桂枝 18g，土茯苓 30g，赤芍 15g，牡丹皮 15g，肉苁蓉 10g，五灵脂 20g（包煎），制大黄 10g，茜草 15g。14 剂，水煎服，每日 1 剂。

二诊：患者诉精神较前改善，腰痛缓解，上眼睑仍见浮肿，食纳如常，夜寐改善，早醒，多于 4 点醒，大便 1～2 天 / 次，成形，小便仍见泡沫，排尿较前顺畅，舌淡红，苔薄白，舌上裂纹较少，脉细弦滑，寸浮滑，沉取无力。守方去茜草，加厚朴 10g。14 剂，水煎服，每日 1 剂。

三诊：轻微恶心感，晨起左侧腰酸痛，眼睑仍见浮肿，精神可，食纳可，夜寐一般，二便平，舌淡红苔薄，舌中裂纹，脉细弦滑略数，右寸浮滑。复查肾功能：肌酐 212μmol/L。方选升阳益胃汤加减：黄芪 30g，柴胡 12g，党参 15g，炒白术 10g，黄连 5g，法半夏 15g，陈皮 20g，土茯苓 30g，防风 10g，当归 10g，卷柏 30g，炒杜仲 30g，丹参 30g，桂枝 12g。14 剂，水煎服，每日 1 剂。

四诊：患者精神可，无恶心呕吐感，左侧偶感腰酸痛，眼睑浮肿不显，双下肢无浮肿，食纳同前，夜寐 1～2 点醒一次，醒后可复睡，早醒（5 点），大便 2~3 次 / 日，不成形，小便同前，舌红苔薄白，脉细弦滑，寸浮滑无力，右尺略涩。复查肾功能：肌酐 147μmol/L；守方桂枝改 18g。14 剂，水煎服，每日 1 剂。

【按】结合患者症状，中医辨病属关格。患者为中年男性，有糖尿病病史，脾之功能障碍，脾虚日久，终致脾肾亏虚，而致湿浊瘀毒难从体内排出，且久病肝气郁滞，形成"久病多虚、久病多瘀"的本虚标实状态。肾为先天之本，脾胃为后天之本，肾虚致气化不利，故秽浊内蕴，上泛于胃，见恶心呕吐之表现。腰为肾之府，脾肾衰败，生化乏源，腰失濡养，且气血运行欠畅更易加重患者腰痛。该患者脾肾亏虚为本，秽浊内蕴为标，病程日久，虚实夹杂。故予以四逆散疏通气机，方中柴胡为君，入肝胆以达疏肝解郁、透邪外出之功，配合枳实，一升一降，使清阳得升，浊阴得降，柴胡、黄芩和解少阳，清少阳郁热，配合桂枝茯苓丸活血化瘀消癥，改善机体气滞血瘀之象，先治其标；后期治疗当以益气健脾为主，辅以祛湿化浊之剂，扶正兼祛邪，故治以升阳益胃汤。张山雷曰："黄芪味甘，气温，色黄，故能补益中土，温养脾胃。其皮味浓质厚，力量皆在皮重，故能直达人之肤表肌肉。"配伍党参、白术补气健脾养胃，当归味辛而甘，其气温，气味俱厚，故专入血分，而亦为血家气药。川芎、丹参与其相配活血行气，黄芪、当归相配亦能进一步改善血液微循环，提高肾小球滤过率，保护肾功能。防风祛风，与补脾胃药合用方能取效，取其胜湿升清阳之功，以利脾之运化，脾运健则湿邪除而精微固，故关格之病渐缓解。

本医案来源：王茂泓主任中医师门诊医案。

二、思考讨论

1. 本病的中医诊断、证型是什么？
2. 请阐述本病的病因病机。
3. 本病如何与癃闭、走哺鉴别？

【解析】

1. 诊断：关格。证型：肝郁脾肾气虚，湿瘀互结。
2. 病因病机：肝郁脾肾气虚，湿瘀互结。
3. 关格与癃闭：二者都有小便量少或闭塞不通。关格常由水肿、淋证、癃闭等经久不愈发展而来，是小便不通与呕吐并见的病证，常伴有皮肤瘙痒、口中尿味、四肢搐弱，甚或昏迷等症状。癃闭不伴有呕吐，部分患者有水蓄膀胱之证候，以此可鉴别。但癃闭进一步恶化，可转变为关格。

关格与走哺：走哺是以呕吐伴有大小便不通利为主症的一类疾病，往往先有大便不通，而后出现呕吐，呕吐物可以是胃内的饮食痰涎，也可带有胆汁，常伴有腹痛，最后出现小便不通，由于大小便不通，浊气上冲，而饮食不得入，属于实热证，其病位在肠。关格属于脾肾衰败，湿浊毒邪壅塞三焦，是虚中夹实的病证，故与走哺有本质的区别。预后：关格一般属危重疾病，预后较差，走哺只要治疗得当，预后一般较好。

三、主要知识点

（一）定义

关格是由于脾肾虚衰，气化不利，浊邪壅塞三焦，导致小便不通与呕吐并见的一种危重病证。分而言之，小便不通谓之关，呕吐时作谓之格。本病多见于水肿、淋证、癃闭等病证的晚期。

（二）历史沿革

"关格"之名始见于《内经》。《灵枢·脉度》曰："阴气太盛，则阳气不能荣也，故曰关。阳气太盛，则阴气弗能荣也，故曰格。阴阳俱盛，不得相荣，故曰关格。关格者，不得尽期而死也。"即指关格为阴阳失衡，不能互根互用的严重病理状态。

汉·张仲景《伤寒论》正式提出了关格的病名，并指出关格为正气虚弱、邪气闭阻三焦的一种危重证候。《伤寒论·平脉法第二》云："关则不得小便，格则吐逆。"

隋·巢元方《诸病源候论·关格大小便不通候》认为，关格是指大小便不通，其发生机制是"阴气大盛，阳气不得荣之，曰内关。阳气大盛，阴气不得荣之，曰外格。阴阳俱盛，不得相荣，曰关格"。由巢氏提出的"二便俱不通为关格"的概念，一直沿用至北宋。

唐·孙思邈《备急千金要方·卷十五》提出了通便利窍开关的方法，倡导应用大黄、芒硝、乌梅、桑白皮、芍药、杏仁、麻仁等药治疗关格。

（三）病因

久病伤肾：因水肿、淋证、癃闭等病证久治不愈，逐渐发展，导致脾肾衰败，气化不利。水湿内停，日久化浊、化瘀、化毒，为关格发病的主因。

外邪侵袭：在脾肾衰败、湿浊毒邪内盛的基础上，又感受风、寒、湿、热等外邪，进一步加重内盛之邪，产生关格。如金·李杲《兰室秘藏·小便淋闭门》云："关无出之谓，皆邪热为病也。"

饮食所伤：因饮食不节，饥饱失调，过食咸味及油腻厚味，进一步损伤脾气，导致关格。如清·李用粹《证治汇补·癃闭附关格》云："有脾经湿热，清气郁滞，而浊气不降者……有脾气虚弱，通调失宜者。"

劳欲过度：因劳倦、纵欲太过，进一步耗伤脾肾之气，形成关格。正如明·张景岳《景岳全书·杂证谟》指出："总由酒色伤肾，情欲伤精，以致阳不守舍，故脉浮气露，亢极如此，此则真阴败竭，元海无根，是诚亢龙有悔之象，最危之候也。"

（四）病理因素

病理因素主要为湿浊、瘀毒。

（五）基本病机

脾肾衰惫，气化不利，湿浊毒邪内蕴三焦。

（六）辨证要点

1.分清本虚标实：本虚主要是脾肾阴阳衰惫，标实主要是湿浊毒邪。以本虚为主者，应分清是脾肾阳虚还是肝肾阴虚；以标实为主者，应区分寒湿与湿热的不同。

2.辨明病位：应分清在脾胃、在肾、在心、在肝的不同。

脾：浊毒之邪犯脾以神疲乏力、身重、水肿为主。

胃：浊毒之邪犯胃以恶心频作、呕吐不止为主。

心、肺：浊毒之邪凌心射肺，可见心悸、喘脱或昏迷、谵语。

肝：浊毒之邪犯肝，则头晕头痛，手足抽搐。

肾：浊毒之邪犯肾，则腰膝酸软，下肢肿甚。

（七）分证论治

1.脾肾阳虚，湿浊内蕴

证候：小便短少，色清，甚则尿闭，面色晦滞，形寒肢冷，神疲乏力，浮肿腰以下为主，纳差，腹胀，泛恶呕吐，大便溏薄，舌淡体胖，边有齿印，苔白腻，脉沉细。

治法：温补脾肾，化湿降浊。

方药：温脾汤合吴茱萸汤。

2.肝肾阴虚，虚风内动

证候：小便短少，呕恶频作，头晕头痛，面部烘热，腰膝酸软，手足抽搐，舌红，苔黄腻，脉弦细。

治法：滋补肝肾，平肝息风。

方药：杞菊地黄丸合羚角钩藤汤。

3.肾气衰微，邪陷心包

证候：无尿或少尿，全身浮肿，面白唇暗，四肢厥冷，口中尿臭，神志昏蒙，循衣摸床，舌卷缩，淡胖，苔白腻或灰黑，脉沉细欲绝。

治法：温阳固脱，豁痰开窍。

方药：急用参附汤合苏合香丸，继用涤痰汤。

此外，关格患者还可用保留灌肠法加强通腑降浊解毒的作用。

4.补充临床常见的8种其他证型

（1）痰瘀互结

证候：头昏胸闷，恶心呕吐，脘腹痞闷，饥而不欲食，乏力，舌暗红苔黄腻，脉弦滑浊。

主要病机：痰浊内蕴，瘀血阻滞，久而成毒。

治法：化痰行瘀，泄浊解毒。

方药：温胆汤合桂枝茯苓丸加减（竹茹、法半夏、土茯苓、枳实、桂枝、桃仁、赤芍、牡丹皮、卷柏、爵床、蚕沙、五灵脂等）。

（2）厥阴风动

证候：面色鳖黑或晦暗，神疲乏力，消渴，烦躁，呕吐，下利，舌质暗，苔薄，脉弦散。

主要病机：厥阴风盛，疏泄失度，升降失调。

治法：息风降浊，平调寒热。

方药：乌梅丸加减（乌梅、细辛、桂枝、黄连、黄柏、当归、党参、花椒、炮附子、桃仁、牡丹皮、赤芍、卷柏、爵床等）。

（3）寒湿阻胃

证候：胸脘痞闷，恶心欲吐，大便稀溏，小便色清，舌质淡，苔白腻，脉弦滑或紧。

主要病机：寒湿阻胃，胃失升降，纳运失司。

治法：温胃散寒，行气除湿。

方药：鸡鸣散加减（槟榔、陈皮、木瓜、吴茱萸、桔梗、生姜、紫苏叶、蚕沙、炒白术、土茯苓等）。

（4）饮阻中焦

证候：呕吐清水，脘腹痞闷，舌淡苔润，脉弦润。

主要病机：水饮中阻，水液不运，气失升降。

治法：和胃化饮，降逆止呕。

方药：小半夏加茯苓汤加减（姜半夏、生姜、茯苓、吴茱萸、党参、土茯苓等）。

（5）脾胃湿热

证候：胸脘痞闷，恶心欲吐，口干不欲饮，大便黏滞，苔淡黄腻，脉濡滑数。

主要病机：湿热内蕴，阻滞脾胃，运化不利。

治法：宣畅气机，清热利湿。

方药：三仁汤加减（杏仁、炒薏苡仁、白豆蔻、厚朴、法半夏、通草、淡竹叶、滑石、蚕沙、卷柏、土茯苓、爵床等）。

（6）脾虚风湿

证候：身困乏力，肢体浮肿，饮食无味，大便不调，舌淡红，苔薄白，脉弦细，右关弱，寸浮弱。

主要病机：脾虚不化，风湿内行，水液失运。

治法：健脾升阳，祛风除湿。

方药：升阳益胃汤加减（黄芪、法半夏、党参、炙甘草、炒白芍、防风、羌活、独活、陈皮、土茯苓、泽泻、柴胡、白术、黄连、芡实、积雪草等）。

（7）阳虚水停

证候：小便不利，腹痛，心悸、头晕，下肢浮肿，舌暗淡，苔白，脉沉。

主要病机：肾阳不足，气化失司，水湿内蕴。

治法：温阳利水。

方药：真武汤加减（制附子、炒白芍、炒白术、生姜、土茯苓、芡实、巴戟天、桂枝、桃仁、赤芍等）。

（8）肾气不足

证候：腰酸腰痛，四肢欠温，小便不利或反多，舌淡苔薄，脉细弱，左尺沉。

主要病机：肾气亏虚，气化不利，失于温煦。

治法：补肾助阳。

方药：桂附地黄丸加减（桂枝、制附子、熟地黄、山药、山茱萸、土茯苓、牡丹皮、泽泻、芡实、法半夏、桃仁、赤芍等）。

（八）预防调摄

1. 避免劳累，清淡饮食，忌食油腻、辛辣之物。
2. 控制饮水，低盐低脂饮食。
3. 适当锻炼，增强抗病能力。

四、巩固启发

何某，女，53 岁，2016 年 5 月 5 日初诊。

患者因反复腰酸腰痛 6 年，加重伴双下肢浮肿 3 月余，入德兴市人民医院骨科就诊，查肾功能示：肌酐 505μmol/L，尿素氮 25.55mmol/L，尿酸 388μmol/L。予前列地尔等治疗后未见明显好转，于 2016 年 5 月入我院肾病科住院治疗，好转后出院。2017 年 1 月 20 日，患者查肾功能示：血肌酐 813μmol/L，尿素氮 42.6mmol/L，尿酸 457μmol/L。现症：腰酸腰痛，乏力，偶有头昏感，稍感胸闷，食纳、夜寐一般，精神一般，大便 2～3 次/天，量少，小便频急，24 小时尿量约 1800mL，舌质暗红，苔黄稍腻，脉弦滑，寸弱。

西医诊断：慢性肾脏病 5 期；中医诊断：关格（脾肾气虚，痰瘀互结）。方予温胆汤及桂枝茯苓丸加减：黄芪 30g，党参 15g，法半夏 15g，陈皮 15g，土茯苓 45g，枳壳 15g，竹茹 30g，当归 15g，桂枝 15g，桃仁 15g，制附子 15g（先煎），制大黄 10g，牡丹皮 30g，生姜 6 片。14 剂，水煎服，日 1 剂，分早晚 2 次温服。嘱患者低盐、低脂、低蛋白饮食。

二诊：药后患者诉腰酸腰痛减，口苦，舌质暗红，苔黄，脉细弦滑。血肌酐 640μmol/L，尿素氮 30mmol/L，尿酸 340μmol/L。守上方去黄芪、党参，加柴胡 10g，黄芩 10g，杜仲 30g。继续服用 14 剂。

三诊：药后患者腰部酸胀不显，舌质暗红，苔白，脉弦细而散。血肌酐 543μmol/L，尿酸 225μmol/L。守二诊方加乌梅 10g。

以上中药加减服用 4 个月，患者症状明显改善，多次复测血肌酐 428～517μmol/L。

本医案来源：王茂泓主任中医师门诊医案。

【思考讨论】

1. 本病辨病属什么，其病机如何？
2. 如何理解"肾者，胃之关也"？
3. 简述关格治疗原则。

【解析】

1. 中医辨病属关格，其病机为脾肾气虚，痰瘀互结。慢性肾脏病发病的根本在于肾精亏虚。《素问·六节藏象论》云："肾者，主蛰，封藏之本，精之处也，其华在发，其充在骨。"肾为先天之本，蕴藏着元阴元阳，肾阴、肾阳二者对立统一，协同合作，共同维护着气化的平衡。《素问·脉要精微论》谓"腰者，肾之府"，肾精亏虚，不能充养肾府，可出现腰酸、腰痛；《素问·灵兰秘典论》云："三焦者，决渎之官，水道出焉。"说明三焦为水道，运行水液。《难经·六十六难》言："三焦者，元气之别使也，主通行三气，经历于五脏六腑。"表明三焦为气道，通行诸气。三焦作为气水运行之通道，以通为用，不通则湿浊、瘀血内生，患者病久体虚，脾肾亦虚，推动温化无力，更易生湿生瘀。温胆汤具有理气化痰、利胆和胃之功效。胆为中正之官、清净之府，邪扰胆腑则诸症丛生，胆郁犯胃则感胸闷、恶心。黄芪、党参补脾益气；半夏辛温，燥湿化痰，降逆止呕；配竹茹以清热化痰，除烦止呕，与半夏共奏化痰和胃、清解胆热之功；陈皮、枳壳理气化痰，寓气顺痰消之理；土茯苓健脾胃，除湿解毒，且能入络搜剔湿热之蕴毒，配合桂枝辛甘温，温通血脉，以行瘀滞；附子辛温散寒通阳，桃仁活血化瘀，以助桂枝、附片以化瘀消癥积，牡丹皮活血化瘀，又可清退瘀久所化之热，桃仁还可润肠，同大黄泄浊通腑。全方理气化瘀、祛邪以达治疗目的。

2. 此句源出《素问·水热穴论》，谓"肾者，胃之关也，关门不利，故聚水而从其类也。上下溢于皮肤，故为胕肿。胕肿者，聚水而生病也"。肾主水，在人体水液中起极为重要的作用。通常情况下，水入于胃，由脾上输于肺，肺气肃降，水下流而归于肾。这是水液由体外摄取以后在体内升降的大概过程。如肾气不化，往往二便不利；二便不利则中焦燥满，影响水液代谢。肾在调节水液代谢过程中为胃的关闸，因为饮入胃后，水液的输布和排泄需要多个脏腑的协调工作才能完成，但主要依赖于肾的蒸腾汽化作用。若肾的气化功能正常，则开阖有度，开则水液得以排出，阖则机体需要的水液得以储存。若肾气衰弱，气化功能失常，则开合不利，胃若再照常受纳，势必会因水液过盛而导致胃脘鼓胀、肌肤水肿、小便不利之疾患。因此，在津液代谢的途径中，胃为津液生成之"上源"，肾为"下源"。肾脏的病变引起"下源"津液代谢失常必然会导致津液生成之"上源"水液泛滥，使胃生理功能失常，胃失和降，胃气上逆，出现纳呆、恶心、呕吐等症状。同时本条文提示治疗关格当注重脾胃，脾胃为后天之本，肾为先天之本，关格属慢性发展而来者，先天穷尽，损不可复，故后天尤为重要，此亦"厥阴不治，求之阳明"之理。

3. 关格的治疗应遵循明·王肯堂《证治准绳·关格》提出的"治主当缓，治客当急"的原则。所谓主，是指关格的本，即脾肾阴阳衰惫。治主当缓，即是指治疗脾肾不足不能应用大剂量峻补药物，而应长期调理，用药刚柔相兼，配用血肉有情之品，缓缓补之，使脾肾之气逐渐恢复。临床上脾肾阳虚者多见，在应用温阳药物时，应注意补阴以配阳，使阳从阴复，常常配合应用滋肾药物。所谓客，是指关格之标，即浊邪。浊是阴邪，易伤阳，浊不去，则阳不复，浊邪瘀久成毒，所以应尽快祛除。祛浊又有降浊、化浊等法，降浊者，使浊从大便出，即泻浊之法；化浊之法，即化痰利湿。关格是补泻两难的疾病，治宜攻补兼施，标本兼顾。早期以补为先，兼以化浊利水，晚期阶段，应补中有泻，补泻并重，泻后即补，或长期补泻同用，灵活掌握。

五、名家医案赏析

国医大师皮持衡治疗慢性肾衰竭医案

简某，男，65 岁，发现慢性肾衰病史 3 个月。

2009 年 5 月 9 日初诊，症见：恶心呕吐，面目及双下肢水肿，形寒怕冷，纳差，寐安，大便日行 2 次，先干后稀，夜尿多，舌淡红，苔黄腻中有裂纹，脉弦。辅助检查：尿蛋白（+），潜血（+）；肾功能：血肌酐 464.15 μmol/L，尿素氮 13.40mmol/L，尿酸 431.9μmol/L。

辨证诊断：关格，证属脾肾阳虚，湿浊内蕴。治以温阳泄浊，和营化湿。

处方①：三仁汤化裁。杏仁 10g，白豆蔻 10g（后下），薏苡仁 30g，法半夏 10g，通草 6g，淡竹叶 10g，海螵蛸 24g，茜草 6g，当归 20g，川芎 20g，肉苁蓉 15g，巴戟天 15g。28 剂，水煎服，两日 1 剂。

处方②：肾衰泄浊汤 150mL，每日 1 次；复方丹参滴丸 10 粒，每日 3 次；三七粉 1.5g 冲服，每日 2 次。

2009 年 6 月 3 日二诊：患者恶心呕吐较前明显缓解，颜面及双下肢浮肿减轻，仍形寒怕冷，偶感乏力、心悸，纳食改善，寐安，夜尿 3～4 次，舌淡红略暗，苔薄黄根厚，有裂纹，脉弦滑。肾功能：血肌酐 376.4μmol/L，尿素氮 11.35mmol/L，尿酸 402.21μmol/L。患者症状及化验指标均较前好转，守原治疗方案，仅肉苁蓉改为 30g，继服 28 剂。

2009 年 6 月 30 日三诊：患者已无恶心呕吐，面目及双下肢无水肿，纳可，寐安，稍有乏力、心悸，夜尿 3 次，大便成形，日二行，舌淡红略暗，苔薄黄，脉缓滑。辅助检查：尿蛋白（±），潜血（+）；肾功能：血肌酐 315.42μmol/L，尿素氮 10.76mmol/L，尿酸 416.07μmol/L。病情继续好转，仍守原方案加何首乌 30g，继续治疗。

【按】本案患者起病隐匿，发现时肾功能损害已较重。中医辨证属脾肾阳虚、瘀浊内蕴证，湿滞日久，有碍血行，则瘀浊互结。治疗针对"脾肾阳虚，瘀浊内结"之病机，采用温阳泄浊、和营化湿之法，使用三仁汤化裁祛湿化浊，同时配合丹参、田七等化瘀通络，肾衰泄浊解毒，使湿浊得化，瘀毒得去而肾功能稳定。

本医案来源：皮持衡名医工作室.皮持衡肾病学术思想与临证经验［M］.南昌：江西高校出版社，2016.

第二十六节　消　渴

一、医案导入

熊某，男，57 岁，2020 年 12 月 21 日初诊。

主诉：疲倦乏力 3 年，加重伴尿频 1 周。

现病史：患者于 3 年前无明显诱因反复出现神疲乏力，至南昌大学第二附属医院就诊，检查糖化血红蛋白 6.6mmol/L，诊断为"2 型糖尿病"，经治疗病情平稳。此后患者坚持门诊治疗，按时服药。1 周前患者疲倦乏力加重伴尿频，检查肾功能：尿素 9.86mol/L，肌酐 170.77μmol/L，尿酸 578.56μmol/L；尿常规：隐血（+），尿蛋白（+++），遂至门诊就诊。现症见：疲倦乏力，腰膝酸软，偶有头昏胸闷感，畏寒肢冷，口干喜饮热水，食纳可，夜寐欠佳，眠浅易醒，大便日行 2～3 次，常不成形、挂厕，小便频数，无尿痛及尿道灼热感，夜尿 3 ～ 4 次，大量泡沫尿，尿量偏多，双下肢无浮肿。

舌象：舌质淡胖，苔白腻。

脉象：脉细弦滑，沉取无力，尺沉。

既往史：既往有糖尿病 3 年，口服利格列汀片；脂肪肝 10 余年。

诊疗经过：证属脾肾阳虚，湿浊内蕴。治疗本当健脾温肾，当前湿浊明显，先予祛湿泄浊。方用三仁汤加减：炒薏苡仁 30g，苦杏仁 10g，白豆蔻 10g，法半夏 15g，淡竹叶 10g，通草 6g，茜草 6g，海螵蛸 24g，醋青皮 15g，陈皮 15g，当归 20g，川芎 30g，制何首乌 30g，土茯苓 30g，威灵仙 30g。7 剂，水煎服，每日 1 剂。

二诊：患者服药 7 剂，疲倦乏力、腰膝酸软、小便频数等症明显缓解，大便成形，尿泡沫较前减少，守方加炒王不留行 15g，卷柏 30g，继服 7 剂。

【按】本案患者畏寒肢冷、疲倦乏力、口干喜饮热水、尿频、舌质淡胖、脉沉取无力、尺沉，可知其肾阳气虚弱；疲倦乏力，大便常不成形，日行 2 ～ 3 次，可知脾阳亏虚；小便频数、苔白腻、脉细弦滑皆为湿浊内蕴所致。糖尿病以精虚为本，当前湿浊明显，若温阳太过一则易损其精，二则湿邪黏腻，扶正易于碍邪。故先予祛湿泄浊。先标后本以达其效。

本医案来源：王茂泓主任中医师门诊医案。

二、思考讨论

1. 本病的中医诊断、证型是什么？
2. 请阐述本病的病因病机。
3. 本病如何与口渴症、瘿病鉴别？
4. 请写出治法、方药（方名、药名、用量、用法）。

【解析】

1. 诊断：消渴。证型：脾肾阳虚，湿浊内蕴。

2. 病因病机：消渴日久，由后天损及先天，终致脾肾阳虚，湿浊内蕴。

3. 口渴症：口渴是指口渴饮水的一个临床症状，可出现于多种疾病过程中，尤以外感热病为多见。但这类口渴各随其所患病证的不同而出现相应的临床症状，不伴多食、多尿、尿甜、瘦削等消渴的特点。

瘿病：瘿病中气郁化火、阴虚火旺的类型，以情绪激动、多食易饥、形体日渐消瘦、心悸、眼突、颈部一侧或两侧肿大为特征。其中的多食易饥、消瘦类似消渴病的中消，但眼球突出、颈前生长肿物则与消渴有别，且无消渴病的多饮、多尿、尿甜等症。

4. 治法：健脾温肾，当前湿浊明显，先予祛湿泄浊。方药：三仁汤加减。组成：炒薏苡仁 30g，苦杏仁 10g，白豆蔻 10g，法半夏 15g，淡竹叶 10g，通草 6g，茜草 6g，海螵蛸 24g，醋青皮 15g，陈皮 15g，当归 20g，川芎 30g，制何首乌 30g，土茯苓 30g，威灵仙 30g。7 剂，水煎服，每日 1 剂。

三、主要知识点

（一）定义

消渴是以多尿、多饮、多食、乏力、消瘦，或尿有甜味为主要临床表现的一种疾病。

（二）历史沿革

渴而多饮为上消，消谷善饥为中消，渴而便数有膏为下消。（明·王肯堂《证治准绳》）

治上消者，宜润其肺，兼清其胃；治中消者，宜清其胃，兼滋其肾；治下消者，宜滋其肾，兼补其肺。（清·程钟龄《医学心悟》）

（三）病因

禀赋不足、饮食失节、情志失调、劳欲过度。

（四）病位

肺、胃、肾，尤以肾为关键。

（五）基本病机

病变机理为阴津亏损，燥热偏胜；以阴虚为本，燥热为标，两者互为因果，阴愈虚则燥热愈盛，燥热愈盛则阴愈虚。

（六）消渴病日久，百证变出

肺痨：肺燥阴伤，痨虫侵入。
雀盲：精血不能上承。
痈疽：燥热内结，血络不畅，蕴毒成痈。
中风：阴虚阳亢，痰瘀阻络。
水肿：脾肾阳衰，水湿内聚。

（七）分证论治

1. 上消

肺热津伤

证候：烦渴多饮，口干舌燥，尿频量多，舌边尖红，苔薄黄，脉洪数。
治法：清热润肺，生津止渴。
方药：消渴方加减。

2. 中消

（1）胃热炽盛
证候：多食易饥，口渴，尿多，形体消瘦，大便干燥，苔黄，脉滑实有力。

治法：清胃泻火，养阴增液。

方药：玉女煎加减。

（2）中气亏虚

证候：口渴引饮，能食与便溏并见，或饮食减少，精神不振，四肢乏力，舌质淡，苔白而干，脉弱。

治法：益气健脾，生津止渴。

方药：七味白术散加减。

3. 下消

（1）肾阴亏虚

证候：尿频量多，混浊如脂膏，或尿甜，腰膝酸软，乏力，头晕耳鸣，口干唇燥，皮肤干燥，瘙痒，舌红苔少，脉细数。

治法：滋阴固肾。

方药：六味地黄丸加减。

（2）阴阳两虚

证候：小便频数，混浊如膏，甚至饮一溲一，面容憔悴，耳轮干枯，腰膝酸软，四肢欠温，畏寒肢冷，阳痿或月经不调，舌苔淡白而干，脉沉细无力。

治法：滋阴温阳，补肾固涩。

方药：金匮肾气丸加减。

4. 补充临床常见的 3 种其他证型

（1）少阳痰浊（对应西医中的糖尿病）

证候："三多"症状不显，头晕，恶心欲吐，脘腹痞闷，饥而不欲食，四肢困重，口中黏腻，舌暗红苔黄腻，脉弦滑浊。

主要病机：痰浊阻滞，少阳经腑气化不利。

治法：和解少阳，清热化痰。

方药：柴芩温胆汤加减（柴胡、黄芩、竹茹、法半夏、陈皮、枳实、茯苓、通草、枇杷叶等）。

（2）痰瘀互结（对应西医中的糖尿病）

证候："三多"症状不明显，形体肥胖，胸脘腹胀，肌肉酸胀，四肢沉重或刺痛。舌暗或有瘀斑，苔厚腻，脉滑。

主要病机：痰瘀互结，阻滞气机，脏腑功能失司。

治法：活血化瘀祛痰。

方药：平胃散合桃红四物汤加减（苍术、厚朴、陈皮、炙甘草、桃仁、红花、生地、川芎、当归、炒白芍、炒白术、竹茹等）。

（3）寒热错杂

证候：口渴欲饮，饮不解渴，神疲乏力，胸中烦热，下肢欠温，舌质暗淡，大便不调或下利，苔淡黄薄，脉弦散。

主要病机：寒热失调，虚实夹杂，风盛成邪。

治法：补虚泻实，平调寒热。

方药：乌梅丸加减（乌梅、细辛、桂枝、黄连、黄柏、当归、党参、花椒、炮附子、炒栀子、淡豆豉、巴戟天等）。

（八）预防调摄

1. 本病除药物治疗外，注意生活调摄具有十分重要的意义，尤其是节制饮食，具有基础治疗的重要作用。在保证机体合理需要的情况下，应限制粮食、油脂的摄入，忌食糖类，饮食宜以适量米、麦、杂粮，配以蔬菜、豆类、瘦肉、鸡蛋等，定时定量进餐。

2. 戒烟酒、浓茶及咖啡等。

3. 保持情志平和，制定并实施有规律的生活起居制度。

4. 运动量根据年龄及基础疾病而定。

四、巩固启发

徐某，男，49岁，2008年11月17日初诊。

患者发现血糖升高近12年，未规律服用降糖药，近半年来，精神不佳，小便频数，混浊如膏，甚至饮一溲一，面容憔悴，耳轮干枯，腰膝酸软，四肢欠温，畏寒肢冷，阳痿，口干，无口苦，食纳、睡眠一般，大便平，舌淡白而干，脉沉细无力。空腹血糖11.7mmol/L；尿常规：尿蛋白（++），白细胞（+），尿糖（++）；肾功能：尿素氮15mmol/L，肌酐253μmol/L，尿酸478mol/L。

证属阴阳两虚证。治当滋阴温阳，补肾固涩。方用金匮肾气丸加减：桂枝18g，制附片10g（先煎），生地黄15g，淮山药15g，山茱萸15g，土茯苓30g，泽泻15g，牡丹皮10g，赤芍15g，桃仁15g，肉苁蓉10g，卷柏30g，杜仲30g。7剂，水煎服。

二诊：患者自述精神不佳、口干、腰膝酸软、小便频数、畏寒肢冷、阳痿等症状较前好转。续服14剂以巩固疗效，并嘱其节制饮食，规律服用降糖药，畅情志。

本医案来源：王茂泓主任中医师门诊医案。

【思考讨论】

1. 本病属上消、中消还是下消？临床上如何区别？其治疗原则有何不同？

2. 消渴与口渴症、瘿病如何鉴别？

3. 简述消渴的辨证要点。

4. 从"风火"的角度阐释消渴的发病机理。

【解析】

1. 本病属下消。上消以肺燥津伤为主，多饮症状较为突出，治宜清热润肺，生津止渴；中消以胃热炽盛为主，多食症状较为突出，治宜清胃泻火，养阴增液或益气健脾，生津止渴；下消以肾虚为主，多尿症状较为突出，治宜滋阴温阳，补肾固涩。

2. 口渴症：口渴是指口渴饮水的一个临床症状，可出现于多种疾病过程中，尤以外感热病为多见。但这类口渴各随其所患病证的不同而出现相应的临床症状，不伴多食、多尿、尿甜、瘦削等消渴的特点。

瘿病：瘿病中气郁化火、阴虚火旺的类型，以情绪激动、多食易饥、形体日渐消瘦、心悸、眼突、颈部一侧或两侧肿大为特征。其中的多食易饥、消瘦类似消渴病的中消，但眼球突出、颈前生长肿物则与消渴有别，且无消渴病的多饮、多尿、尿甜等症。

3. 辨病位：以肺燥为主，多饮症状较为突出者，称为上消，病位在肺。以胃热为主，多食症状较为突出者，称为中消，病位在脾胃。以肾虚为主，多尿症状较为突出者，称为下消，病位在肝肾。

审标本：发病初起，燥热为主，兼有阴虚；病程较长，阴虚燥热互见；病久，阴虚为主，或兼燥热；后期，阴阳两虚，或肾阳虚衰。

审本证与变证：本证表现为多饮、多食、多尿和乏力、消瘦。变证表现为痈疽、眼疾、心脑病症等。

4. 郑钦安《医理真传》云："消证生于厥阴，风木主气，盖以厥阴下木而上火，风火相煽，故生消渴诸症。"厥阴风动引动相火，风火相煽，影响人体气血阴阳，一般可发生以下病理变化：①风火相煽耗伤肾阴，阴损及阳致使阴阳两虚，其中尤以脾肾亏虚为主，脾失其升清之能，水谷精微不升反降，随下陷之气直趋于下，肾藏精，肾气亏虚则肾失封藏，肾为先天之本，脾为后天之本，二者在生理上相互为用，病理上也相互影响。②风火之邪日久必耗气伤阴，肾阴损耗，阴损及气而致气阴两虚，尤怡《金匮要略心典》云："夫厥阴风木之气，能生阳火而烁阴津，津虚火实，脏燥无液，求救于水，则为消渴。"③风火燥热，泆及全身，灼伤营血，伤津耗气，运血无力，津液乱则为痰，气血乱则生瘀，故出现瘀痰互结，痰瘀作为重要的致病因素又会加速消渴的进展。

五、名家医案赏析

国医大师皮持衡治疗糖尿病肾病医案

刘某，女，45岁，糖尿病病史8年，反复蛋白尿5月余。

患者于2008年9月28日以患"糖尿病肾病"为主诉初诊，症见：神疲乏力，腰膝酸软，头晕耳鸣，两目干涩，口渴，纳食一般，大便稍干，日行1次，小便多泡沫，舌质红，少津，苔薄黄，脉沉细稍弦。测血压160/95mmHg。空腹血糖11.7mmol/L；尿常规：尿蛋白（++），白细胞（+），尿糖（++）；肾功能：尿素氮（BUN）9.2mmoL/L（正常值：3.2～7.1mmol/L），血清肌酐（Scr）92.6μmol/L（正常值：50～132.6μmol/L）。

辨证诊断：消渴（下消），肝肾阴虚证。治以滋养肝肾，坚阴固精。

方选二至丸合六味地黄汤加味：女贞子15g，墨旱莲15g，生地黄10g，怀山药30g，山茱萸10g，茯苓10g，泽泻10g，牡丹皮10g，枸杞子15g，白菊花15g，太子参15g，麦冬10g。水煎服，日1剂。患者服药7剂后，即感口不渴，精神好转，疲倦症状改善，故自行续服前方15剂。

2008年10月20日二诊：患者自述神疲乏力、腰膝酸软等症状基本缓解，仍有头晕耳鸣、两目干涩症状。测血压140/90mmHg。查尿蛋白（+），尿糖（+）；空腹血糖9.6mmoL/L；肾功能：BUN8.30mmoL/L，Scr84.7μmol/L。以原方加何首乌20g，决明子10g，以滋阴固肾，清肝润目，再进15剂。

半月后患者复查：尿蛋白（-），尿糖（-）；空腹血糖7.6 mmol/L；肾功能：BUN7.30mmol/L，Scr86.7μmol/L。诸症消失，随访半年，病情稳定。

【按】此例属消渴（下消）患者，本属"阴虚燥热"，以肾阴亏虚为主，故选用二至丸滋补坚阴，既补又固，以使精微不至漏泄，改善或消除蛋白尿、糖尿。杞菊地黄汤滋养肝肾，用于所引起的头晕、耳鸣、两目干涩，调糖、降糖且能降压，甚为合拍，二方合用自能获效。

本医案来源：皮持衡名医工作室.皮持衡肾病学术思想与临证经验［M］.南昌：江西高校出版社，2016.

第二十七节　腰　　痛

一、医案导入

吴某，女，30岁，2020年6月12日初诊。

主诉：腰部酸胀2周。

现病史：患者既往体健，1年前产后因天气变化保养不慎，时感腰部隐痛，休息可缓解，2周前因衣着宽松，贪凉饮冷，次日晨起腰酸胀痛，自行于社区医院推拿、拔罐后疼痛稍减，症状反复，遂来求诊。现症：腰部酸胀痛，转侧不利，久坐、劳累后症状加重，无放射痛，经推拿、热敷后症减。患者形体怯寒，尤其腰部常有冷感，平素手足冷，月经周期正常，经期腰部有冷痛感，痛经，二便平，纳寐可，口中和。舌暗红苔薄白润，脉细弦略紧。

诊疗经过：证属素体阳虚，外受寒湿，侵袭腰府，寒闭阳郁所致。治以散寒利湿，兼以疏肝达邪，理气止痛。方用四逆散合肾着汤加减：柴胡10g，枳实10g，炒白芍10g，炙甘草20g，干姜20g，茯苓30g，炒白术30g，制附片15g（先煎），吴茱萸10g。7剂，水煎服，每日1剂，每日2次。

二诊：腰痛愈。嘱患者平时可服桂附地黄丸。

【按】本例患者素体阳虚，形体怯寒，既往产后常感腰部隐痛，可见有虚证，贪凉饮冷及天气变化则内外相引，寒湿着于腰间，脉细弦略紧知其素体阳虚寒盛，寒闭阳郁；舌暗红则为气血不畅表现，苔薄白润可见寒湿较盛。根据"急则治标"的原则，以散寒利湿、理气止痛为法，兼以疏肝达邪。方用四逆散合肾着汤，同时使用制附子、吴茱萸辛温大热之药扶正温阳止痛。

本医案来源：王茂泓主任中医师门诊医案。

二、思考讨论

1.本病的中医诊断、证型是什么？

2.请阐述本病的病因病机。

3.本病如何与痹病、淋证鉴别？

4.请写出治法、方药（方名、药名、用量、用法）。

【解析】

1.诊断：腰痛。证型：寒湿腰痛。

2.病因病机：素体阳虚，外受寒湿，侵袭腰府。

3.痹病和淋证都会出现腰痛。痹病和腰痛病因、病机、治疗相似，但痹病是以肌肉、筋骨、关节发生酸痛、麻木、重着、屈伸不利，甚至局部关节变形或灼热疼痛为表现。淋证是以小便不利、频急短涩，尿痛，尿热，甚至引起小腹拘急，痛引腰腹为表现的病症。腰痛可为淋证的重要伴症，但主要以阵发性绞痛、放射痛为主。

4.治法：散寒利湿，兼以疏肝达邪，理气止痛。方药：四逆散合肾着汤加减。组成：柴胡 10g，枳实 10g，炒白芍 10g，炙甘草 20g，干姜 20g，茯苓 30g，炒白术 30g，制附片 15g（先煎），吴茱萸 10g。7 剂，水煎服，每日 1 剂，每日 2 次。

三、主要知识点

（一）定义

腰痛指由于外感、内伤或跌仆劳伤等引起的以腰部气血运行不畅或失于荣养，以腰部一侧或两侧疼痛不适，甚或疼痛放射至下肢等为主要临床表现的疾病。

（二）历史沿革

《素问·脉要精微论》云："腰者，肾之府，转摇不能，肾将惫矣。肾脉搏坚而长，其色黄而赤者，当病折腰。"指出肾虚腰痛的脉证特点。

《素问·刺腰痛论》以经络为依据，阐述了足三阴经、足三阳经、奇经八脉腰痛的病证特点及相关针刺疗法。

《金匮要略》中以"肾着"为病名描述了寒湿腰痛的特点，八味肾气丸为治疗虚劳腰痛的代表方。

朱丹溪指出腰痛主要由湿热、肾虚、瘀血等引起。黄元御《四圣心源》指出："腰痛者，水寒而木郁也。"认为肾水寒则脾土必湿，脾土湿则肝木郁，郁则阳气陷，陷而不已，而致腰痛发作。历代医家总结腰痛的病因主要有寒湿、湿热、肾虚、瘀血，为临床中医辨治提供依据。

（三）病因

外邪侵袭：多由居处潮湿，或劳作汗出当风，衣着单薄，或冒雨着凉，或暑夏贪凉，腰府失护，风寒湿热之邪乘虚侵入，阻滞经脉，气血运行不畅而发腰痛。

体虚年衰：先天禀赋不足，加之劳役负重，或久病体虚，或年老体衰，或房室不节，以致肾之精气虚亏，腰府失养。诚如《景岳全书·杂证谟·腰痛》言："腰痛之虚证，十居八九，但察其既无表邪，又无湿热，而或以年衰，或以劳苦，或以酒色斫丧，或七情忧郁所致者，则悉属真阴虚证。"

跌仆外伤：举重抬舁，暴力扭转，坠堕跌打，或体位不正，用力不当，屏气闪挫，导致腰部经络气血运行不畅，气血阻滞不通，瘀血留着而发生疼痛。

（四）病理因素

风、寒、湿、热、虚、瘀，其中以"湿""虚"为主。

（五）基本病机

外感或内伤引起筋脉痹阻，腰府失养，局部血脉不通不荣而痛。

（六）辨证要点

腰痛首辨外感与内伤，次辨虚实。另外还有辨经络位置、辨在气在血等，具体见表13。

表 13　腰痛辨证要点

辨证要点	分类	疾病特点	病性	病理因素	伴随症状	
外感与内伤	外感	新病，起病急，病程短，疼痛明显，以刺痛、钝痛、胀痛为主	实证	寒湿、湿热	寒湿：钝、重痛，转侧不利，得温症减，脉沉迟，舌淡苔白或腻	随特定天气或环境加重
					湿热：重痛或胀痛，尿黄或短，不喜热，脉滑数，舌红苔黄腻	
	内伤	久病，常反复发作，病程长，以虚证为主，酸痛，可自行缓解，多见于老年人	实证	瘀血	锥刺痛，转侧及入夜加剧	
			虚证	肾虚为主或兼感外邪，内外相引	肾阴虚则潮热心烦，脉细数，舌红苔少等	
					肾阳虚则怕冷喜温，脉沉，舌淡苔白润等	

（七）分证论治

1. 寒湿腰痛

证候：腰部冷痛重着，转侧不利，静卧病痛不减，寒冷和阴雨天则加重，舌质淡，苔白腻，脉沉而迟缓。

治法：散寒行湿，温经通络。

方药：甘姜苓术汤加减。

2. 湿热腰痛

证候：腰部疼痛，重着而热，暑湿阴雨天气症状加重，活动后或可减轻，身体困重，小便短赤，苔黄腻，脉濡数或弦数。

治法：清热利湿，舒筋止痛。

方药：四妙丸加味。

3. 瘀血腰痛

证候：腰痛如刺，痛有定处，痛处拒按，日轻夜重，轻者俯仰不便，重则不能转侧，舌质暗紫，或有瘀斑，脉涩。

治法：活血化瘀，通络止痛。

方药：身痛逐瘀汤加减。

4. 肾虚腰痛

（1）肾阴虚

证候：腰部隐隐作痛，酸软无力，缠绵不愈，心烦少寐，口燥咽干，面色潮红，手足心热，舌红少苔，脉弦细数。

治法：滋补肾阴，濡养筋脉。

方药：左归丸加减。

（2）肾阳虚

证候：腰部隐隐作痛，酸软无力，缠绵不愈，局部发凉，喜温喜按，遇劳更甚，卧则减轻，常反复发作，少腹拘急，面色㿠白，肢冷畏寒，舌质淡，脉沉细无力。

治法：补肾壮阳，温煦经脉。

方药：右归丸加减。

5. 补充临床常见的 3 种其他证型

（1）肝虚湿阻

证候：腰痛绵绵，痛及少腹，伴肢体疲乏，时见恶心头昏沉，口苦口黏，大便干结，小便短黄，舌质红苔薄，脉弦滑数。

主要病机：肝血不足，筋失濡养，湿邪下注。

治法：养血疏肝，利湿止痛。

方药：当归芍药散加减（当归、芍药、茯苓、白术、泽泻、川芎、竹茹、萆薢、台乌、小茴香等）。

（2）痰瘀互结，脾肾气虚

证候：腰酸或刺痛，夜间加重，活动不利，神疲乏力，形体怯寒，头昏胸闷，纳寐差，便少尿浊，舌暗红苔黄腻，脉弦滑浊。

主要病机：脾肾气虚，清浊不分，痰瘀阻滞。

治法：温阳益气，活血化痰。

方药：温胆汤及桂枝茯苓丸加减（法半夏、陈皮、土茯苓、枳壳、竹茹、当归、桂枝、桃仁、制附片、制大黄、牡丹皮、黄芪、党参、杜仲等）。

（3）少阳寒湿，气滞血瘀

证候：腰酸腰胀，甚则疼痛，久坐加重，活动后减轻，或有腰肌劳损病史及腰扭伤病史，舌质暗淡，苔薄白腻，脉弦涩。

主要病机：邪滞少阳，气血受阻，经脉不舒。

治法：清解少阳，行气活血。

方药：柴胡桂枝干姜汤合活络效灵丹加减（柴胡、桂枝、干姜、天花粉、黄芩、生牡蛎、炙甘草、当归、丹参、乳没、炒白术、制附片、杜仲等）。

（八）预防调摄

1. 平素应注意气候变化，防寒保暖，保持正确的坐姿体位。

2. 加强锻炼，增强抗病能力。

3. 饮食不宜过于肥甘厚味、辛辣刺激，忌过食生冷。

四、巩固启发

熊某，男，56 岁，2020 年 11 月 19 日初诊。

患者腰部有酸胀空痛感 2 年余，久坐加重，卧席减缓，喜温喜按，近 2 年脱发明显增多，纳寐可，夜尿 2 ～ 3 次，形体怕冷，口中和，大便日行 1 次，质稀，小便频，自述于当地人民医院检查，肾功能未见异常，X 线示腰椎间盘轻度膨出，舌淡红苔薄白，舌体胖大，脉细数无力，尺脉沉。

证属肾阳亏虚，腰府失温；法以温经助阳，补肾益精；方用附子汤加减：茯苓 30g，炒白术 30g，炒白芍 30g，炮附子 20g（先煎），党参 20g，当归 10g，杜仲 30g，肉苁蓉 10g，枸杞子 30g。7 剂，水煎服，每日 1 剂，每日 2 次。

二诊：患者诉症状较前明显改善，但腰部仍不适，嘱患者少劳作，注意保暖。守方 14 剂继进巩固。

三诊：患者已无腰痛。

本医案来源：王茂泓主任中医师门诊医案。

【思考讨论】

1. 本病属于外感腰痛还是内伤腰痛？临床如何区分？治疗原则有何不同？

2. 请简述腰痛的辨治要点。

3. 结合"腰者，肾之府，转摇不能，肾将惫矣"，阐述腰痛的发病机理。

【解析】

1. 本病属于内伤腰痛，内伤腰痛主要为久病，常反复发作，病程长，以虚证为主，以酸痛为主，可自行缓解，多见于老年人；外感腰痛为新病，起病急，病程短，疼痛明显，以刺痛、钝痛、胀痛为主，常由特定天气或环境引起。内伤腰痛以补虚为法，外感腰痛以祛邪为主。

2. 腰痛辨治首辨外感与内伤，次辨虚实。另外还有辨经络位置、辨在气在血等。具体见本节"二、思考讨论"。

3.《素问·脉要精微论》曰："腰者，肾之府，转摇不能，肾将惫矣。"即说腰为肾所栖之处，腰部有恙，其大多根源在肾，肾虚而腰部失养，故见病证。后世如《医学心悟》所云："大抵腰痛，悉属肾虚。"《素问·刺腰痛》则根据经络循行阐述了足三阳、足三阴及奇经八脉经络与腰痛的关系，可见诸脏腑经络之病，皆可累及腰部，产生腰痛，缘何说多与肾相关？《治法纲》载有"盖诸经皆贯于肾而络于腰脊，肾气一虚，腰必痛矣"，结合肾为元阴、元阳所寄之处，推动着脏腑功能的运行，说明了肾精、肾气的充足关系到诸脏腑经络之气的盛衰，故诸脏腑经络气化不足，往往源于肾失推动之力，而见以各脏各经病变为主的腰痛。此为腰痛之内因，外因则为外感六淫侵犯，客于腰部，症见腰痛。

五、名家医案赏析

全国名中医张小萍辨治腰痛医案

方某，女，49 岁，1999 年 3 月 17 日初诊。

主诉：腰部重着疼痛 3 个月。

现病史：患者 3 个月前因淋雨后出现腰骶部冷痛重着，如重物裹腰，不能转侧，活动不利，腰部喜温拒按，天阴下雨时则疼痛加重，食纳欠佳，时有嗳气，少腹部拘紧不适，下肢困重。舌质淡，苔白腻，脉沉紧稍滑。

中医诊断：腰痛（寒湿凝滞）；西医诊断：腰痛待查。

治当以温经通络散寒化湿；方选干姜苓术汤加减：桂枝 12g，干姜 10g，炒白术 30g，炙甘草 15g，薏苡仁 15g，金毛狗脊 10g，独活 10g，陈皮 15g，补骨脂 10g，续断 10g，徐长卿 20g。7 剂。文火煎取 400mL，分 2 次服，每日 1 剂。嘱加强功能锻炼。

1999 年 4 月 12 日二诊：患者服上药 5 剂后腰痛即止，今日因受凉后腰痛复作。守上方去薏苡仁、干姜、补骨脂，加桑枝 12g，丝瓜络 15g。继进 7 剂。

【按】本案患者病由寒湿客于腰部所致。寒湿留滞，痹阻经脉，气血不畅，因寒性收引，湿性重着，两邪相合，故腰部冷痛重着；湿为阴邪，得阳始化，故痛处喜温；寒湿停滞，脾阳不振，健运失司，故出现腹胀纳呆。因寒湿未到肾脏，而在肾之外腑，故治在温脾以暖土胜湿。药用干姜、白术、陈皮、甘草健脾温中；桂枝、独活散寒除湿，温通经脉；狗脊、补骨脂补肾壮阳以助脾之运化；续断、徐长卿活血化瘀通络。药后寒去湿化经脉通，腰痛自去。

本医案来源：张小萍，王茂泓.张小萍脾胃气化学说与临证经验［M］.上海：上海科学技术出版社，2016.

第二十八节　发　　热

一、医案导入

熊某，女，54 岁，2019 年 5 月 27 日初诊。

主诉：持续性发热 5 天。

现病史：患者于 5 天前劳累及受凉后出现发热，为持续性，无明显规律，最高体温达 38.9℃，多在 38℃左右波动，当时于当地诊所静滴抗生素（具体用药不详）1 天，未见明显疗效，后至江西省南昌市第四医院就诊，X 线胸片未见明显异常。血常规：白细胞计数 4.16×10^9/L，中性粒细胞百分比 71.8%，淋巴细胞百分比 16.7%。给予对乙酰氨基酚对症治疗，体温稍下降，但停药后则复发。刻下症见：精神软，面色少华，全身乏力，心情烦躁，发热，体温 38.5℃，多为持续性，无明显规律，无汗，微恶寒，头痛甚，以两侧前额为主，全身酸痛，稍干咳，头重如裹，口干饮水量不多，口黏，无口苦，胃纳下降，夜寐欠佳，二便平。

舌象：舌质淡红，苔淡黄腻。

脉象：脉浮略数。

诊疗经过：2019 年 5 月 27 至 5 月 30 日主要以西医治疗为主，同时完善相关检验、检查。予阿奇霉素抗感染，奥司他韦抗病毒，热毒宁清热解毒，钠钾镁钙葡萄糖及乳酸钠林格补液，氨基酸补充能量，治疗 3 天未见明显疗效。实验室检查未见明显异常，排除结核、肿瘤、结缔组织病及血液病等。

2019 年 5 月 30 日万丽玲教授查房，拟九味羌活汤加减。具体方药如下：羌活 10g，防风 10g，炒苍术 6g，细辛 3g，白芷 10g，川芎 10g，甘草 6g，独活 10g，酒黄芩 6g，炒枳壳 10g，滑石 10g，藿香 10g，姜厚朴 10g。3 剂，颗粒剂，每日 1 剂，开水冲服，共取汁 100mL，分早晚 2 次温服。

2019 年 6 月 3 日二诊：服上药 3 剂后，患者诉全身酸痛及头痛明显缓解，精神稍改善，少量汗出，仍发热，以低热为主，口黏，头重如裹，全身乏力，舌质淡红，苔白腻，脉浮细滑，咽不红。综合四诊及考虑当时为夏季，夏季多夹湿，易感受湿邪，同时患者脾胃功能素来较差，内外湿相引，故辨证为风寒夹湿，以中焦湿邪为主，予藿朴夏苓汤加减。具体方药如下：藿香 10g，姜厚朴 10g，法半夏 10g，茯苓 15g，杏仁 10g，白豆蔻 6g，紫苏叶 10g，薏苡仁 15g，炙麻黄 6g，川芎 10g，炒枳壳 10g，甘草 6g。3 剂，颗粒剂，每日 1 剂，开水冲服，共取汁 100mL，分早晚 2 次温服。

2019 年 6 月 6 日三诊：服上方后，患者发热退，精神好转，全身乏力改善，面色较前改善，口干、口黏消失，无全身酸痛及头痛，舌质淡红，苔薄白，脉细。此时患者诸症皆除，考虑病程为后期，为正虚邪恋，以扶助正气为法，拟益气温阳汤加减。具体方药如下：黄芪 10g，白术 10g，防风 10g，桂枝 10g，白芍 10g，生姜 10g，大枣 6g，陈皮 10g，枳壳 10g，厚朴 10g，白豆蔻 6g。4 剂，颗粒剂，每日 1 剂，开水冲服，共取汁 100mL，分早晚 2 次温服。

2019 年 6 月 10 日电话随访，患者诉诸症消失，精神可，无明显不适。嘱患者避风寒，清淡饮食，注意休息。

【按】患者为中老年女性，体质较前下降，同时有劳累及受凉病史，猝感受风寒之邪，风寒之邪从口鼻或从皮毛而入，正气抗邪，外邪郁闭卫阳，邪正交争，故可见发热，突然发热多为表证；寒邪为阴邪，主收引凝滞，伤于肌表，郁遏卫阳，开阖失司，故可见无汗、恶寒；四时不正之邪来犯人身，必然由皮毛而入荣卫，营卫不和，寒邪闭卫，营郁不通，不通则痛，故可见全身酸痛、头痛甚，以两侧前额为主；酸痛多夹湿、头重如裹、口干饮水量不多、口黏、乏力为湿犯太阴之症；夏季感受外邪多夹湿致病，湿性重浊，太阴脾主肌肉四肢，湿邪阻滞足太阴脾经，则四肢沉重无力，湿邪中阻则纳差、口干饮水量不多、口黏，清阳不升则头晕、头重如裹。《素问·脏气法时论》云："脾病者，身重……"素体阳盛阴虚者，感邪后多寒邪郁而化热，外邪入阳明经，随即有化热之势，故可见苔淡黄腻。综合分析病机为风寒表证夹湿，兼有郁热，使用九味羌活汤加减疏风散寒，除湿止痛，兼清透郁热。方中羌活散太阳之寒，能除头痛，合独活同用可除一身尽痛无汗者；防风祛太阳之风，又恐风寒未解，传入他经，以白芷断阳明之路，少量黄芩断少阳之路，兼清透郁热，以防寒凉伤脾胃，苍术断太阴之路，川芎断厥阴之路，细辛断少阴之路；炒枳壳、厚朴燥湿健脾除湿；滑石淡渗利湿，使湿邪有所出路；藿香芳香化湿；甘草调和诸药。药后患者汗出达表，诸症稍缓解，郁热得透。二诊时患者药后汗出达表，诸症稍缓解，郁热得透，辨证为中焦湿邪阻滞，兼有风寒表证，予藿朴夏苓汤加减解表化湿，患者药后出汗较多，诸症明显缓解，总体药证相合。三诊时考虑病程为后期，为正虚邪恋，以扶助正气为法，正所谓正气存内，邪不可干。

　　本医案来源：袁容，万丽玲，丁兆辉. 万丽玲教授治疗外感发热验案［J］. 中国民族民间医药，2020，29（10）：103-105.

二、思考讨论

　　1. 本病的中医诊断、证型是什么？
　　2. 请阐述本病的病因病机。
【解析】
　　1. 中医诊断：发热（外感发热）。证型：风寒夹湿兼有郁热。
　　2. 病因病机：外感风寒，正邪交争，湿蕴化热。

三、主要知识点

（一）定义

　　发热可分为外感发热与内伤发热。外感发热是指感受六淫之邪或温热疫毒之气，导致营卫失和，脏腑阴阳失调，出现病理性体温升高，伴有恶寒、面赤、烦躁、脉数等主要临床表现的一类外感病证。外感发热，古代常名为"发热""寒热""壮热"等。内伤发热是指以内伤为病因，以脏腑功能失调、气血阴阳失衡为基本病机，以发热为主要表现的病证，一般起病缓慢，病程较长，临床上多表现为低热，但有时可以是高热或自觉发热而体温不升高。

（二）历史沿革

　　《伤寒论》为我国第一部研究外感热病的专著，以阴阳为纲，创造性地提出了六经辨证理论。清·叶桂在《外感温热篇》中创立了外感热病的卫气营血辨证纲领。吴鞠通《温病条辨》创立了外感热病的三焦辨证理论。卫气营血辨证和三焦辨证的创立，标志着温病学说的形成，从而使外感热病的理论和临床实践臻于完善。

　　有关内伤发热的最早记载源于《内经》，《素问·调经论》曰"阴虚则内热"。秦景明在《症因脉治》最先明确提出"内伤发热"这一病名。

（三）病因

　　外感六淫由于气候反常，或人体调摄不慎，风、寒、暑、湿、燥、火乘虚侵袭人体而发为外感热病。内伤发热的病因主要是久病体虚、饮食劳倦、情志失调及外伤出血。

（四）病理因素

外感发热的病理因素主要是风、寒、湿、暑、燥、火。

内伤发热中虚证主要指气血阴阳亏虚，实证主要指气滞、血瘀、痰湿。

（五）基本病机

外感发热多由于外感邪气，正邪相搏而产生。内伤发热的病机可分为虚实两类，由中气不足、血虚失养、阴精亏虚及阳气虚弱所致者属虚，其病机是气血阴阳亏虚，脏腑功能失调，阴阳失衡；由气郁化火、瘀血阻滞及痰湿停聚所致者属实，其病机为气郁、血瘀、湿郁，壅遏化热。

（六）分证论治

1. 外感发热

（1）卫表证

证候：发热恶寒，鼻塞流涕，头身疼痛，咳嗽，或恶寒甚而无汗，或口干咽痛，或身重脘闷，舌苔薄白或薄黄，脉浮。

治法：解表退热。

方药：荆防败毒散、银翘散。

（2）肺热证

证候：壮热胸痛，咳嗽喘促，痰黄稠或痰中带血，口干，舌红苔黄，脉数。

治法：清热解毒，宣肺化痰。

方药：麻杏石甘汤。

（3）胃热证

证候：壮热，口渴引饮，面赤心烦，口苦口臭，舌红苔黄，脉洪大有力。

治法：清胃解热。

方药：白虎汤。

（4）腑实证

证候：壮热，日晡热甚，腹胀满，大便秘结或热结旁流，烦躁谵语，舌苔焦燥有芒刺，脉沉实有力。

治法：通腑泄热。

方药：大承气汤。

（5）胆热证

证候：寒热往来，胸胁苦满，或胁肋肩背疼痛，口苦咽干，或恶心呕吐，或身目发黄，舌红苔黄腻，脉弦数。

治法：清热利胆。

方药：大柴胡汤。

（6）脾胃湿热

证候：身热不扬，汗出热不解，胸腹胀满，纳呆呕恶，口渴不欲饮，或目身发黄，舌苔白腻或黄腻，脉濡数。

治法：清热利湿，运脾和胃。

方药：王氏连朴饮。

（7）大肠湿热

证候：发热，腹痛，泄泻或痢下赤白脓血，里急后重，肛门灼热，口干口苦，小便短赤，舌红苔黄腻，脉滑数。

治法：清利湿热。

方药：葛根芩连汤。

（8）膀胱湿热

证候：寒热起伏，午后热甚，尿频尿急尿痛，小便灼热黄赤，或腰腹作痛，舌红苔黄，脉滑数。

治法：清利膀胱湿热。

方药：八正散。

2. 内伤发热

（1）阴虚发热

证候：午后或夜间发热，手足心热，或骨蒸潮热，心烦，少寐，多梦，颧红，盗汗，口干咽燥，大便干结，尿少色黄，舌质干红或有裂纹，无苔或少苔，脉细数。

治法：滋阴清热。

方药：清骨散。

（2）阳虚发热

证候：发热，形寒怯冷，四肢不温或者下肢发冷，面色㿠白，头晕嗜寐，腰膝酸痛，舌质胖润或有齿痕，苔白润，脉沉细而弱，或浮大无力。

治法：温补肾阳。

方药：金匮肾气丸。

（3）气虚发热

证候：发热常在劳累后发生或加剧，热势或高或低，头晕乏力，气短懒言，自汗，易于感冒，食少便溏，舌质淡，苔薄白，脉细弱。

治法：益气健脾，甘温除热。

方药：补中益气汤。

（4）血虚发热

证候：发热多为低热，头晕眼花，身倦乏力，心悸不宁，面白少华，唇甲色淡，舌质淡，脉细弱。

治法：益气养血。

方药：归脾汤。

（5）气郁发热

证候：时觉身热心烦，热势常随情绪波动而起伏，精神抑郁或烦躁易怒，胸胁胀痛，喜叹息，口苦而干，妇女常兼月经不调，经来腹痛，或乳房发胀，舌苔黄，脉弦数。

治法：疏肝解郁，清肝泄热。

方药：丹栀逍遥散。

（6）血瘀发热

证候：午后或夜晚发热，或自觉身体局部发热，口干咽燥而不欲饮，躯干或四肢有固定痛处或肿块，甚或肌肤甲错，面色萎黄或暗黑，舌质紫暗或有瘀点、瘀斑，脉涩。

治法：活血化瘀。

方药：血府逐瘀汤。

（7）湿郁发热

证候：低热，午后较甚，胸闷身重，不思饮食，渴不欲饮，甚或呕恶，舌苔白腻或黄腻，脉濡数。

治法：宣化畅中，清热利湿。

方药：三仁汤。

3. 补充临床常见的 4 种其他证型（有别于本科教材）

（1）痰热血瘀

证候：面色如常，自觉身体烘热，身倦嗜睡，胸腹微胀，恶心纳差，小便黄赤，大便干结，舌体瘦小，舌质暗红有瘀点，苔薄黄，舌底脉络迂曲，脉细弦数。

主要病机：痰郁化热，病久成瘀，痰瘀互结。

治法：清热化痰，活血化瘀。

方药：温胆汤合小陷胸汤加减（法半夏、云茯苓、全瓜蒌、枳实、竹茹、甘草、黄连、赤芍、牡丹皮、郁金等）。

（2）气阴两虚，湿热羁留

证候：低热，体温 37℃～ 37.6℃，面色灰暗无华，精神不佳，疲劳乏力，周身骨节酸软，动则出汗，出汗后遇风则身体不适更加明显，胃纳不佳，口苦口干，但不欲饮，大便不成形，小便短黄，舌嫩红，苔白厚腻，脉浮大，双关滑数，重按无力。

主要病机：脾气虚弱，气阴亏耗，湿热羁留。

治法：清暑益气，养阴生津。

方药：清暑益气汤加减（生黄芪、生晒参、炙甘草、当归、麦冬、五味子、青皮、陈皮、苍术、白术、泽泻、神曲、黄柏、葛根、升麻、防风）。

（3）毒热不尽

证候：发热多为低热，有外感发热病史者可伴有咽痛、咳嗽、咳痰，舌边尖红，苔白，脉细滑或数。

主要病机：外感热病，治疗失当，将息失宜。毒热潜伏较深，病久常及阴分，且毒邪与气血博结。

治法：清热解毒，滋阴清热。

方药：银翘散合清营汤加减（知母、黄芩、金银花、连翘、地骨皮、白薇、牡丹皮、生地黄、板蓝根、草河车、生石膏）。

（4）食积发热

证候：身肤发热，暮夜热重，腹壁烧灼，手足心烧，夜卧不安，不欲饮食，嗳腐呕恶，腹胀便秘或泻下腐臭，舌红，苔黄腻，脉滑数。

主要病机：脾胃虚弱，积食所伤，以致脾虚不运，乳食不化，积食内停，瘀积化热。

治法：消食导滞，清热化积。

方药：保和丸加味（山楂、神曲、半夏、茯苓、陈皮、连翘、莱菔子）。

（七）转归预后

外感发热性疾病的转归，一般规律是由表入里，由卫入气，进而入营入血，伤阴耗气，甚者或动血生风、惊厥闭脱等。因所包含的病种广泛，病情有轻重，病程有长短，治疗有差异等，故预后亦有差别。一般说来，大部分外感发热者，由于正气未衰，只要经过正确的治疗，均可治愈。部分患者，由于感邪太盛，或治疗不力，未能控制病势的发展，出现津气大耗，或动血生风、惊厥闭脱之变证，则预后不良。内伤发热患者应注意休息，发热温度高者应卧床，部分长期低热患者可适当运动，要保持乐观情绪，饮食宜清淡，食用富于营养而又易于消化之品，有自汗、盗汗的患者，当注意保暖、避风，防止感受外邪。

四、巩固启发

李某，男，40岁，1991年11月5日初诊。

主诉：持续性低热4月余。

现病史：患者4个月前无明显诱因出现发热，体温最高至39.5℃，在当地卫生院，予青霉素、头孢菌素、甲硝唑等治疗，症缓一时，效不佳。刻下见：发热，午后较甚，体温37.3～38.5℃，胸闷不适，自汗盗汗，身重肢倦乏力，口黏腻，咽痛，纳呆，眠可，二便调。舌质红，苔黄腻，脉滑数。白细胞计数 $5.6×10^9/L$，中性粒细胞百分比57%，淋巴细胞百分比39%，红细胞计数 $3.12×10^{12}/L$，血红蛋白84g/L，C反应蛋白4.38mg/L，血沉20mm/h，其他各项检查均正常。

中医诊断：发热；辨证：湿热内蕴，郁而化热；治则：化湿清热，宣畅气机；药用：白蔻仁12g（后下），杏仁10g，生薏苡仁30g，通草6g，滑石12g（包煎），厚朴9g，半夏10g，淡竹叶6g，桔梗10g，甘草6g。4剂，煎服，日1剂，早晚2次温服。

二诊：患者服上方4剂后，已热退身凉，仍自汗盗汗，咽痛，纳差，二便可，舌质红，苔白稍腻，脉濡缓。病机：湿邪未净，胃气不舒，中焦气机不畅。药用：守方加鸡内金10g，芦根10g，地骨皮12g，取4剂续服。

11月12日三诊：服患者上方后，自汗、咽痛、纳差等症消，精力恢复，唯盗汗不除，遂用六味地黄丸调理以善其后。

随访1年未再发作。

本医案来源：王雪可，黄琳，崔应麟.国家级名中医石冠卿辨治内伤发热验案三则 [J].辽宁中医杂志，2020，47（07）：168-170.

【思考讨论】

1.本病属外感发热还是内伤发热？临床上如何区别，其治疗原则有何不同？

2. 简述内伤发热的辨证要点。

3. 甘温除热法的意义是什么?

【解析】

1. 本病属内伤发热。外感发热的表现特点:因感受外邪而起,起病急,病程短,病性以实为主,发热初期大多伴有恶寒,其恶寒得衣被而不得减。发热的热度大多较高,发热的类型随病种的不同而有所差异。初起常兼有头身疼痛、鼻塞、流涕、咳嗽、脉浮等表现。治疗上以扶正祛邪为主。内伤发热的表现特点:以内伤为病因,起病缓慢,病程较长,多为低热,或自觉发热,表现为高热者较少,不恶寒,或虽有怯冷,得衣被则减,常兼见头晕、神疲、自汗、盗汗、脉弱等。内伤发热一般有气、血、湿壅遏或气血阴阳亏虚的病史,病性虚实皆有。治疗上虚证以益气、养血、温阳、滋阴为主,实证以解郁、活血、祛湿为主。

2. 辨证候虚实:应依据病史、症状、脉象等辨明证候的虚实,这对治疗原则的确定具有重要意义。由气郁、血瘀、痰湿所致的内伤发热属实;由气虚、血虚、阴虚、阳虚所致的内伤发热属虚。若邪实伤正或因虚致实,表现为虚实夹杂证候者,应分析主次。

辨病情轻重:病程长久,热势亢盛,持续发热或反复发作,经治不愈,胃气衰败,正气虚甚,兼夹证多,均为病情较重的表现,反之病情较轻。若内脏无实质性病变,仅属一般体虚所致者,病情亦轻。

3. 本法用于治疗气虚发热,其病因是脾胃气虚,中气不足,中阳下陷,虚火内生,若用寒凉滋腻,或纯用滋阴降火的药物,都会阻遏生机,只有着重扶持脾胃,补益元气,才能达到阳生阴长的目的。甘温之剂能升阳益气,大补脾胃,且甘养温运,补而不腻,温而不燥,使脾胃元气充足,则枢机运转,清升浊降而热退。

五、名家医案赏析

国医大师洪广祥治疗发热医案

某患,男,1989 年 12 月 7 日初诊。

主诉:高热两月不退。

现病史:患者 1989 年 12 月 7 日压伤头部及腰部,当即双下肢不能活动,两便失禁,诊为外伤性截瘫。翌日急诊入伤科住院,急诊手术治疗。术后第二天高热,体温波动在 39 ~ 40℃,午后热甚。查白细胞计数 $18.7×10^9$/L,中性粒细胞百分比 92%,淋巴细胞百分比 8%,多次查疟原虫(-)。骨髓穿刺报告:感染性贫血性骨髓象。经先后用西药氨苄西林、庆大霉素、红霉素、先锋霉素 V、丁胺卡那等抗感染。中药清利湿热、活血化瘀、清热解毒等法治疗 2 月余,仍持续高热不退。

伤科邀请洪教授会诊,症见:持续高热,体温 40℃,不恶寒,无鼻塞咳嗽,头晕乏力,口渴不明显,神志清晰,两便失禁,脉弦数,左寸脉弱,舌质偏红暗,苔根薄黄。拟诊:发热(气虚夹瘀),治以益气化瘀清热。择药:生黄芪 30g,西党参 20g,漂白术 10g,全当归 10g,北柴胡 20g,广陈皮 15g,升麻 10g,桃仁 10g,红花 6g,刘寄奴 15g。

复诊:患者服药 5 剂,体温逐渐下降,最高为 38℃,自觉精神改善,饮食增加,御寒能力增强，脉虚数，舌质偏红暗，苔白黄相兼厚腻。复查白细胞计数 $7.8×10^9$/L，中性粒细胞百分比 69%，嗜酸性粒细胞百分比 4%，淋巴细胞百分比 27%。继续甘温除大热，配化瘀清热之药。停用西药抗生素。择药：生黄芪 30g，党参 20g，白术 15g，当归 10g，炙甘草 6g，柴胡 20g，陈皮 15g，升麻 10g，桃仁 10g，红花 6g，赤芍 20g，地骨皮 30g，鳖甲 15g（先煎半小时）。4 剂。

三诊：患者体温维持在 38℃，自觉无特殊不适，守上方去地骨皮，加十大功劳 20g，天葵子 15g，再服 4 剂。

四诊：高热已退，体温正常 3 天，精神振作，语声洪亮，纳食日增。患者仍截瘫，两便失禁，脉细数，舌质偏红暗，苔薄黄。以调理肺脾、活血化瘀法善后。

【按】本例为外伤截瘫术后高热两月者，经西药多种抗生素抗感染治疗，前后更医多人，热势有增无减。洪教授根据久病多虚、高热耗气、脉弦数、重按即无、左寸脉弱，断为气虚无力抗邪；病起于外伤、手术之后，判为发热与瘀有关系。洪老始终坚持"甘温除大热"，选用补中益气汤，甘温补气以治气虚身热，辅以化瘀清热法。原拟血府逐瘀汤治瘀血内阻，瘀热不退，后参以十大功劳、天葵子清热解毒。诸药共奏益气化瘀、清热之功，故而持续高热两月得以消退。

本医案来源：赵凤达，蔡灿林.洪广祥治疗疑难、危重验案 4 则［J］.江西中医药，1993，24（05）：1-2.

第二十九节 痹 病

一、医案导入

袁某，女，60 岁，2021 年 7 月 15 日初诊。

主诉：双膝关节疼痛 3 年，加重 1 月余。

现病史：患者 3 年前劳累后出现双膝关节疼痛，屈伸不利，活动时疼痛更甚，未进行系统诊治，平素疼痛时于当地诊所买膏药外敷可缓解（具体用药不详）。1 月余前，双膝关节疼痛明显加重，右小腿伴有疼痛不适感，行走困难，遂于我院风湿科就诊。门诊膝关节 X 线摄片示：双侧膝关节退变。服用中药（具体不详）后疼痛改善不明显。刻下见：双膝关节疼痛，行走时双脚不协调，双下肢轻微浮肿，恶寒，左侧腰骶部隐痛。患者精神尚可，视物模糊感，近两日有咳嗽，无咳痰，无发热，咽痛，咽干，饮水可解，欲饮冷水，无口苦，纳可，寐安，大便调，小便略急胀。

舌象：舌质淡，苔薄黄腻略滑。

脉象：脉细弦滑略沉，右寸浮，右尺沉。

既往史：既往无糖尿病、高血压病史。

诊疗经过：证属风寒湿邪内伏，郁而化热，寒热错杂。治宜祛风散寒除湿，祛邪通络，佐以清热。方用桂枝芍药知母汤加减：桂枝 20g，炒白芍 20g，知母 15g，炙甘草 10g，麻黄 5g，生姜 30g（自备），防己 15g，防风 10g，制附子 15g（先煎），广木香 10g，杜仲 30g，凤尾草 30g。7 剂，水煎服，每日 1 剂。

二诊：患者服药 7 剂，双膝关节肿胀消失，疼痛较前减轻，膝关节恶寒怕风，左侧腰骶部仍有胀痛，咳嗽消失，视物模糊缓解，口干，晨起时明显，食欲略差，不知饥饿，寐可，二便调，舌质淡嫩，边有齿痕，苔薄白，脉细弦滑略弱，尺沉，左寸浮，右寸浮弱。守上方去凤尾草、麻黄，加黄芪 30g，麦芽 30g。

【按】本案患者平素恶寒，操劳较多，又为老年女性，其脉细沉，可知其素体阳虚，气血不足。其脉弦滑，右寸浮，右尺沉，可知有寒湿之邪内伏，郁而化热，又有外感之邪，形成内外寒热错杂之象。患者外有肢体、关节疼痛，上有咽痛咽干、视物模糊、咳嗽，乃外邪侵袭，郁痹肌表，且有恶寒，可知内有伏寒，外有风寒及郁热。故内有体虚邪伏，外有风寒湿痹阻，因而形成寒热虚实错杂之证，阴阳不调，气机不畅。故病位虽在肢体关节，但其本在肾；主要病因为风寒湿邪；论其病机关键，"肢体痹阻"是其标实，"气阳虚弱"是其本虚。根据"急则治标"的原则，故先予祛风散寒除湿，通络止痛，佐以清热。桂枝芍药知母汤是《金匮要略》中治疗顽痹之方，方取白术、附子通阳祛湿（白术合附子为术附汤）；桂、麻、防三味祛在表之风湿；芍药与甘草为芍药甘草汤，有缓急解痉的作用；生姜和胃，并有散寒祛湿的功效；知母清热消肿，特别对于膝关节肿大者，其用尤为重要；再加防己、凤尾草，既能祛风除湿止痛，又能清热利湿；杜仲既可补肾助阳，又有利于缓解腰痛；木香调畅气机，使气行而寒湿得运。诸药君臣有度，共奏其功。

本医案来源：王茂泓主任中医师门诊医案。

二、思考讨论

1. 本病的中医诊断、证型是什么？
2. 请阐述本病的病因病机。
3. 本病如何与痿证鉴别？
4. 请写出治法、方药（方名、药名、用量、用法）。

【解析】
1. 诊断：痹病。证型：尪痹。
2. 病因病机：在肾阳虚基础上，风寒湿邪内伏，郁而化热，寒热错杂。
3. 痹病和痿证鉴别要点首先在于关节的痛与不痛，痹病以关节疼痛为主，而痿证则为肢体力弱，无疼痛症状。其次观察肢体的活动障碍情况。痿证病初就存在肢体肌肉萎缩，无力运动，痹病则是由于疼痛剧烈或关节僵直不能活动，日久废而不用导致肌肉萎缩。
4. 治法：祛风散寒除湿，祛邪通络，佐以清热。方药：桂枝芍药知母汤加减。组成：桂枝 20g，炒白芍 20g，知母 15g，炙甘草 10g，麻黄 5g，生姜 30g（自备），防己 15g，防风 10g，制附片 15g（先煎），广木香 10g，杜仲 30g，凤尾草 30g。7 剂，水煎服，每日 1 剂。

三、主要知识点

（一）定义

痹病是由于风、寒、湿、热等邪气闭阻经络，影响气血运行，导致肢体筋骨、关节、肌肉等处发生疼痛、重着、酸楚麻木，或有关节屈伸不利、僵硬、肿大、变形等症状的一类疾病。轻者病在四肢关节肌肉，重者可内舍于脏。

（二）历史沿革

《素问·五脏生成》曰："卧出而风吹之，血凝于肤者，为痹。"

《素问·痹论》曰："风寒湿三气合而为痹，其风气胜者为行痹，寒气胜者为痛痹，湿气胜者为着痹。""以冬遇此者为骨痹，以春遇此者为筋痹，以夏遇此者为脉痹，以至阴遇此者为肌痹，以秋遇此者为皮痹。""荣卫之气，亦令人痹乎……逆其气则病，从其气则愈，不与风寒湿气合，故不为痹。"

《针灸甲乙经·阴受病发痹》载："痹，胫重，足跗不收，跟痛，巨虚下廉主之。""足大指搏伤，下车挃地，通背指端伤，为筋痹，解溪主之。""膝中痛，取犊鼻。""胫苕苕痹，膝不能屈伸，不可以行，梁丘主之。""膝外廉痛，不可屈伸，胫痹不仁，阳关主之。"

（三）病因

外感痹病：多为新病，起病急，病程短，以邪实为主，邪在经脉，累及筋骨、肌肉、关节。病因一般均为风、寒、湿、热等外邪侵袭肌表。

内伤痹病：多为久病，耗伤气血，损及肝肾，病理性质虚实相兼。

（四）病理因素

外感痹病的病理因素主要为风、寒、湿。内伤痹病的病理因素主要是痰与瘀，痰有寒热，痰瘀可互为因果。

（五）基本病机

邪气滞留，经络痹阻，不通则痛。

（六）辨证要点

本病主要辨外感与内伤，见表 14。

表 14 痹病辨证要点

分类	疾病特点	病性	病理因素	伴随症状	治疗原则
外感痹病	新病，起病急，病程短	实证	以风、寒、湿、热为主	伴筋骨、肌肉、关节损伤	祛邪通络
内伤痹病	久病，起病缓，病程长	邪实正虚	以痰、瘀为主	伴气血耗伤、脏腑内伤	扶正祛邪

（七）分证论治

1. 外感痹病

（1）风寒湿痹

1）行痹

证候：肢体关节、肌肉酸痛，屈伸不利，常累及多个关节，疼痛呈游走性，初起可见恶风、发热等表证，舌质淡红，苔薄白或薄腻，脉浮或浮缓。

治法：祛风通络，散寒除湿。

方药：防风汤加减。

2）痛痹

证候：肢体关节疼痛，疼痛较剧烈，部位固定，遇寒痛甚，得热缓解，关节多屈伸不利，局部皮肤冰凉、恶寒，口淡不渴，肢体沉重感，舌质淡，苔薄白，脉弦紧。

治法：散寒通络。

方药：乌头汤加减。

3）着痹

证候：肢体关节、肌肉酸楚、重着、疼痛，肿胀散漫，关节活动不利，肌肤麻木不仁，舌质淡，苔白腻，脉濡缓。

治法：除湿通络，祛风散寒。

方药：薏苡仁汤加减。

（2）风湿热痹

证候：关节疼痛，活动不便，局部灼热红肿，痛不可触，得冷则舒，可有皮下结节或红斑，常伴有发热、恶风、汗出、口渴、烦躁、小便黄、大便干等全身症状，舌质红，苔黄或黄腻，脉滑数或浮数。

治法：清热通络，祛风除湿。

方药：白虎加桂枝汤合宣痹汤加减。

2. 内伤痹病

（1）痰瘀痹阻

证候：病程日久，肌肉关节肿胀刺痛，固定不移，夜间痛甚，或关节肌肤紫暗、肿胀，按之较硬，肢体顽麻或重着，或关节僵硬变形，屈伸不利，有硬结、瘀斑，面色暗黧，眼睑浮肿，或胸闷痰多，舌质紫暗或有瘀斑，苔白腻，脉弦涩。

治法：化痰行瘀、蠲痹通络。

方药：双合汤加减。

（2）肝肾两虚

证候：痹病日久不愈，关节肿胀畸形，屈伸不利，肌肉瘦削，腰膝酸软，或畏寒肢冷，阳痿，遗精，或骨蒸劳热，心烦口干，头晕目眩，失眠，舌质淡红，舌苔薄白或少津，脉沉细或细数。

治法：培补肝肾，舒筋止痛。

方药：补血荣筋丸或独活寄生汤加减。

3. 补充临床常见的 5 种其他证型

（1）皮痹与肺痹

证候：外邪痹阻皮毛，搔抓犹如隔布，或皮肤没有知觉，或皮肤出现隐疹、风疮。皮痹不已，复感于邪，内舍于肺，肺痹者，烦满而呕。

主要病机：邪袭肌表皮毛，内舍于肺，肺气痹阻，宗气闭塞，百脉失养。

治法：解表散寒，理气健脾。

方药：五皮饮类加减。

（2）肉痹与脾痹

证候：邪着肌肉，浑身麻木，身体沉重，湿偏胜有关节肿大，寒偏胜有疼痛较甚，可从表走，多用脾胃药；若脉微弱，微肿，恶风，可助气祛湿。《普济方》云："肌肉瘅痹，肢体怠惰缓弱，恶风头痛，舌本强，言语謇涩。"《素问·痹论》云："肌痹不已，复感于邪，内舍于脾。""脾痹者，四肢解惰，发咳呕汁，上为大塞。"

主要病机：外邪痹阻肌肉，或湿热浸淫肌肤，经络痹阻，困遏脾阳，脾不主四肢、肌肉。

治法：清利湿热，宣痹通络，芳香醒脾。

方药：防己黄芪汤或防己茯苓汤加减。

（3）脉痹与心痹

证候：外邪侵袭经脉，满身疼痛感，不能转侧。又有脉痹即热痹之说，《张氏医通》曰："脉痹者，热痹也。脏腑移热，复遇外邪，客搏经络，留而不行，其证肌肉热极，皮肤如鼠走，唇口反裂，皮肤色变。"心在体为脉，故"脉痹不已，复感于邪，内舍于心"，"心痹者，脉不通，烦则心下鼓，暴则上气而喘"。

主要病机：邪袭经脉，心气不足，心阴亏损，心血痹阻。

治法：祛邪通脉，荣养营血。

方药：秦艽四物汤（影响血分）；当归拈痛汤（兼血虚夹风湿，以风湿为主）。

（4）筋痹与肝痹

证候：邪客于筋，历节疼痛，走注无常或拘挛（诸风皆属于肝，诸筋皆属于节）。《素问·长刺节论》云："病在筋，筋挛节痛，不可以行，名曰筋痹。"《素问·痹论》云："筋痹不已，复感于邪，内舍于肝。""肝痹者，夜卧则惊，多饮数小便，上为引如怀。"《普济方》云："肝痹，两胁下痛，筋急不得太息，疝瘕。"病之初，关节挛痛，继而两胁癥积，甚则引于下，有如怀物之状，出现腹水。

主要病机：邪袭于筋，津不濡养，正气日虚，肝血瘀阻。

治法：养血濡筋，益气养血，疏肝化瘀。

方药：芍药甘草汤之类加减（大血藤、青风藤、水牛角、木瓜等）。

（5）骨痹与肾痹

证候：脚膝疼痛剧烈，阴寒内伏亦甚，甚则腰膝无力，行走艰难。《素问·长刺节论》云："病在骨，骨重不举，骨髓酸痛，寒气至，名曰骨痹。"《灵枢·寒热病》云："骨痹，举节不用而痛。"《灵枢·气穴论》云："积寒留舍，荣卫不居，卷肉缩筋，肋肘不得伸，内为骨痹。"《素问·逆调论》曰："骨痹，是人当挛节也。"说明骨痹因寒而致，其证以骨节疼痛、变形、僵直、伸屈不利为主，若累及腰、骶椎，则为肾痹。如《素问·痹论》云："骨痹不已，复感于邪，内舍于肾。""肾痹者，善胀，尻以代踵，脊以代头。"

主要病机：邪痹阻经络，日久邪伏于内，筋骨失养。

治法：扶正祛邪。

方药：独活寄生汤之类。

（八）预防调摄

1. 平素应注意气候及生活环境清洁干燥，防风防寒防潮。
2. 饮食营养清淡，五味不可过于偏嗜。
3. 加强锻炼，增强机体对病邪的抵抗能力。
4. 痹病初发，应积极治疗，防止病邪传变。

四、巩固启发

某患，男，40岁，1959年12月24日初诊。

患者下肢酸痛麻木，1年来未愈，头晕阵痛，手指发胀，恶寒，口中和，苔白，脉弦沉迟。

证属少阴太阴合病。治当温阳散寒，通痹活络。方用桂枝加术附汤加减：桂枝3钱，白芍3钱，生姜2钱，大枣4枚，川附子4钱（先煎），苍术3钱，茯苓5钱，炙甘草2钱。2剂。

1959年12月26日二诊：头晕痛稍减，余症未已，苔白，再照上方加量川附子为5钱。

1959年12月29日三诊：下肢酸麻、指胀、头晕、恶寒均减，原方3剂。

1960年1月12日四诊：下肢麻木已，受凉后唯有酸痛感，手指尚感麻胀，上方川附子增为6钱，白芍增为4钱。

1960年1月19日五诊：麻木已根除，唯时感酸，依上方治之，诸症已。

本医案来源：左黎黎.胡希恕经方医学痹证证治规律探讨［D］.北京：北京中医药大学，2017.

【思考讨论】

1. 本病属外感痹病还是内伤痹病？临床上如何区别，其治疗原则有何不同？
2. 谈谈你对"三痹、五体痹及脏腑痹的关系"如何理解？
3. 简述痹病的辨证要点。

【解析】

1. 本病患者下肢酸痛麻木，病位在表，且一年多未愈，考虑太阳表证明显陷入阴证，再结合头晕阵痛、恶寒，据《伤寒论》第7条"病有发热恶寒者，发于阳也，无热恶寒者，发于阴也"，为少阴；手指发胀、口中和、苔白，为太阴夹湿；脉弦沉迟主水饮。故辨六经属少阴太阴合病，辨方证为桂枝加茯苓苍术附子汤方证。本病病位虽在表，但其本为内有阳虚伏寒于阴经，故辨为内伤痹病。临床上应根据发病之因、传变之途径以及发病的部位综合辨证，从而可知其病机，据病机区分外感与内伤痹病之别。治疗基本原则为祛邪通络，但应根据邪之偏盛，分别治以祛风、散寒、除湿、清热、化痰、行瘀等方法，而对于久病之痹则应重视扶正，健脾胃、补肝肾、养气血等。

2. 三痹和五体痹是从发病的外因与季节和发病不同部位进行临床分类的，实际上是从不同角度论述同一问题，所以要联系起来看。脏腑之痹是五体痹日久不去，病邪由表入里，内舍其合的脏腑的传变。如本论所云："诸痹不已，亦益内也。"由于痹病病程越长，正气耗散就越甚，日久可以传之于内，而与"内舍其合"的脏腑发为脏腑之痹。我们掌握了这种关系，明确了痹病发展的一般规律，对指导其临床有积极的意义，其特别指出了痹病的发生与季节、气候的关系，对防治痹病很有临床价值。如后世对常见的行痹、痛痹和着痹的治疗，视其病邪偏胜，在运用药物上相应地有所侧重。例如当下运用心痹的理论，对心血瘀阻型心脏病进行辨证论治，收到了较为满意的疗效。

3. 辨邪气的偏盛：风邪盛者为行痹，疼痛游走不定；寒邪盛者为痛痹，痛势较甚，痛有定处，遇寒加重；湿邪盛者为着痹，关节酸痛、重着、漫肿；热邪盛者为热痹，关节肿胀，皮肤色红，灼热疼痛；痰湿重者关节疼痛反复消长，肿胀局限，或见皮下结节；瘀血重者则见关节肿大，僵硬，疼痛不移，夜间痛盛，或舌有瘀斑。

辨虚实：痹病新发，风、寒、湿、热之邪明显者为实；痹病日久，耗伤气血，损及脏腑，肝肾脾胃不足为虚；病程缠绵，日久不愈，常为痰瘀互结、肝肾亏虚之虚实夹杂证。

五、名家医案赏析

国医大师裘沛然治疗痹病医案

祝某，女，41岁，1990年11月26日初诊。

主诉：四肢肌肉酸痛1年余。

现病史：患者自1989年12月始觉周身乏力，四肢肌肉酸痛，次年4月住院于苏州市第一医院，诊断为多发性肌炎，经予泼尼松、氢化可的松等治疗后，肌力逐渐恢复，但肌肉酸痛及化验指标改善不明显。刻诊：四肢及颈项部肌肉酸痛无萎缩，无明显肿胀，肌力基本正常但上楼梯较困难，皮肤无斑丘疹，胃纳一般，夜寐尚佳，大便日行1次，眼睑轻度下垂，说话声音无嘶哑，心肺听诊无异常，舌苔薄腻，脉细濡。

辨证分析：此患者先由气血亏虚，复感风寒湿邪留于肌肉经络关节，经脉痹闭，营卫失和，气血运行不畅，肌失所养。

中医诊断：肌痹（寒湿痹络）。

治法：补气活血，祛风通络。

处方：黄芪30g，当归15g，延胡索15g，丹参15g，血竭4.5g，桂枝12g，赤芍、白芍各15g，炙甘草9g，威灵仙15g，防风、防己各15g，生白术15g，陈胆星9g，全瓜蒌30g。7剂，日1剂。症情反复，时轻时重，上药续服20余剂。

1990年12月24日二诊：肌肉酸痛稍减，神疲乏力，大便溏薄，纳可，苔薄，脉沉细。证属肌痹，病情顽固。当耐心调治，治以补气填精，活血祛风。处方：黄芪

36g，黄精12g，当归15g，枸杞子12g，山药20g，肉苁蓉15g，玉竹15g，巴戟天15g，威灵仙18g，延胡索15g，桂枝12g，血竭4.5g。14剂，日1剂。

1991年1月21日三诊：症情好转但不稳定，颈部肌肉酸痛，上楼仍感困难，月经来潮量多，月经周期尚准，饮食乏味，胃脘嘈杂，大便溏薄，舌苔薄，脉细。和营卫，祛风湿。处方：黄芪30g，桂枝15g，白芍15g，防风、防己各15g，威灵仙18g，延胡索15g，葛根15g，当归15g，仙茅15g，淫羊藿12g，川黄连3g，川厚朴4.5g。14剂，日1剂。

1991年3月4日四诊：症情时轻时重，呈游走性四肢肌肉酸痛，神疲乏力，但总体趋势较前减轻，纳可，便调，苔薄，脉细。再以前方增损。处方：黄芪30g，当归15g，桂枝12g，川乌10g，防风、防己各9g，延胡索18g，巴戟天15g，仙茅15g，威灵仙15g，淫羊藿15g，生白术12g，大蜈蚣1条，黄精15g。14剂，日1剂。

【按】多发性肌炎属于中医"痹病"范畴，病情顽固，易反复发作，不易根治。用补气活血祛风法治疗，病情有所缓解。用活血剂必以补气为先导，气行则血行，用祛风药又以活血为先行，此即"治风先治血"。祛风药中常用虫类搜剔，以祛络中之邪。此外，巴戟天、仙茅、黄精等补肾药之用，大抵是久病及肾之意。

本医案来源：王庆其，李孝刚，邹纯朴，等.国医大师裘沛然治案（三）——治疗杂病案五则［J］.中医药通报，2015，14（05）：21-24.

第三十节　痿　　证

一、医案导入

帅某，男，54岁，2017年11月29日初诊。

主诉：双眼睑下垂伴复视2月余。

现病史：患者2月余前出现双眼睑下垂，伴有复视，晨轻暮重，遂于门诊就诊，甲硫酸新斯的明注射液试验、疲劳试验均为阳性，诊断为重症肌无力（眼肌型）。刻诊：双眼睑轻度下垂，复视，伴视物模糊，眼球活动自如，易疲劳，头昏沉，形体偏瘦，面色偏黄，纳食可，二便正常，夜寐安。

舌象：舌质淡红，苔润。

脉象：脉沉细。

诊疗经过：证属脾胃亏虚，治宜益气健脾，升阳举陷，方拟补中益气汤加减：党参30g，黄芪80g，柴胡10g，升麻10g，陈皮5g，白术30g，茯苓15g，千年健20g，千斤拔20g，炙甘草10g，炒菟丝子20g。14剂，水煎服，每日1剂。

二诊：患者诉诸症较前改善，头昏明显缓解，一般情况正常。舌脉不变。该患者疗效初显，药证对应，黄芪用量增至100g，守方同时方中加入鸡血藤50g，白术加至40g。10剂，水煎服，每日1剂。

三诊：患者双眼睑下垂明显改善，无复视，上午偶有视物模糊，无头晕，胸闷，但食后稍腹胀，二便正常，舌质淡红，苔偏黄腻，脉沉细。至此，药效理想。因证未变，故守方加入木香 12g，桔梗 10g，炒枳实 10g。再进 15 剂。

四诊：患者左眼睑完全正常，右眼睑稍下垂，偶有视物模糊，胸闷，一般情况可，舌质红，苔薄白，脉沉细。患者右上睑下垂之症未完全改善，为取速效，遂将黄芪量加至 120g，守上方去陈皮，加巴戟天 12g，鹿角片 20g，再进 20 剂。

五诊：患者现双眼睑下垂完全消失也无复视，诸症皆除，舌质红，苔薄白，脉沉细偏数。为巩固疗效，守方黄芪加量至 150g，加入仙茅 20g。再进 40 剂。

六诊：患者诉视物已正常，仅劳累后偶有眼胀，其他恢复如初。为巩固其疗效，嘱患者再坚持中医药治疗 6 个月。

后随访至今，未见复发。

本医案来源：江西省名老中医饶旺福主任中医师门诊医案。

二、思考讨论

1. 本病的中医诊断、证型是什么？
2. 请阐述本病的病因病机。
3. 本病如何与偏枯、痹病鉴别？
4. 请写出治法、方药（方名、药名、用量、用法）。

【解析】

1. 诊断：痿证。证型：脾胃亏虚。
2. 病因病机：内伤致病，脾胃虚弱，气血阴精亏耗。
3. 偏枯亦称半身不遂，是中风症状，病见一侧上下肢偏废不用，常伴有语言謇涩、口舌㖞斜，久则患肢肌肉枯瘦。其瘫痪是由于中风而致，二者临床不难鉴别。

痹病后期，由于肢体关节疼痛，不能运动，肢体长期废用，亦有类似痿证之瘦削枯萎者。痿证肢体关节一般不痛，痹病则均有疼痛。其病因病机、治法也不相同，应予鉴别。

4. 治法：益气健脾，升阳举陷。方药：补中益气汤加减。组成：党参 30g，黄芪 80g，柴胡 10g，升麻 10g，陈皮 5g，白术 30g，茯苓 15g，千年健 20g，千斤拔 20g，炙甘草 10g，炒菟丝子 20g。14 剂，水煎服，每日 1 剂。

【按】本案患者双眼睑轻度下垂，可知其脾胃虚弱，脾虚气陷，升举无力；复视伴视物模糊，易疲劳，头昏沉，形体偏瘦，面色偏黄，说明其脾虚生化不足，五脏六腑、四肢百骸失于濡养；脉沉细，显然因脾虚胃弱，水谷失于运化，气机失于升降，受纳无权，气血不足，筋脉失养所致。脾胃亏虚宜益气健脾，升阳举陷，病位在脾胃，方以补中益气汤加减。补中益气汤出自金元四大家之一李东垣的《内外伤辨惑论》，为补土派代表方，由党参、生黄芪、柴胡、升麻、陈皮、白术、炙甘草等组成，加茯苓、荷叶、千年健、千斤拔、鸡血藤等。方中生黄芪益气为主药，合党参、白术、炙甘草共收补气益气之功；升麻、柴胡、荷叶升举阳气，陈皮理气，使全方补而不滞，茯苓更助健脾之功，千斤拔、千年健强健筋骨，鸡血藤补血行血，舒筋活络。

三、主要知识点

（一）定义

痿证是肢体筋脉弛缓，软弱无力，不能随意运动，或伴有肌肉萎缩的一种病证。

（二）历史沿革

《素问》指出本病的主要病机为肺热叶焦，肺燥不能输精于五脏，因而五体失养，肢体痿软。其还将痿证分为皮、脉、筋、骨、肉五痿，以示病情的浅深轻重以及与五脏的关系。治疗上，提出了"治痿独取阳明"的基本原则。

朱丹溪认为痿证病因有湿热、湿痰、气虚、血虚、瘀血之别，提出了"泻南方，补北方"的治疗原则。

（三）病因

因感受温毒、湿热浸淫、饮食毒物所伤、久病房劳、跌仆瘀阻等，引起五脏受损，精津不足，气血亏耗，进而肌肉筋脉失养，发为痿证。

（四）病理因素

温邪、湿热和瘀血。

（五）基本病机

五脏虚损，各种致病因素耗伤五脏精气，致使精血津液亏损，筋脉肌肉失养而弛纵，不能束骨而利关节，致肌肉痿弱无力，消瘦枯萎。

（六）辨证要点

辨脏腑病位：痿证初起，症见发热、咳嗽、咽痛，或在热病之后出现肢体软弱不用者，病位多在肺；凡见四肢痿软、食少便溏、面浮、下肢微肿、纳呆腹胀，病位多在脾胃；凡下肢痿软无力明显，甚则不能站立、腰脊酸软、头晕耳鸣、遗精阳痿、月经不调、咽干目眩，病位多在肝肾。

审标本虚实：因感受温热毒邪或湿热浸淫者，多急性发病，病程发展较快，属实证。热邪最易耗津伤正，故疾病早期就常见虚实错杂。先天禀赋不足，内伤积损，久病不愈，主要为肝肾阴虚和脾胃虚弱，多属虚证，可兼夹郁热、湿热、痰浊、瘀血，而虚中有实。跌打损伤，瘀阻脉络，或痿证日久，气虚血瘀，也属常见。

（七）分证论治

1. 肺热津伤

证候：发病急，病起发热，或发热后突然出现肢体软弱无力，可较快发生肌肉瘦削，皮肤干燥，心烦口渴，咳呛少痰，咽干不利，小便黄赤或热痛，大便干燥，舌质红，苔黄，脉细数。

治法：清热润燥，养阴生津。

方药：清燥救肺汤加减。

2. 湿热浸淫

证候：起病较缓，逐渐出现肢体困重，痿软无力，尤以下肢或两足痿弱为甚，兼见微肿，手足麻木，扪及微热，喜凉恶热，或有发热，胸脘痞闷，小便赤涩热痛，舌质红，舌苔黄腻，脉濡数或滑数。

治法：清热利湿，通利经脉。

方药：加味二妙散加减。

3. 脾胃亏虚

证候：起病缓慢，肢体软弱无力逐渐加重，神疲肢倦，肌肉萎缩，少气懒言，纳呆便溏，面色萎黄无华，面浮，舌淡苔薄白，脉细弱。

治法：补中益气，健脾升清。

方药：参苓白术散合补中益气汤加减。

4. 肝肾亏损

证候：起病缓慢，渐见肢体痿软无力，尤以下肢明显，腰膝酸软，不能久立，甚至步履全废，腿胫大肉渐脱，或伴有眩晕耳鸣，舌咽干燥，遗精或遗尿，或妇女月经不调，舌红少苔，脉细数。

治法：补益肝肾，滋阴清热。

方药：虎潜丸加减。

5. 脉络瘀阻

证候：久病体虚，四肢痿弱，肌肉瘦削，手足麻木不仁，四肢青筋显露，可伴有肌肉活动时隐痛不适，舌痿不能伸缩，舌质暗淡或有瘀点瘀斑，脉细涩。

治法：益气养营，活血行瘀。

方药：圣愈汤合补阳还五汤加减。

6. 补充临床常见的1种其他证型

大气下陷（类似西医的重症肌无力危象）

主要病机：脾胃俱虚，先天元气衰微，后天中气虚亏，先后天之根本不足，气血灌注生化之源衰竭，脏腑皆损，气无以生成，人则无以撑持。

1）气阴两虚

证候：呼吸困难，吞咽不能，肢体无力，虚烦躁扰，面部烘热，潮热汗出，口干，大便干，舌红无苔，脉细数无力。

治法：益气养阴，升陷固脱。

方药：黄芪生脉散合六味地黄丸加减（西洋参20g，黄芪100～200g，山茱萸80g，五味子10g，麦冬20g，知母20g，生地黄20g，山药30g，龟甲20g，桔梗8g，升麻10g，女贞子20g，墨旱莲20g，木香10g）。

方中大剂量黄芪补气，西洋参益气养阴生津，大剂量山茱萸配合五味子共奏敛阴固脱之效，麦冬、知母、龟甲滋阴清热，桔梗载药上浮配合升麻升阳举陷，山药滋补肺脾肾，女贞子、墨旱莲补肾养肝，木香行气健脾。

2）阴阳两虚

证候：呼吸困难，吞咽不能，肢体无力，不动汗出，肢凉怕冷，神疲乏力，两眼无神，纳呆便溏，舌质淡，脉沉细数无力。

治法：回阳固脱，调和阴阳。

方药：全真一气汤加减（红参 15g，黄芪 100～200g，附片 15g，白术 40g，熟地黄 30g，麦冬 30g，五味子 10g，牛膝 15g）。

大剂量黄芪补气升阳，红参大补元气，附片温肾壮阳，三者共助回阳救逆，白术益气健脾，熟地黄滋阴益髓，麦冬、五味子敛阴生津，牛膝补益肝肾，引火归原。

此外，每个患者因性别、年龄、地域等不同，临床表现也各有所异，病因病机也更为复杂，所以在掌握疾病的根本矛盾及其主要方面上，在确定基础方药之后，应进行进一步的辨证论治，以把握其兼症。重症肌无力在临床中属本虚标实，在虚的基础上常兼有夹风、夹痰、夹瘀之标证。气虚夹风者，除气虚症状外，亦见言语不利，双目干涩及视物模糊，舌质淡，苔薄白，脉弦细，或久治效果不佳，在治疗中除以益气为主之外，还应予全蝎、僵蚕、防风、蜂房等祛风通络之品；气虚血瘀者，临证时尚见舌质暗，舌体有瘀点，或舌下脉络迂曲，脉细涩等，还应酌加丹参、赤芍、川芎、鸡血藤等祛瘀之药；气虚痰阻者，尚见头昏重、胸闷、苔腻、脉细滑等，治疗中加入法半夏、茯苓、苍术、泽泻、桔梗等化痰药。需要注意的是，重症肌无力仍是以"虚"为本，为避免妄投苦寒峻猛之药，导致正气大伤，故不管是祛风通络，还是化痰祛瘀，选药都应以性质平和之品为上，如此方可收到事半功倍之效。

（八）预防调摄

1.针对病因预防，痿证的发生常与居住湿地、感受温热湿邪有关，因此，要避居湿地，防御外邪侵袭。另外，注意精神调养，清心寡欲，锻炼身体，增强体质，避免过劳，生活规律，饮食宜清淡、富有营养，忌油腻辛辣，对促进痿证康复亦具重要意义。

2.患者发病病情危重，卧床不起、吞咽呛咳、呼吸困难者，要常翻身拍背，鼓励患者排痰，以防止痰湿壅肺或发生褥疮。对瘫痪者，应注意患肢保暖，保持肢体功能体位，防止肢体挛缩或关节僵硬，有利于日后功能恢复。由于肌肤麻木、感觉障碍，在日常生活与护理中，应避免冻伤或烫伤。

四、巩固启发

钟某，男，65岁。

患者因"吞咽困难，四肢无力2个月，加重1周"于2018年7月4日就诊于江西省某三甲医院。患者诉于2018年5月初感冒后出现吞咽困难，言语不利，四肢无力，抬颈无力，晨轻暮重，过多活动后加重，无眼睑下垂，眼球活动可，无咀嚼困难，饮水呛咳，遂于当地医院入院治疗，行疲劳试验、新斯的明试验，二者皆为阳性，胸腺CT未见明显异常。确诊为重症肌无力（全身型），予以口服溴吡斯的明片每日3次，每次1片，醋酸泼尼松片50mg口服。患者于2018年6月28日出现呼吸困难，喉中痰鸣，咀嚼，吞咽困难，四肢痿软无力，轮椅助行，遂送往江西省某三甲医院就诊，收入重症医学科，予气管切开插管，以人工呼吸器辅助呼吸、胃管进食、给氧、充分吸痰等对症处理，给予抗感染、血浆置换、激素联合胆碱酯酶抑制剂治疗。家属为寻求中西医结合治疗，遂于 2018 年 7 月 10 日请饶旺福主任院外会诊，症见：呼吸困难，喉中痰鸣，咀嚼、吞咽不能，肢体无力，抬头不能，虚烦躁扰，面部烘热，夜间汗出，唇干，大便干结，舌红，舌根苔白腻，脉细数。

证属大气下陷气阴两虚型；治以益气养阴，升阳固脱为法；方选生脉散合六味地黄丸加减：西洋参 30g，黄芪 150g，麦冬 20g，五味子 10g，知母 20g，山茱萸 50g，山药 30g，龟甲 20g，桔梗 8g，升麻 10g，女贞子 20g，墨旱莲 20g，薏苡仁 30g，白术 40g，法半夏 15g，陈皮 10g。7 剂，水煎服。

2018 年 7 月 18 日院外会诊：在中西医结合治疗下，患者症状较前改善，已尝试脱离呼吸机，痰较前减少，现可自行咳出，吞咽仍然困难，神情自然，面部烘热。夜间汗出、唇干等症状明显改善，大便正常，舌红，舌根苔白腻，脉沉细无力。守方，黄芪量加至 200g。15 剂，水煎服。

2018 年 10 月 9 日，患者前往饶老门诊就诊，诉其吞咽困难，四肢仍感乏力，但可完成基本日常生活自理，颈项偶有不适，饮食、睡眠、二便基本正常，舌质红，舌根苔白腻，脉沉细。现服用他克莫司每日 2 次，每次 1 粒，醋酸泼尼松片每日 30g，溴吡斯的明片每日 3 次，每次 1 片。其证属气阴两虚，治以益气养阴，予以补中益气汤加减：西洋参 30g，黄芪 100g，柴胡 10g，升麻 10g，陈皮 10g，白术 40g，茯苓 15g，麦冬 20g，千年健 20g，千斤拔 20g，炙甘草 10g，鸡血藤 50g，墨旱莲 15g，女贞子 12g。7 剂，水煎服。

此后患者一直在门诊就诊，目前双上肢已无明显乏力感，主要以双侧膝盖以下乏力为主，活动后加重，现服用他克莫司每日 2 次，每次 1 粒，醋酸泼尼松片每日 15mg。现仍在跟踪随访中。

本医案来源：江西省名老中医饶旺福主任中医师门诊医案。

【思考讨论】

1. 本病属气阴两虚证还是阴阳两虚证？临床上如何区别，其治疗原则有何不同？

2. 如何理解"治痿独取阳明"？

3. 简述痿证的辨证要点。

【解析】

1. 本病属气阴两虚证。气阴两虚证临床主要表现为呼吸困难，吞咽不能，肢体无力，虚烦躁扰，面部烘热，潮热汗出，口干，大便干，舌红无苔，脉细数无力。治疗以益气养阴、升陷固脱为法。阴阳两虚证临床主要表现为呼吸困难，吞咽不能，肢体无力，不动汗出，肢凉怕冷，神疲乏力，两眼无神，纳呆便溏，舌质淡，脉沉细数无力。治疗以回阳固脱、调和阴阳为法。

2.《素问·痿论》提出了"治痿独取阳明"的论点。阳明即足阳明胃经，"治痿独取阳明"是强调脾胃在治疗痿证中的作用。由于"胃为水谷之海"，脾为气血生化之源，"阳明多气多血"（《灵枢·九针论》），脾主运化，胃主受纳，脾胃将饮食水谷化生为水谷精微，并借心肺之气将水谷精微布散全身，润泽肌肤，滑利关节，充养筋脉。筋脉、肌肉、四肢、百骸皆赖五脏精气以充养，而五脏精气津液皆源于脾胃。故《素问·痿论》曰："阳明者，五脏六腑之海，主润宗筋，宗筋主束骨而利关节也。"宗筋，指众筋汇聚之处，又泛指全身的筋膜，具有约束骨骼、主司关节运动的作用。由于"阳明多气多血"，故阳明充盛，气血充足，筋脉得以濡养，则筋脉柔软，关节滑利，运动灵活。而阳明胃的功能又与脾的运化密不可分，因此，脾胃亏虚，气血不足，则宗筋失养，纵缓不收，而见肌肉、关节痿弱不用，所以治痿独取阳明也。然而应当指出，痿证之成，不独脾胃病变，其他原因亦可致痿，因此临证治疗一定要辨证论治。

3. 辨脏腑病位：痿证初起，症见发热、咳嗽、咽痛，或在热病之后出现肢体软弱不用者，病位多在肺；凡见四肢痿软、食少便溏、面浮、下肢微肿、纳呆腹胀，病位多在脾胃；凡下肢痿软无力明显，甚则不能站立、腰脊酸软、头晕耳鸣、遗精阳痿、月经不调、咽干目眩，病位多在肝肾。

审标本虚实：因感受温热毒邪或湿热浸淫者，多急性发病，病程发展较快，属实证。热邪最易耗津伤正，故疾病早期常见虚实错杂。先天禀赋不足，内伤积损，久病不愈，主要为肝肾阴虚和脾胃虚弱，多属虚证，可兼夹郁热、湿热、痰浊、瘀血，虚中有实。跌打损伤，瘀阻脉络，或痿证日久，气虚血瘀，也属常见。

五、名家医案赏析

江西省名中医饶旺福治疗重症肌无力医案

郭某，女，66岁。

患者因"双眼睑下垂2月，肢体乏力1个月"于2018年12月24日初诊。患者诉2个月前无明显诱因下先出现右眼睑下垂，数日后双眼睑下垂，于当地医院行新斯的明试验阳性，胸腺CT正常，诊断为重症肌无力，服用溴吡斯的明片每日3次，每次1片，1个月后又出现四肢乏力，遂前往饶老门诊就诊。刻诊见：双眼睑下垂，右眼睑更甚，眼球活动灵敏，无复视，视物模糊，四肢乏力，双上肢穿衣解扣不能，行走欠稳，吞咽正常，口齿清晰，少气懒言，精神软，易疲乏，形态偏瘦，口干，饮食，睡眠正常，舌红，苔少，脉弦。因患者症状逐渐加重，不排除病情进一步发展可能，嘱患者维持目前口服西药，继续关注病情变化，必要时寻求现代医学治疗。

中医辨证属脾胃气虚，阴虚火旺；治以益气健脾，滋阴清热；方拟补中益气汤化裁。处方：党参30g，黄芪80g，柴胡15g，升麻10g，荷叶10g，白术40g，千年健20g，千斤拔20g，炙甘草10g，生地黄15g，粉葛30g，黄柏6g。每日1剂，水煎2次，分2次温服，30剂。

2019年1月28日二诊：患者服药期间出现颈项乏力，症状进一步加重，遂前往江西某西医院行激素冲击疗法，现每日服用醋酸泼尼松片8片，溴吡斯的明片每日3次，1次1片。现右眼睑下垂，眼球活动正常，无复视，视物模糊、颈项乏力、四肢乏力感较前改善，行走尚稳，精神尚可，一般情况可，舌红，少苔，脉弦细。中医与西医对于该病的治疗都有其优势，对该患者予以中西医综合治疗，疗效显著，使得患者病情得以稳定，并朝着好的方向发展，为了更好地巩固患者病情，黄芪量加至 100g，加入墨旱莲 15g，狗脊 20g。守方化裁，进 30 剂。

2019 年 2 月 28 日三诊：患者右眼睑下垂、视物模糊、颈项乏力感较前减轻，四肢乏力较前好转，现可穿衣解扣，行走平稳，精神可，便溏，舌红，少苔，脉弦细。患者整体症状较前改善，病情稳定，说明目前药已中的，故守上方，再进剂。醋酸泼尼松片开始每周递减 1 片，溴吡斯的明片每日 3 次，每次 1 片。

2019 年 4 月 1 日四诊：患者右眼睑下垂较前改善，无明显视物模糊，颈项乏力感明显减轻，四肢乏力感较前改善，双上肢可正常活动，双下肢仍感乏力，行走平稳，爬楼仍差，精神佳，便溏，舌红，少苔，脉弦细。患者症状考虑为脾虚甚，黄芪量加至 120g，党参加至 50g。守上方，再进 30 剂。醋酸泼尼松片每日 4 片，溴吡斯的明片每日 3 次，每次 1 片。

2019 年 5 月 1 日五诊：患者右眼睑下垂较前无明显变化，颈项无明显乏力，双下肢仍感乏力，以双膝关节更甚，爬楼仍差，精神可，便溏，余一般情况正常，舌红，少苔，脉沉细。疗效已显，但气虚仍甚，故黄芪加至 150g。为防久服大剂量黄芪致补气太过，党参易为太子参，加入黄精 20g，女贞子 20g，巴戟天 20g 等补益肝肾之品，使得气血生成源源不竭。进 60 剂。不再服用醋酸泼尼松片，溴吡斯的明片每日 3 次，每次 1 片。

2019 年 7 月 1 日六诊：患者右眼睑下垂较前明显改善，双下肢乏力感明显减轻，现可爬楼，但耐力仍差，余无任何重症肌无力症状，一般情况正常。舌脉不变。疾病将愈，但气虚贯穿始终，为进一步巩固疗效，乘胜追击，黄芪用量加至 200g，加入僵蚕 20g，再进 60 剂。因患者症状明显改善，嘱患者可减少甚至停服溴吡斯的明片。

2019 年 8 月 30 日七诊：患者右眼睑无明显下垂，行走平稳，爬楼仍感乏力，无胸闷，可正常生活，余无不适，舌红，少苔，脉沉细。药证相符，守上方，进 60 剂。患者自述现未服用任何西药。

2019 年 11 月 1 日八诊：患者自述现无任何重症肌无力症状，可爬 4 楼，无肢体乏力感，至此，病之大愈。为巩固病情，防止病情反复，嘱患者再坚持服药半年。

现患者仍时常就诊，未见复发，已正常生活。

【按】脾主四肢肌肉，脾失健运，脾虚气陷，则胃气亦弱，气机升降不利，运化失职，形体官窍、四肢百骸失于濡养，故见肢体乏力、吞咽困难、咀嚼无力等。全身型重症肌无力患者的发病机理、治法、选方都无异于眼肌型重症肌无力患者。但在临床中，全身型患者疗效相较于眼肌型患者要慢，服药周期要长，正如如叶天士所说"初病在轻，久病入络"。对于这类患者，饶老喜予小剂量虫类药，取其走窜剔透，擅入络脉，能直达病所，疏经通络，并指出医者辨病辨证的方向固然是十分重要的，但患者良好的依从性以及坚定的信念犹如复方中的药引子，在治疗中往往起着积极主导的作用，患者自己吃了一味定心丸，复方的药效就胜似灵丹妙药了。所以，在治疗中加强与患者的沟通，不断鼓励患者，帮助患者树立信心，增加其依从性往往更是一味良剂。

本医案来源：黄春华，饶凯华.饶旺福四十年临证精粹：重症肌无力治验传承录 [M].北京：中国中医药出版社，2020.

参考文献

［1］刘良猗.国医大师洪广祥医论医话［M］.北京：中国中医药出版社，2020：3-14.

［2］陈志斌.晁恩祥教授辨治风咳学术经验及临证特色［J］.福建中医药，2017，48（04）：53-54，62.

［3］晁恩祥.谈风咳与苏黄止咳胶囊［A］.中国中西医结合呼吸病专业委员会.第十一次全国中西医结合防治呼吸系统疾病学术研讨会论文集［C］.中国中西医结合呼吸病专业委员会：中国中西医结合学会，2010：7.

［4］兰智慧，聂旺平，洪燕，等.国医大师洪广祥医学教育思想之探析［J］.中医药通报，2020，19（05）：4-6，17.

［5］王丽华，兰智慧，张元兵.洪广祥教授治疗哮喘经验介绍［J］.中华中医药杂志，2012，27（06）：1578-1580.

［6］赵风达.洪广祥治疗支气管哮喘持续发作的经验［J］.中医杂志，1992，09：21-23.

［7］洪广祥.中国现代百名中医临床家丛书——洪广祥［M］.北京：中国中医药出版社，2007.

［8］王丽华.洪广祥治疗支气管扩张症经验介绍［J］.中华中医药杂志，2007（01）：50-51.

［9］张元兵，王丽华，洪广祥.洪广祥从"治肺不远温"辨治支气管扩张［J］.上海中医药杂志，2013，47（02）：1-4，19.

［10］龚年金，兰智慧，朱伟，等.国医大师洪广祥辨治慢性咳嗽经验探析.中华中医药杂志，2019，34（06）：2492-2494.

［11］莫丽莎，朱伟，兰智慧，等.国医大师洪广祥治疗支气管扩张症经验探析［J］.中华中医药杂志，2020，35（12）：6105-6107.

［12］柯诗文，徐磊，李少峰，等.国医大师洪广祥诊治肺结核经验［J］.中华中医药杂志，2021，36（02）：810-812.

［13］莫丽莎，朱伟，兰智慧，等.国医大师洪广祥从肺阳虚辨治慢性肺系疾病经验述要［J］.中华中医药杂志，2021，36（01）：175-177.

［14］马凯，王四平，孙敬宣，等.李士懋运用新加升降散治疗火郁型心悸经验［J］中医杂志.2021，62（12）：1020-1023.

［15］尤可.心律失常辨证治疗十法.山东中医杂志，2007，26（10）:659-661.

［16］姜成田.郭士魁治疗冠状动脉粥样硬化性心脏病心绞痛经验［J］.河北中医，2001（08）：578-579.

［17］李军.浅谈郭士魁治疗胸痹的经验及学术思想［J］.河北中医，2009，31（03）：325-326.

［18］伍建光.伍炳彩教授从湿论治内伤杂病的学术经验和临床研究［D］.南京：南京中医药大学，2012.

［19］谢鹏.国医大师伍炳彩治疗胸痹心痛的学术思想及临床经验探究［D］.南昌：江西中医药大学，2019.

［20］刘丹，王喜凤.国医大师张琪从瘀辨治不寐［J］.中医学报，2021，36（01）：106-109.

［21］钟良，韦玲芝，伍建光，等.国医大师伍炳彩从肝论治失眠的思路探析［J］.江西中医药，2021，52（02）：23-25.

［22］田广宇，周祯祥，汪琼，等.基于数据挖掘的国医大师对李时珍诊治失眠学术思想的继承与发扬浅析［J］.时珍国医国药，2020，31（04）：955-957.

［23］杨志敏，徐福平，黄鹂，等."治未病"思想在阳虚失眠防治中的应用［J］.时珍国医国药，2014，25（03）：682-683.

［24］杨志敏，原嘉民，黄春华，等.基于决策树的阳虚型失眠症同证异治方辨证思路研究［J］.时珍国医国药，2013，24（05）：1219-1220.

［25］时昭红，吕宾，杜念龙，等.胁痛中医临床实践指南［J］.中医杂志，2020，61（04）：361-368.

［26］宋高峰，尹燕耀，刘芳.伍炳彩辨治黄疸病经验撷英［J］.上海中医药杂志，2009，43（09）：1-2.

［27］阎英杰，朱建贵.朱建贵主任医师从肝论治头痛经验介绍［J］.新中医，2005，（02）：11-12.

［28］高尚社.国医大师颜德馨教授治疗头痛验案赏析［J］.中国中医药现代远程教育，2013，11（16）：3-5.

［29］颜正华.眩晕的辨证施治［J］.中医函授通讯，1988.6（04）：2-3.

［30］宋祯艳.《伤寒杂病论》中眩晕的辨证分类研究［D］.南昌：江西中医药大学，2019.

［31］李正军，王争艳，雷作汉.通脑丸治疗老年后循环缺血性眩晕痰瘀阻窍型的疗效及作用机制［J］.中国实验方剂学杂志，2020.26（18）：117-123.

［32］华荣.国医大师李振华教授治疗中风病临床经验［J］.辽宁中医药大学学报，2011，13（12）：26-28.

［33］王逢猛，赵西敏，刘蓓，等.李长生教授治疗缺血性中风的临床经验［J］.中医临床研究，2020，12（36）：9-10.

［34］郑永亮.国医大师张学文辨治郁病肾虚血瘀证经验探析［J］.中华中医药杂志，2017，32（09）：4023-4025.

［35］皮持衡名医工作室.皮持衡肾病学术思想与临证经验［M］.南昌：江西高校出版社，2016.

［36］李福生，王茂泓.从"伏邪"论治肾病综合征［J］.中华中医药杂志，2017，32（03）：1092-1094.

［37］张娟，戴丁辉，李振峰，等.从"心阴不足"论治肾病综合征探析［J］.江西中医药，2021，52（02）：10-12.

［38］张伯礼，吴勉华.中医内科学［M］.北京：中国中医药出版社，2017.

［39］刘文山，王茂泓.从"肾虚水结"论治肾结石经验探析［J］.实用中西医结合临床，2020，

20（05）：121-122.

[40] 张仲景.伤寒论［M］.北京：人民卫生出版社，2005.

[41] 过慈燕，王亿平.浅析王亿平对慢性肾衰竭的中医治疗［J］.中医药临床杂志，2017，29（10）：1606-1608.

[42] 王茂泓，高生.张小萍教授治慢性肾衰竭重在脾胃学术思想简介［J］.新中医，2010，42（10）：134-136.

[43] 胡冬玲，涂思，华有福，等.从少阳论治慢性肾脏病［J］.江西中医药，2018，49（07）：25-27.

[44] 华有福，蔡娇芬，王慧，等.从厥阴论治糖尿病肾病［J］.江西中医药，2017，48（05）：29-30.

[45] 郑海霞，李明波.桃红四物汤加减在治疗 2 型糖尿病中的临床观察［J］.中国医药科学，2014，4（24）：78-80.

[46] 胡任飞，黄希，刘英锋.腰痛从肝论治一例［J］.广西中医药，2005，28（05）：31.

[47] 吴松华.伍炳彩运用温胆汤合小陷胸汤化裁异病同治验案举隅［J］.中医药通报，2012，11（04）：55-58.

[48] 吴文灏，伍建光.国医大师伍炳彩教授运用东垣清暑益气汤验案 3 则［J］.中医临床研究，2020，12（17）：131-133.

[49] 石秋杰.周耀庭教授治疗发热性疾病经验总结［J］.中国中医药现代远程教育，2021，19（06）：57-60.

[50] 王淞.国医大师张志远内科临证经验及学术思想研究［D］.济南：山东中医药大学，2020.

[51] 伏新顺.内伤发热中医辨治四法［N］.中国中医药报，2010-02-05（004）.

[52] 蒋森.痹证临床分型辨治［J］.江苏中医杂志，1984（06）：19-21.

[53] 姚荷生.中医内科学评讲［M］.北京：人民卫生出版社，2013：266.

[54] 左黎黎.胡希恕经方医学痹证证治规律探讨［D］.北京：北京中医药大学，2017.

[55] 黄春华，韦玲芝，饶旺福.饶旺福治疗重症肌无力特色浅析［J］.江西中医药大学学报，2020，32（01）：17-20.

[56] 黄春华，饶凯华.饶旺福四十年临证精粹：重症肌无力治验传承录［M］.北京：中国中医药出版社，2020.